# 歯科研修医のための
# 全身管理・麻酔マニュアル

著　大井久美子
　　小谷順一郎
　　野口いづみ

財団法人　口腔保健協会

# はじめに

　近年，日本は急速な高齢社会を迎えた．その結果，歯科医療の現場でも，患者の高齢化が進んでいる．高齢者は全身疾患を持つ率が上昇する．また，医学の進歩により，通常の日常生活ができなかったものができるようになり，全身疾患を持つ患者の歯科外来受診も増加している．このような状況下で歯科医師には，歯科医学・医療の急速な進歩，国民の健康や歯科医療に対する価値観の多様化，高齢化を主因とする疾病構造の変化などに適切に対応しうることが期待される一方，安全で快適な治療を施すことが望まれているのである．

　歯科領域でも歯科医学や歯科医療の内容が充実し高度化するにつれ，専門に分化する傾向がでてきた．したがって，卒直後の臨床研修では，一般臨床歯科医師として，患者の抱えている口腔内の疾患を総合的に把握し，適切な処置を行う能力を身に付けるとともに，全身状態に絶えず気配りし，偶発症の発生の予防，起きたときの救急処置ができる能力を身に付けなければならない．卒前の教育では安全な全身管理を徹底して学ぶには今のところ十分な時間がないが，では卒後臨床研修の場ではどうかというと，これもまだ系統だてたカリキュラムが出来ていない状況である．

　そこで，臨床研修での専門科目に歯科麻酔を選択する方々ばかりでなく，すべての臨床研修医が歯科医療を学ぶうえで全身管理の手引き書として側においておけるものをということでこのハンドブックを作ることを計画した．範囲が非常に広いので，臨床経験が豊富でかつ，日頃より全身管理について種々の論文，総説を出して第一線で活躍中の先生を考え，小谷順一郎先生と野口いづみ先生に趣旨を説明し協力を依頼したところ，快く引き受けていただき，この本ができることになった．統一性を持たせるため少人数で執筆したのだが，各人熱くなりすぎて膨らんでしまったところも随所に見られ，それぞれの個性が出た形になった．最

新の情報を盛り込んだつもりであるが，日進月歩の医学にも今後すばやく対応できるよう，さらに努力を重ねる所存である．

　全身管理法は一朝一夕で身に付くものではない．本を読んで勉強しただけでは，家から一歩も出ないのに等しいし，本を読まずに医療を行うのは道路標識を無視して車の運転をするようなものである．個々の症例の問題点をあらかじめ調べてどのようにすれば安全か，それでも偶発症が起きたときはどのように対処すればよいかを考え，実際に偶発症が起きてそれをうまく対処できたということの積み重ねがあって初めて身に付くものである．

　この本では，個々の症例の問題点を目次と索引から学ぶことが出来る．さらに，全身管理法の基礎となっている全身麻酔法とモニターについて詳しく解説してある．それを踏まえると，鎮静法，局所麻酔法がよく理解できる．歯科口腔外科領域では，施術の場所と気道の入り口を共有するので，なお一層の注意が必要となってくる．安全な管理法として選択したつもりの鎮静法が，気道の確保をしにくい症例に用いて，かえって患者の生命を危険に晒すようなことのないよう，臨床面からの管理の要点を詳しく述べている．

　この本の利用法は，まず一通り目を通して全体を把握して頂きたい．実際に症例を行うに当たっては，前もって全身疾患，疾患別管理法，モニターなどの要点を勉強し，準備する．十分に準備したつもりでも思わぬことが起きないとも限らない．したがって，患者の治療の直前に，全身状態を把握し，そのときの状態に応じて対処すべく，全身状態のみかたの項を読み直し，もう一度管理の要点をチェックして頂きたい．偶発症の予防にこの本がおおいに役立つことを期待している．

　臨床研修医の先生方だけでなく，指導される先生方，コ・メディカル，コ・デンタルの方々も全身管理の手引書として見近に置いて利用していただき，忌憚のないご意見をたくさんいただければ幸いである．

　2001 年 9 月

編集　大井久美子

# 目　　次

はじめに

## Ⅰ．全身状態の評価と歯科治療時の注意点
1．全身状態の評価 …………………………………………2
2．常用内服薬剤と歯科 ……………………………………3
3．感染性心内膜炎と抗菌薬の予防投与 …………………5
4．内科主治医への照会のポイント ………………………7
5．各種疾患の管理の実際
　1）循環器系疾患 ………………………………………9
　2）循環器系疾患　心・大動脈疾患 …………………12
　3）呼吸器系疾患 ………………………………………19
　4）脳血管障害 …………………………………………22
　5）肝炎・肝硬変 ………………………………………25
　6）腎疾患 ………………………………………………28
　7）糖尿病 ………………………………………………31
　8）内分泌疾患 …………………………………………33
　9）薬剤アレルギー ……………………………………37
　10）自己免疫疾患と膠原病 ……………………………40
　11）血液・造血器系疾患 ………………………………42
　12）精神疾患 ……………………………………………44
　13）神経系・脳器質性疾患 ……………………………47
　14）障害者 ………………………………………………50

## Ⅱ．救急処置と薬品
1．バイタルサインのみかた
　1）呼吸 …………………………………………………54
　2）血圧 …………………………………………………56
　3）脈拍 …………………………………………………57
　4）体温 …………………………………………………59
　5）意識状態 ……………………………………………59

2．症状からみた全身的異常反応と対応
　1）意識障害 …………………………………………………60
　2）全身痙攣 …………………………………………………61
　3）循環器系の異常（高血圧クリーゼ）……………………63
　4）呼吸困難 …………………………………………………63
　5）誤嚥（誤引）・誤飲（食道・気管への異物事故）………64
　6）局所麻酔に関連する異常反応と対応 …………………66
3．心肺蘇生法（CPR）
　1）一次救命処置 ……………………………………………69
　2）二次救命処置 ……………………………………………73
4．主な救急薬剤と使い方 ………………………………………77

## Ⅲ．局所麻酔
1．局所麻酔薬 ……………………………………………………82
2．血管収縮薬
　1）血管収縮薬の種類 ………………………………………86
　2）循環器疾患患者への適応と注意点 ……………………89
3．歯科用局所麻酔法 ……………………………………………90
4．偶発症
　1）局所的偶発症 ……………………………………………96
　2）全身的偶発症 ……………………………………………98

## Ⅳ．鎮静法
1．意識下鎮静（conscious sedation），深鎮静（deep sedation）
　の概念と臨床的問題点 ………………………………………102
2．笑気吸入鎮静法 ………………………………………………106
3．静脈内鎮静法 …………………………………………………112
4．監視下鎮静管理の考え方 ……………………………………122

## Ⅴ．全身麻酔
1．臨床麻酔のための薬の知識
　1）吸入麻酔 …………………………………………………126

- 2）静脈麻酔薬 …………………………………………134
- 3）筋弛緩薬 ……………………………………………139
- 4）麻薬性鎮痛薬・非麻薬性鎮痛薬 …………………144
- 5）循環作動薬 …………………………………………147

2．麻酔の準備
- 1）モニタリングの知識 ………………………………156
- 2）麻酔装置の知識 ……………………………………168
- 3）術前管理 ……………………………………………174
- 4）麻酔前投薬 …………………………………………180
- 5）歯科麻酔と上気道 …………………………………184

3．全身麻酔の実際
- 1）揮発性吸入麻酔薬を用いた麻酔法 ………………196
- 2）薬剤の組合せによる全身麻酔 ……………………210
- 3）歯科・口腔外科手術の特性と麻酔管理の実際 …217

4．酸塩基平衡，輸液と輸血
- 1）酸塩基平衡 …………………………………………234
- 2）輸液 …………………………………………………236
- 3）輸血 …………………………………………………238

5．歯科外来全身麻酔（日帰り麻酔）
- 1）基本的な考え方 ……………………………………242
- 2）適応と禁忌 …………………………………………243
- 3）麻酔の実際 …………………………………………245
- 4）帰宅許可条件 ………………………………………249

索　引 ……………………………………………………………251

# I 全身状態の評価と歯科治療時の注意点

# 1．全身状態の評価

　患者は，自分が罹患している疾患について歯科医師にすべてを伝えるとは限らない．「自分の病気を教えると治療を拒否されるのではないか」と考えて伝えない場合もあるが，「そのような疾患は歯科治療に関係がない」と思い，伝えない場合も少なくない．その結果，重篤な偶発症が惹起されてしまう場合もまれではない．患者の疾患を確認し，重症度を知ることは重要である．そのために，問診を十分に行い，必要に応じて内科主治医に問い合せることが必要である．内服薬，臨床検査値などの情報や資料も全身評価の役に立つ．また，医薬品集を手元においておくようにする．

　他方，一般に医師は歯科の治療内容については十分な知識を持っていないので，治療の可否についての最終的な判断を委ねることは危険と考えられる．例えば，内科主治医が，心疾患患者に血管収縮薬無添加の局所麻酔薬を使用するようにと指示する場合がある．しかし，顎骨，特に下顎骨は厚い皮質骨に囲まれており，血管収縮薬無添加の局所麻酔薬を奏効させることは難しい．痛み刺激からかえってカテコラミンを増加させ，血圧を上昇させてしまう危険が生じる可能性がある．診療に当たっては，医師からの返信を参考にしながら，歯科医師自らが主導権をもって決定するという姿勢を忘れてはならない．そのために，全身疾患について理解することが必要である．

# 2．常用内服薬剤と歯科

## 1）降圧薬，Ca拮抗薬

　降圧薬の発展はめざましい．1950年代にレセルピンが登場し，1960年代にフルセミドなどの降圧利尿薬が使われるようになった．1970年代はプロプラノロール，ピンドロールなどの$\beta$遮断薬が登場し，1980年以降，各種$\beta$遮断薬が使われるようになった．1980年代はCa拮抗薬が開発され，1990年代はCa拮抗薬の時代を迎えた．1990年前後からレニンアンギオテンシン系変換酵素阻害薬（ACE阻害薬）が発展した．ほとんどの降圧薬は主として血管拡張作用によって降圧効果を示すが，$\beta$遮断薬は心臓への直接作用，すなわち心筋抑制作用によって効果をあらわす．

　本邦では軽度の高血圧症にはCa拮抗薬かACE阻害薬が単独で朝のみ投与され，中度では両薬の併用や増量が行われ，重度になると$\beta$遮断薬が投与される場合が多い．薬剤の内容と投与量によって高血圧症の重症度を推測することができる．

　Ca拮抗薬（特にニフェジピン（アダラート®））は長期内服によって歯肉肥大をもたらす．清掃指導を十分に行う必要がある．

## 2）抗血栓薬（表1，2）

　弁膜疾患，虚血性心疾患，心房細動などの不整脈，脳梗塞，動脈硬化などのある患者で抗血栓薬として抗凝固薬（ワルファリンなど）と抗血小板薬（アスピリン）が投与されている．

　抗凝固療法では，プロトロンビン時間（PT値，正常値70～120％）を15～35％，トロンボテスト（TT値，正常値70％以上）を10～30％になるようにコントロールする．PT値は第V

**高血圧症ガイドライン（2000年）の降圧薬の主な適応**
Ca拮抗薬
　高齢者
　狭心症
　脳血管障害
　糖尿病
ACE阻害薬
　糖尿病
　心不全
　心筋梗塞
　左室肥大
　軽度の腎障害
　脳血管障害
　高齢者
アンギオテンシンII受容体拮抗薬
　ACE阻害薬の使えない患者
利尿薬
　高齢者
　心不全
$\beta$遮断薬
　心筋梗塞
　狭心症
　頻脈
$\alpha$遮断薬
　糖尿病

| 表1　主な抗血栓薬の適応疾患 |
|---|
| 心筋梗塞 |
| 狭心症 |
| 心房細動 |
| 脳梗塞 |
| 一過性脳虚血発作 |
| 人工弁・人工血管置換術後 |
| 深部静脈・末梢動脈血栓症 |
| 肺塞栓症（1997年のNYHAの勧告） |

| 表2　抗血栓剤 |
|---|
| 1．抗凝固薬 |
| 　ワルファリン（ワーファリン®） |
| 　アセノクロマール |
| 　ヘパリン（注射薬） |
| 2．抗血小板薬 |
| 　アスピリン |
| 　チクロピジン（パナルジン®） |
| 　ジピリダモール（ペルサンチン®） |

**アスピリン・ジレンマ**
アスピリンは血小板のシクロオキシナーゼをアセチル化し，シクロオキシナーゼを非活性化する．血小板中のアラキドン酸は，シクロオキシナーゼの作用によって$TXA_2$を産生する．$TXA_2$は血管収縮作用と血小板凝集作用を示す．別に，血管内皮のシクロオキシナーゼは$PGI_2$を産生させる．$PGI_2$は血管拡張作用と血小板凝集を阻止する．したがって，アスピリンは血管壁への作用に関する限り，かえって血栓傾向を増悪させる可能性がある．これをアスピリン・ジレンマという．解決策として，$PGI_2$産生抑制が$TXA_2$産生抑制よりも鈍感であることから，アスピリンの少量投与が行われる．

因子に影響され，TT 値はビタミン K 依存性凝固因子の変動を反映する．ワルファリンによる凝固能の変動は，PT 値よりも TT 値によく反映される．

抗血小板薬は抗凝固薬よりも出血傾向抑制作用は弱く，休薬をしない場合が多い．アスピリンは PT 値を延長させない．

ワルファリンの抗凝固作用は 48〜72 時間持続するので，休薬しても 2〜3 日間は作用が持続する．内服再開後には効果発現まで 30〜48 時間かかり，その間，血栓形成による合併症の危険が高まる．

観血的歯科治療時には対処法として，休薬，減量，維持量持続が考えられる．休薬した場合には凝固能が亢進し血栓を生じる危険がある．減量は凝固能を治療域よりも高いレベルにする方法であるが，症例により，血栓形成をみる場合がある．一般的には物理的な止血を確実に行えば，休薬の必要はない場合が多い．なるべく休薬や減量せずに処置を行い，物理的に止血に努力することが好ましい．伝達麻酔は出血や血腫の危険があるので避ける．出血の多いことが予測される処置を行う場合には，内科主治医と相談し，TT 値を 50％前後に回復させて行う．

ワルファリン内服患者で止血が困難な場合には，ビタミン K やビタミン K 依存性凝固因子を含む血液製剤の静注を行う．

### 3）ステロイド

ステロイド剤は自己免疫疾患，アジソン病，喘息，腎機能障害などの患者に投与されている．最近，1 週間以上の投与を受けた者，または 6 カ月以内に 1 カ月以上の投与を受けた者は，下垂体―副腎系の機能不全の危険性があり，内科主治医と相談し，ステロイドカバーを行う．しかし，ステロイド投与中止後，3 カ月以上経過している場合は不要である．1 日必要最低量の 2〜3 倍量を術前に投与し，術後数日間も，漸減投与する．例えば，前日にコーチゾン 200 mg を筋注，当日に 100 mg を静注，翌日 150 mg 筋注，以後 4 日間 100 mg 筋注する．

# 3. 感染性心内膜炎と抗菌薬の予防投与
## （表1〜3）

　感染の可能性のある処置を行う際，感染性心内膜炎を起こしやすい患者や，起こした場合に重篤な結果を招く可能性のある患者に，抗菌薬を予防投与する．原則としてすべての歯肉出血を伴う処置で行われなければならない．しかし，歯科処置内容や対象患者については，必ずしも一致していない．NYHA (New York Heart Association) が1997年に出した勧告に基づいて，症例によって対処することが望ましい．

　NYHAの勧告に含まれないが抗菌薬の予防投与を行うことが勧められる疾患として，ペースメーカー患者，冠動脈ステント留置患者，動静脈シャントをもつ人工透析患者などがあげられる．

　さらに，すべての患者には潜在的なリスクがあると考え，感染の可能性が高い歯科処置には感染予防として，予防投与を行ってもよい．例えば，膿瘍切開，ドレナージなどの外科処置に対して黄色ブドウ球菌に有効な薬物を投与する．

　歯科処置時の心内膜炎の起炎菌として α 溶連性のレンサ球菌が多いので，予防投与にはペニシリンがよい．処置開始1時間前に投与する．前日から投与する必要はない．

表1　歯科処置時の抗菌薬の処方の具体例

一般的な処方
・経口：処置1時間前にペニシリンV 2g，6時間後に1g
・経口投与不能時には静注または筋注：ペニシリンG 30〜60分前に200万Uを静注（筋注）
　　→6時間後に100万Uを追加
感染リスクが高い患者（人工弁など）静脈内投与を行う
アンピシリン1〜2g，またはゲンタマイシン1.5 mg/kg
　　　30分前に静注または筋注
　　　　→6時間後にペニシリンV 1g　経口
　　　　→8時間毎にアンピシリンまたはゲンタマイシンを経口
ペニシリンにアレルギーがある患者
　・経口：処置1時間前にエリスロマイシン1g，
　　　　→6時間後に500 mg
　・非経口：バンコマイシン
　　　　処置1時間前より1gを1時間以上かけて投与
　　　　追加は不要

表2 抗菌薬の予防投与と疾患(NYHA1997勧告)

予防投与が必要
　高リスク
　　人工弁移植
　　感染性心内膜炎の既往
　　チアノーゼを伴う重篤な先天性心疾患
　　(単心室，大動脈転位，ファロー四徴症)
　　肺動脈シャント術後
　中リスク
　　大部分の先天性心疾患
　　後天性弁疾患（リウマチ性など）
　　肥大型心筋症
　　逆流を伴う僧帽弁逸脱症
予防投与が不要な疾患(リスクは無視してよい)
　　心房中隔欠損
　　心房中隔欠損術後6カ月以上
　　心室中隔欠損術後6カ月以上
　　動脈管開存症術後6カ月以上
　　冠動脈バイパス術後
　　生理的，機能的，治療を要しない心雑音
　　弁疾患を伴わない川崎病の既往
　　弁疾患を伴わないリウマチ熱の既往
　　ペースメーカー

表3 歯科処置と心内膜炎予防

予防が必要な処置
　歯根膜注射
　抜歯
　歯周疾患処置
　　歯周外科，除石，ルートプレーニング，
　　プロービング，リコールメインテナンス
　　ブラッシング（出血を伴う場合）
　インプラント植立術や歯の再植術
　歯内療法（根尖を器具が越える場合，
　　または根尖歯周外科）
　ストリップスの歯肉縁下挿入
　矯正バンドの装着(ブラケット装着を除く)
予防が不要な処置
　浸潤麻酔
　充填
　補綴処置
　ポスト装着と支台築造
　ラバーダム装着
　抜糸
　義歯装着
　印象採得
　フッ素塗布
　X線撮影
　可撤式矯正装置の装着
　矯正装置調整
　乳歯脱落

## 4．内科主治医への照会のポイント

### 1）照会状について
　照会状は，正確な状態を把握する必要のある患者では必須である．照会状のパターンは決まっており，長々と書く必要はない．慣れれば簡単なので，書く習慣を身につけることが必要である．また，近医に照会状で尋ねることで，患者と近医の双方から信頼を得ることもできる．

### 2）照会状の要点
・簡潔であること．
・知りたい情報を明瞭に記す（あいまいに書くと必要な情報が得られず，二度手間，三度手間となる）．
・日本語として正しい言葉づかいをし，誤字がないようにする．
・返事は正確さを期すために手紙でもらうことが好ましい．
　返事を急ぐ場合にはその期日を記し，ファックスや電話でもよいことを記す．
・患者の目に触れる可能性を配慮する（特に精神科疾患，悪性腫瘍など）．
・起承転結を踏まえ，必要事項を落とさずに書く．
　起：患者Aが自院へ来院したこと（主訴を記してもよい）．
　承：歯科口腔外科病名，処置．
　　　処置；侵襲の程度，所用時間，局所麻酔薬の使用の有無
　転：貴院にて加療中である事実の確認．
　結：知りたい情報を明確に記す；なるべく具体的に書く．
　　　例；（重要）内服薬の内容（薬名と量）．
　　　　　（重要）現在の病状（コントロールされているか）．

### 3）照会状の具体例
①高血圧症患者
「起」　患者○○様（55歳）が本院へ左下顎疼痛のために来院されました．
「承」　左下顎智歯周囲炎のために抜歯を行う予定です．
　　　処置は骨開削を行い，30分程度かかると思われます．
「転」　高血圧症のために貴院にて通院加療中とのことでございます．
「結」　高血圧症の現在の病状（コントロールの状態）と内服

**照会状について**
「照会」という文字は，"他に物事を問合せる"という意味である．「紹介状」は，"人を他に引き合せる"という意味である．音読みすると同じなので，間違えないようにする．

薬の詳細につき、お教え頂きたくお願い申し上げます．
・「起」を導入とし、「承」で自分の立場、予定手術、侵襲の程度を伝え、「転」で照会先へ話を転じ、「結」で手紙の目的である結論を記す．

②心筋梗塞患者（抗凝固薬内服患者）

患者○○殿（67歳）が上顎の痛みのために来院されました．

右上顎第一、二大臼歯周囲炎のために抜歯を行う予定です．処置は20分程度かかると思われます．

○○殿は63歳時に心筋梗塞を起こし、手術を受け、現在貴院にて通院加療中とのことでございます．

心筋梗塞時の手術の内容、現在の病状、内服薬の詳細につき、お教え頂きたくお願い申し上げます．抗凝固薬を内服されていましたら、凝固能についてもお教え下さい．また、心電図コピーが頂けましたら幸いに存じます．

③糖尿病患者（「転・結」部のみ）

○○様は53歳時に糖尿病と診断され、現在貴院にて通院加療中とのことでございます．

つきましては、糖尿病の現在の病状、循環器系合併症の有無、内服薬等の詳細につき、お教え頂きたくお願い申し上げます．血糖値と$HbA_{1c}$値につきましてもお知らせいただけましたら幸いです．

④肝疾患（「転・結」部のみ）

○○様は25歳時に肝炎に罹患され、現在貴院にて通院加療中とのことでございます．

つきましては、病名（ウイルス性肝炎の型と感染性）、現在の病状、内服薬等につき、お教え頂きたくお願い申し上げます．肝硬変などの合併症などにつきましてもご教示下さい．

⑤腎不全で透析中の患者（「転・結」部のみ）

○○殿は腎不全のために44歳以降、貴院にて人工透析中とのことでございます．

現在の病状、合併症、血液検査値、内服薬などにつき、お教え頂きたくお願い申し上げます．また、透析の曜日・時間、血液凝固能などにつきましても、お教え下さるようお願い申し上げます．

⑥精神神経疾患（「転・結」部のみ）

○○様は現在貴院にて通院加療中とのことでございます．

つきましては、病名、現在の病状、内服薬等につき、お教え頂きたくお願い申し上げます．合併症や内服薬について特に注意する点をご教示して頂けましたら幸いです．

# 5．各種疾患の管理の実際

## 1）循環器系疾患
(1)高血圧症（図1）
①病態
・加齢に伴い，動脈硬化が進行し，高血圧症が発症する．
・成人の2割，70歳以上で5割以上が高血圧症に罹患しており，9割以上が本態性（原因不明）である．
・若年者では二次性が多く，腎性高血圧が最も多い．
・歯科治療上問題が多く，脳と心臓の血管障害による偶発症が重要である．
②評価（表1）

表1　WHOによる高血圧症の病期分類
重症度を臓器障害から分類したもの

| クラス | 臓器障害の程度 | 病変臓器 |
|---|---|---|
| 1 | なし | |
| 2 | 軽度 | 左室肥大，網膜動脈の狭窄 |
| 3 | あり | 左心不全，脳出血，高血圧性脳症，網膜の出血と滲出性病変 |

表2　高血圧症

| | 収縮期 | | 拡張期 |
|---|---|---|---|
| 至適血圧 | 120未満 | かつ | 80未満 |
| 正常血圧 | 130未満 | かつ | 85未満 |
| 正常高値血圧 | 130〜139 | または | 85〜89 |
| 軽症高血圧 | 140〜159 | または | 90〜99 |
| 中等症高血圧 | 160〜179 | または | 100〜109 |
| 重症高血圧 | 180以上 | または | 110以上 |
| 収縮期高血圧 | 140以上 | かつ | 90未満 |

(mmHg)
（高血圧症治療ガイドライン2000年版，日本高血圧学会ガイドライン作製委員会より）
1999年WHOガイドラインを日本人向けに修正したもの．家庭で測定した場合は135/80 mmHg（いずれか片方でも）以上を高血圧とする．降圧治療の目標を140/80 mmHg以下としているが，高齢者ではそれよりも高めに設定している．

- 高血圧症患者は動脈硬化があり,血管が破綻しやすい.その結果,心臓と脳に急性症状をきたす危険がある.

  ③注意すべき点(図1,2,表3)

  a.処置前
- 高血圧症の程度を把握する;血圧,問診(頭痛,肩凝り,めまい,ふらつき),内服薬から推測する.
- 内科治療によって正常血圧にコントロールされていれば,通常の歯科処置は可能である.
- 必要に応じて内科主治医に,内服薬,コントロール状況,二次的な疾患の有無(心筋障害,心不全)などを尋ねる.

  b.処置中
- 必要に応じモニタリング(血圧測定・脈拍数測定)を行う.血圧測定は自動血圧計を用いると良い.
- 痛み刺激を加えないようにする.
- 局所麻酔は表面麻酔を行い,薬液を緩徐に注入する(局所麻酔は針の刺入時と薬液の注入時に痛みを伴う).

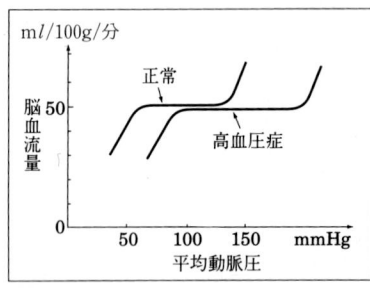

図1 正常者と高血圧症患者の平均動脈圧と脳血流量の関係

高血圧症患者では自己調節可能領域が正常者よりも高くセットされている.正常者では平均動脈圧が50〜60 mmHgまで脳の血流が保たれるが,高血圧症患者では80〜90 mmHg以下になると脳血流が減少してしまうので,下げすぎないように注意が必要である.

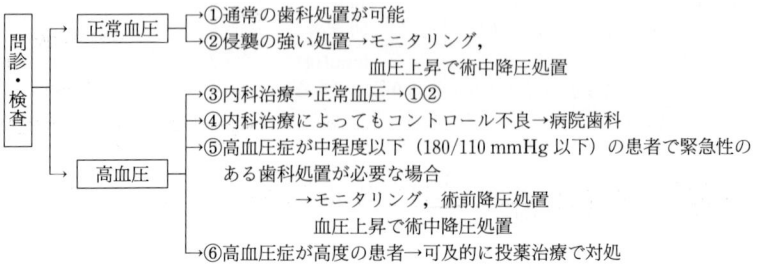

図2 高血圧症患者に対する基本的な対処

表3　循環器系疾患患者の管理の原則

| 血圧 | 上昇させない | 心筋酸素消費量増大<br>脳血管破綻<br>頭蓋圧亢進 |
|---|---|---|
| | 低下させない | 冠血流量低下<br>(心筋酸素供給低下)<br>脳血流量低下 |
| 心拍 | 数 | 上昇させない<br>(心筋酸素消費量増大の防止) |
| | リズム | 洞性リズムを保つ |
| 心筋収縮力 | 大きく増加させない | 心筋酸素消費量増大の防止 |
| | 大きく低下させない | 心拍出量低下の防止<br>冠血流量低下の防止 |

(金子　譲：歯科診療時における循環器系疾患患者の管理,日本歯科医師会雑誌,43：317〜324,1990.)より引用)

- 局所麻酔後は，無痛を確認しながら処置を進める．
- 短時間処置を心がける．
- エピネフリンの投与量に注意する．
- 循環動態を変動させないようにする．
- 高血圧症が中程度以下(180/110 mmHg以下)の患者で緊急性のある歯科処置を行う必要がある場合には，術前降圧処置を行ってから処置を開始し，術中の血圧上昇に降圧処置を行う．
- 高血圧症が高度のコントロールされていない患者では，可及的に投薬処置で済ませる．
- RPP (Rate Pressure Product) 心拍数×収縮期血圧
心筋虚血を示す指標で,冠不全患者では12,000以上で心筋酸素不足が生じるとされる．健常者では6,000〜20,000に，虚血性心疾患者では中程度までは6,000〜15,000に，重度では6,000〜12,000に維持するように努める．

④歯科治療に起こりうる偶発症と対処

- 高血圧性脳症，脳出血，一過性脳虚血発作，不整脈，狭心症，心筋梗塞などが生じる危険がある．
- 降圧処置や酸素投与によって改善しない場合には，近医に応援を依頼するか救急車を要請する．

**白衣高血圧症**

一般に医療機関で測定する血圧は家庭血圧よりも高い．特に初回測定時は高値を示すので，数回の測定を行う．通常の血圧との差が大きい場合には白衣高血圧症の場合がある．これは精神的緊張によって血圧上昇をきたすものである．

## 2）循環器系疾患　心・大動脈疾患
(1)総　　論
①病態
- 病名からそれぞれの病態を把握する．
- 問診を行う．
    - ：既往歴
    - ：日常生活での呼吸困難や動悸，易疲労感
    - ：胸痛・頭痛・肩こり・左肩の痛みの有無
- 測定：心拍・血圧・動脈血酸素飽和度を測定する．
      応答・動作も把握する．
      脈拍は橈骨動脈を触知し，不整脈や強弱を把握する．
- 診察：顔色（チアノーゼの有無），眼瞼結膜の貧血
- 不明な点を含め内科主治医に問い合せる．

②評価
NYHA心機能分類から総合的に評価する．

③注意すべき点
- 抗凝固薬内服者に対処する．
- 感染性心内膜炎を予防するために抗菌薬を投与する．
- 基本的には高血圧症に対する注意と同様である．
- 血圧測定，脈拍数とともにパルスオキシメータによって動脈血酸素飽和度をモニタすることが好ましい．
- エピネフリンの投与量に注意する．

④起こり得る偶発症
- 急性心不全，狭心症発作，心筋梗塞の発症に注意する．特に胸部不快感や前胸部痛に注意する．
- 心電図上，虚血を示すST変化は比較的早期に現れるので，発作が疑われた場合には心電図をモニタする．

⑤予防と対処
- 血圧と脈拍を安定して保つ．
- 痛み刺激を加えないように注意する．
- ニトログリセリン舌下錠を携行している者には目の前に準備しておいてもらい，前胸部痛などの症状が生じた場合には舌下投与する．
- 胸部痛などの異常が生じた場合にはただちに酸素を投与する．心電図があれば装着してSTの変化をみる．
- 必要に応じて静脈路を確保し，薬物投与（降圧薬，昇圧薬，鎮痛薬，抗不整脈薬など）を行う．

(2)各　　論
①虚血心疾患（図3）

　虚血性心疾患とは冠動脈の狭窄，閉塞，攣縮によって心筋への酸素供給が不足した疾患である．大部分は冠動脈硬化によって生じる．狭心症と心筋梗塞がある．

　a．狭心症
- 冠状動脈狭窄または攣縮による心筋の一過性の酸素不足症．
- 前胸部痛持続時間は1〜15分で，ニトログリセリンで寛解．
- 発作の発生によって労作狭心症（運動やストレスで誘発）と安静狭心症（安静時に生じる．危険度が高い）にわけられる．
- 症状によって安定狭心症（症状に変化がない）と不安定狭心症（症状が変化している）にわけられる．
- 前胸部痛が起こる頻度，持続時間，ニトログリセリン舌下錠の内服回数や頻度を問診し，不安定狭心症でないことを確認する．不安定狭心症では心筋梗塞と同様の対処が必要である．

　b．心筋梗塞（陳旧性心筋梗塞）
- 冠動脈の閉塞による血行障害から生じた非可逆性の心筋壊死．
- ニトログリセリンは無効．
- 前胸部痛，嘔吐，不整脈，ショック，発汗，悪心．
- 生じた時期，内科的外科的処置について確認する．

**不安定狭心症**

発作の誘発因子，発生頻度，持続時間，重症度が変化しており，急性心筋梗塞に至る危険性が高いもの．心筋梗塞と同様の対処が必要である．初発型（3週間以内に初発し，最新発作が1週間以内）と増悪型（頻度の増加，持続時の延長，痛みの増強，ニトログリセリン舌下錠の効果低下，発作頻度増加）がある．

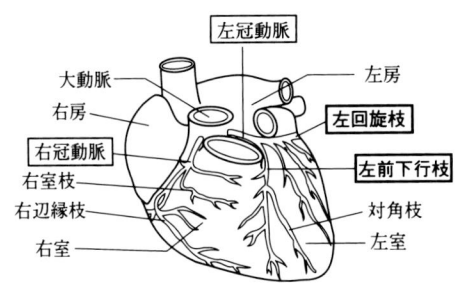

図3　冠動脈：大動脈から左冠動脈と右冠動脈が出ており，左冠動脈は左回旋枝と左前下行枝に分かれる．
右冠動脈は右房と右室の間，左回旋枝は左房と左室の間，前下行枝は右室と左室の間を走る．

処置：
a）薬物療法　冠血管拡張薬投与(ニトログリセリンなど)
　　　　　　　血栓溶解療法（ヘパリンなど）
b）経皮経管的冠動脈形成術（PTCA）
1. 経皮的に血管からカテーテルを冠動脈の狭窄部位に挿入し，先端のバルーンを膨張させて狭窄部位を拡張させる．
2. ステント（金属の金網）を狭窄部位に留置する．
c）冠動脈バイパス術（CABG）
PTCAで再梗塞をくり返す場合，3枝病変，左主幹部病変に行われる．大伏在・内胸動脈・胃大網・橈骨動脈などの動脈を用いて狭窄部位にバイパスを形成する．

・歯科処置は原則として心筋梗塞発作後3カ月未満は救急処置のみ，6カ月間未満は最小限の処置のみ行うとされる．しかし，発作後6週間で梗塞部は瘢痕化し，3カ月後には社会復帰するので，安定した状態ならば3カ月で通常の歯科処置は可能と考えられる．侵襲の大きい処置は6カ月以上経過後が良い．

②心不全

心不全とは心筋のポンプ機能障害によって，十分な血液量を拍出できなくなった状態であり，すべての心疾患の最終像である．心臓弁膜症，高血圧症，虚血性心疾患，心筋症などの一次的心疾患の他，肺気腫，甲状腺機能亢進症などの進行によって二次的にも生じる．左心不全では肺うっ血から，肺水腫，起坐呼吸（呼吸困難から仰臥位をとれない）などが生じる．右心不全では下肢の浮腫，頸部静脈の怒張，肝腫大，尿量減少が生じる．右心不全の最も多い原因は左心不全である．

急性心不全の患者が歯科を受診することはないが，慢性心不全患者では急性増悪を招かないように注意する．

③不整脈（表4）

不整脈は心臓の興奮が洞結節以外（異所性）にあって心拍のリズム性が不規則な状態であるものと，脚ブロックなどによって興奮伝導に異常障害あるものをいう．また，洞結節性であっても徐脈（60回/分以下）と頻脈（100回/分以上）を含む．

不整脈は種類，心拍数，基礎疾患などによって重症度は著しく差がある．一般に危険性の低い不整脈では特に問題はなく，薬物治療も行われていない場合が多い．必要に応じて内科担当医に心電図コピーも含めて情報を得る．心電図をモニターしながら処置を行うことが望ましい．

**上室性不整脈と心室性不整脈の見分けかた**

上室性不整脈とは，心拍動が洞結節，心房，房室結節から生じるもので，QRS波形は正常であるが，リズムの不整か心拍数の異常（徐脈，頻脈）があるものである．心室性不整脈とは心室から生じるものであり，QRS幅は延長し，QRS波形は"妙な"形をとる．異所性焦点から生じるので，心室全体へ伝播されるのに時間がかかるためである．

表4 不整脈の危険度

| 危険性低い | 注意が必要 | 危険性高い | 致死的 |
| --- | --- | --- | --- |
| 上室性期外収縮<br>心室性期外収縮<br>（5回/分以下）<br>右脚ブロック | 上室性頻拍<br>左脚ブロック<br>WPW症候群<br>多源性・多発性<br>　心室性期外収縮<br>洞不全症候群 | R on T<br>short run<br>モビッツⅡ型<br>第2度房室ブロック<br>完全房室ブロック<br>心室性頻拍 | 心静止<br>心室細動<br>極端な徐脈 |

（間宮秀樹，他：不整脈（有病者・高齢者歯科治療マニュアル），p.19，医歯薬出版，1996，著者改変）

WPW症候群：心房―心室間で短絡路があることで，上室性頻拍発作を起こしやすい．心電図ではPQ時間短縮，QRS立上がり部分にデルタ波を認める
R on T：心室性期外収縮が先行する収縮のT波から生じるもの
short run：心室性期外収縮が連続して3個以上現れるもの

④心房細動

最も高頻度にみられる上室性不整脈である．心房の電気的活動が不規則になり，心室の収縮も規則性を失った状態である．心電図ではP波はなく，R波間に不規則なf波がみられる．心拍出量が一拍ごとに変動し，末梢動脈で触知不能の心拍も生じる（脈拍欠損）．リウマチ性心疾患（特に僧帽弁膜症），高血圧症，虚血性心疾患，心筋症，甲状腺機能亢進症などに続発する．若年者で過労時や高齢者で心疾患がない場合に生じることもある．心房細動の続発症として，心不全や血栓形成の危険があるので，ジギタリスによって頻脈をコントロールする必要がある．心拍数が100回/分で心不全を起こしやすい．70～80回/分にコントロールされてから歯科治療を行う．

心房細動で心不全の症状がなければ，特に危険性は高くない．しかし，最近になって心房細動が急に生じた場合には，無症状性の心筋梗塞などが起こった可能性を考え，精査を行う必要がある．抗凝固薬を内服している場合が多い．

⑤人工ペースメーカー

人工ペースメーカーは，心筋に電気刺激を加えて心収縮のリズムを保つために皮下に植め込まれる．従来は徐脈性疾患患者に心拍出量を維持するためにペースメーカー植え込み術が行われたが，現在では上室性頻拍，心室性頻拍などにも行われる．

歯科治療上の問題点として，抗凝固薬を内服している点に注意する．必要に応じて抗菌薬の予防投与を行う．ペースメーカ

**脈拍欠損**

脈拍欠損では心電図で示される心拍数とパルスオキシメータで示される脈拍数に差が生じる．心臓の"空打ち"状態が発生するためであり，脈拍数の方が少なくなる．

**ペースメーカーの国際コード**

第1文字:刺激部位
第2文字:感知部位
　A:心房　V:心室
　D:心房と心室の両方
第3文字:反応様式
　I:抑制　T:同期
　D:抑制と同期の両方
　心房で感知したときは心房刺激せず(抑制し),一定間隔後に心室を刺激する.心室で感知した時は心房と心室の刺激を行わない.
第4文字:レート調節
　R:心拍応答型
　体動を感知して必要に応じて心拍数を増加させる.
例　VVI:刺激と感知が心室
　自己リズムを感知すると心室刺激をしない.
　　DDD:心房と心室で刺激と感知.
　　心房心室が同期できる.
　　完全房室ブロックが適応.

ーへの電気干渉をきたさないように,電気メスや電気歯髄診断器などの電気機器使用時にはアースをとる.また,電源を入れた携帯電話を患者の周囲(22 cm以内)に近づけてはならない.

心拍数は設定によっては生理的必要に応じて増減せず,一定の場合も少なくない.心拍数だけをみて循環系は安定していると考えてはならない.顔色,血圧,$SpO_2$などのバイタルサインを参考に診断することが重要である.

⑥弁膜症(図4)

心臓には4つの弁(僧帽弁,大動脈弁,三尖弁,肺動脈弁)がある.これらの弁の狭窄と閉鎖不全によって,呼吸困難,胸痛,易疲労感,不整脈などの心不全症状を示す疾患を心臓弁膜症という.以前はリウマチ性僧帽弁狭窄症が多かったが,現在は小児のリウマチ熱感染は減少したために少なくなり,老人性の大動脈弁狭窄症などが増加している.重症度の差が大きいので,内科主治医に問合せをする.軽度の弁膜症の患者では問題は少ない.心臓手術として,(経皮経管的)弁交連切開術,人工弁置換術などが行われる.抗凝固薬内服者が多いので注意する.感染性心内膜炎の予防のために,抗菌薬の予防投与が必要な場合が多い.

⑦心筋症

心筋症は拡張型,肥大型,拘束型に分類されるが,本邦では拘束型は少ない.

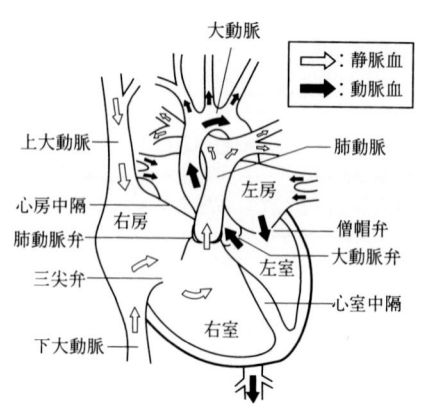

図4　心臓と血流

拡張型では心筋が拡張し，心筋収縮力が低下し，低拍出量性心不全をきたす．うっ血性心筋症とも呼ばれる．心電図では心房細動や心室性期外収縮がみられる．治療にはジギタリスや利尿薬が用いられる．予後不良で5年生存率は54％，10年は36％である．突然死は死因の40〜60％をしめる．突然死は，不整脈が顕著で，左室肥大がない場合に多い．弁疾患や心筋虚血がなく，駆出率が40％以上であれば問題は少ない．エピネフリン使用も少量なら可能である．

肥大型では心室中隔の肥厚が著しい．左室流出路の閉塞の有無によって閉塞性と非閉塞性にわけられる．治療にはβ遮断薬が用いられる．5年生存率が92％，10年が80％であり，拡張型よりも予後は良い．閉塞性ではエピネフリンの使用は避ける．

⑧先天性心疾患（表5）

胎児期の心・血管系の発生途上で生じる心疾患で，血行動態にも異常をきたす．新生児200に対し1の割合で出現する．心室中隔欠損症が最も多く20％であり，欠損部は25〜50％で自然閉鎖する．心房中隔欠損症は10％，動脈管開存症は5〜10％であり，これらは疾患自体が比較的軽症であり，術後であれば歯科治療上の問題はないが，未手術の場合には感染性心内膜炎を起こしやすい．

**アイゼンメンガー症候群**

心室中隔欠損症では，左心室から右心室へ血液が流入混合（左→右シャント）し，肺への血流量が増加する．その結果，肺血流量が増加し，肺高血圧症となり，末期的には右室肥大から右→左シャントを生じることになる．この状態をアイゼンメンガー症候群という．

表5 主な先天性心疾患

| 肺血流 | 非チアノーゼ性 | チアノーゼ性 |
|---|---|---|
| 増加 | 心房中隔欠損症<br>心室中隔欠損症<br>動脈管開存症<br>心内膜欠損症 | 完全大血管転移症<br>総肺静脈還流異常<br>総動脈管症<br>両大血管右室起始症 |
| 正常 | 大動脈狭窄症 | |
| 減少 | 肺動脈狭窄症<br>エプスタイン病 | ファロー四徴症<br>三尖弁閉鎖症 |

（一戸達也，他：先天性疾患（有病者・高齢者歯科治療マニュアル），p.24, 医歯薬出版，1996．著者改変）

ファロー四徴症：心室中隔欠損，心室中隔騎乗大動脈，肺動脈狭窄，右室肥大の四徴を備える疾患

エプスタイン病：三尖弁の弁尖が右室中にずれて付着している疾患

障害の種類によって重症度はさまざまであり，問診によって心不全の状態を推測することが必要である．術後であれば，手術が根治術か姑息的な手術であったかを確認する．根治術であれば，NYHA心機能分類2度以下の者が多い．心臓手術の既往がない患者は，a．手術が不要（軽度の心室中隔欠損症や心房中隔欠損症），b．心臓手術前で口腔感染源を除去する必要がある，c．手術が不可能の3通りある．b．とc．の患者，NYHA心臓機能分類3度以上の患者，チアノーゼ型の先天性心疾患を有している患者は，二次医療機関で処置をする．

　⑨大動脈疾患

　大動脈瘤は動脈硬化のある患者に生じ，重篤な疾患が多い．解離性大動脈瘤は血管中膜と外膜の間に血液が流入したものであり，上行大動脈を含むものは予後が悪い．多くは数日から1週間で死亡し，急死例の1％をしめる．高血圧を伴う強い胸痛発作で心電図異常がない場合に解離性大動脈瘤を疑う．心筋梗塞よりも重篤なので，ただちに救急車を依頼する．

　胸部大動脈瘤，腹部大動脈瘤を有する患者では病変部が小さい間は無症状であることが少なくない．5cm以上で破裂の危険が生じ，手術適応とされる．手術は切除や人工血管移植が行われる．これらの動脈瘤を有する患者は破裂の危険を考え，対処することが必要である．

### 3）呼吸器系疾患

呼吸系疾患は全身麻酔には影響が大きいが，歯科治療に対しては循環器系疾患ほど直接的な問題を生じない．拘束性肺疾患（陳旧性肺結核など）で，日常生活上問題のない患者では歯科治療の問題は少ない．ここでは，慢性閉塞性肺疾患について扱う．慢性閉塞性肺疾患とは，気道がび慢性に狭窄または閉塞した肺気道系疾患である．肺機能検査で一秒率の低下（70％未満）が特徴的である．

(1)気管支喘息（表6，7）
①病態

気管支喘息の発作は，気道の過敏性のある状態に何らかの刺激が加わって気管・気管支の反応が亢進し，気道が閉塞されて呼気が呼出されにくくなった状態である．喘鳴，呼吸困難，咳，痰などの症状を呈するが，発作は自然に，または治療によって消失し，通常は一過性である．アトピー型と感染型がある．

本邦ではアトピー型が30～40％，感染型が10～20％であり，残り50～60％が混合型である．混合型はアトピー型の症状が慢性化して気道感染を合併したものである．アトピー型は成長とともに50～70％が自然治癒する．

**アスピリン喘息**

アスピリンや酸性非ステロイド性抗炎症剤（処方の9割以上をしめる），微量な食品添加物などによって発作が誘発される喘息の特異的な型である．重症難治性，ステロイド依存性で中年発症者に多く，成人喘息の約10％をしめる．小児喘息，アレルギー性疾患の既往歴や家族歴は少ない．喘息発症から数年後に解熱鎮痛薬を摂取し，発作が初発する場合が多い．以前に使用した鎮痛薬が安全とは限らない．局所麻酔薬に添加されている防腐剤メチルパラベンも誘発する可能性が指摘されている．

②評価
・主治医へ問合せ，重症度を把握する．
　重症度は発作の程度・頻度・ステロイド依存から評価．
　最後（もっとも最近）の発作はいつか．
　　1年以上前ならば，発作発現の危険は少ない．
・常用薬重症度を把握する上で有用である．
　喘息の薬物療法
　　気管支拡張薬　β刺激薬（内服，吸入）
　　ステロイド薬，抗アレルギー薬，鎮咳薬，去痰薬

---

**アスピリン喘息と鎮痛薬**

歯科医師がアスピリン喘息の患者にロキソニン®(酸性非ステロイド性抗炎症剤ロキソプロフェン）を投与し，患者が喘息発作によって死亡したという事例がある．現在では塩基性鎮痛消炎薬も禁忌とされ，完全に安全に投与できる鎮痛薬はない．リスクの高い患者では局所麻酔薬か漢方薬（立効散）で対処する．

**鎮痛薬のアスピリン喘息誘発性ランキング**

強いもの
　アスピリン®
　インダシン®
　ボルタレン®
少し強いもの
　ポンタール®
　オパイリン®
作用が弱いか
ほとんどないもの
　カロナール®
　ソランタール®

表6 気管支喘息の病型分類

|  | アトピー型<br>(アレルギー型) | 混合型 | 感染型 |
|---|---|---|---|
| 発症年齢 | 小児・思春期 | 小児・成人期 | 通常40歳以上 |
| 症状 | 発作型 | 間歇・慢性型 | 間歇・慢性型 |
| 増悪期 | 春秋 | 多く春秋 | 冬 |
| 抗体 | レアゲン (IgE) | レアゲン (IgE) | なし |
| 皮内反応 | 即時型 | 即時型 | 多く陰性 |
| 末梢血好酸球 | 増多 | しばしば増多 | ときに増多 |
| 血中IgE | 高値 | 高値 | 低値 |

(須甲松伸, 他:図説内科診断治療講座14(高橋昭三編), p.25, メジカルビュー社, 1989. 著者一部改変)

表7 気管支喘息の重症度判定基準(日本アレルギー学会気管支喘息重症度委員会):発作の強度は,呼吸困難の程度,会話能力,可能な動作,チアノーゼの有無,意識状態からレベル別に分類したものである

| 頻度＼強度 | 喘息のみ | 小発作 | 中発作 | 大発作 |
|---|---|---|---|---|
| 1. 1週に1日以下 | 軽 | 軽 | 中 | 中 |
| 2. 1週に4日未満 | 軽 | 軽 | 中 | 重 |
| 3. 1週に4日以上 | 軽 | 中 | 重 | 重 |

ステロイド内服者では必要に応じて増量する.
③注意すべき点
・喘息症状のない時期に治療を行い,発作の多い時期は避ける.
・発作は夜半から早朝に多いので,時間的には午後が良い.
・吸入薬を携行している場合には,目の前に準備しておく.
④発作が発症した場合
・腹式呼吸,酸素吸入させ,携帯薬を吸入,内服させる.
・ステロイド投与を行う.
・内科主治医に連絡する.内科的にはエピネフリン皮下注(0.2〜0.5 m$l$),アミノフィリンを緩徐に静注または点滴静注(ネオフィリン® 250 mgを輸液剤250 m$l$に溶解)が行われる.

(2)慢性気管支炎と肺気腫
慢性気管支炎は気管支の慢性炎症によって分泌過多を起こ

し，慢性反復性（2年以上，3カ月以上）に痰を伴う咳が持続するものである．肺気腫は肺胞壁が拡張・破壊され，末梢の気道と肺胞が異常拡張し，肺は非可逆性に過膨張の状態となっているものである．気道は狭窄または閉塞し，咳，痰，呼吸困難，喘鳴が生じ，進行すると樽状胸郭，頸静脈怒張，吸気時の鎖骨上窩陥没がみられる．胸部X線上では，肺野（特に下肺野）透過性亢進，横隔膜下降を認める．

②評価
・ヒュージョーンズの分類から重症度を評価する．
・Ⅱ度までは正常の歯科処置が可能であるが，Ⅲ度では注意が必要であり，Ⅳ度以上は二次以上の医療機関に任せる．

③注意すべき点
・高血圧症や心不全などの合併疾患の重症度に注意する．
・頻回に咳き込むと，高炭酸血症になり，血圧は上昇するので，咳き込まないように注意する．
・長時間の開口によって低換気になりやすい．印象採得時，特に義歯の印象採得時に注意が必要である．
・重症な患者，特に酸素吸入している患者では呼吸器系モニタとしてパルスオキシメータは必須である．
・呼吸抑制が強い場合には高濃度酸素の吸入によって呼吸停止をきたす場合があるので，1〜2l/分で投与し，様子をみる．

(3)慢性閉塞性肺疾患に共通する歯科治療時の注意
・タービンの水，削片などが咽頭部に流れ込まないように注意深く吸引する．
・印象剤は咽頭部への垂れ込みをしないように硬めに練る．
・強い刺激臭（FCなど）を吸わせないように注意する．
・ラバーダムは誤嚥を防ぐためには有効であるが，臭いが強く，窒息感があるので避けるか，装着に工夫する．
・笑気吸入鎮静法は避ける．
・短時間処置をこころがける．
・水平位で苦しければセミリクライニング位とする．
・エピネフリンには気管支拡張作用（$\beta_2$作用）があり，慢性閉塞性肺疾患に有利である．しかし，気管支拡張薬として$\beta_2$刺激薬（サルブタモール（ベネトリン®）など）を内服している患者では，エピネフリンによって不整脈を起こす危険があるので，投与量に注意する．

**肺気腫**
正常な肺胞の形態をブドウのデラウェアにたとえると，肺気腫では肺胞が巨砲のようになり，肺嚢胞ではメロンのようになった状態にたとえられる．

### 4）脳血管障害

脳血管障害とは脳の一部が頭蓋内外の血管病変，血流異常，血液成分の変化などによって障害されて起こる疾患の総称である．歯科治療時には高血圧症の患者において急激な血圧上昇に誘発されて脳出血，くも膜下出血，脳梗塞，一過性脳虚血発作などの，いわゆる脳卒中や高血圧性脳症が生じる可能性がある（表8）．

#### (1)病態
##### ①脳出血

脳出血は脳実質内出血である．高血圧症に基づく動脈硬化によって生じる場合が多いが，動静脈奇形や出血性素因によっても生じる．動脈の血管壊死によって生じた小動脈瘤が破裂して発症する．髄液は血性となる．急性期の死亡率は45％と高い．

活動時に多く，高血圧症患者で血圧が著しく上昇した場合に生じやすい．頭痛・嘔吐を初発症状とし，急速に局所神経症状が進展し，言語・運動麻痺が生じる．しばしば意識障害を起こし，昏睡に陥る．

##### ②くも膜下出血

くも膜下出血はくも膜下腔に出血をきたすものである．原因となる疾患は多いが，代表的なものは脳動脈瘤破裂や脳動脈奇形からの出血である．激しい頭痛が突発し，嘔気や嘔吐を生じる．局所神経症状は少なく，意識障害は一過性のことが多い．急性期の死亡率は48％と高い．

##### ③脳梗塞

脳の栄養血管の血流障害によって脳組織が局所的に壊死した状態である．危険因子には高血圧，心疾患，不整脈，糖尿病，

> **脳卒中**
>
> 脳卒中とは脳血管に破綻を来し，突然意識障害やそのほかの神経学的異常を生じた状態である．脳出血や脳梗塞の急性期を指す．"脳血管障害"は慢性に経過している状態も含む．

表8 脳血管障害の特徴

|  | 頭痛 | 発症時間 | 意識レベル低下 | 年齢・素因 | 髄液 | 急性期死亡率 |
|---|---|---|---|---|---|---|
| 脳内出血 | 中等度 | 数分～数時間 | 強 | 高齢で高血圧 | 血性 | 45％ |
| くも膜下出血 | 激しい痛み | 1～2分 | 弱 | 若く病歴なし | 主に血性 | 48％ |
| 脳梗塞（脳血栓） | 軽度か無 | 緩徐 | 無か中 | 高齢で高血圧 | 清澄 | 8％ |
| （脳塞栓） | 軽度か無 | 1～2分 | 無か中 | 心疾患，不整脈 | 清澄，血性 | 12％ |
| 高血圧性脳症 | 中等度 | 数分～数時間 | 無か中 | 高齢で高血圧 | 清澄 |  |

（太田富雄，他著：脳神経外科学，p.471～591，金芳堂，1986．より引用）

高脂血症，脱水などがある．頭痛はあっても軽度であり，発症時に多くは意識障害がない．脳血栓と脳塞栓にわけられる．

a．脳血栓：脳動脈硬化によって脳動脈の壁在血栓が成長し，閉塞が生じたものである．前駆症状として一過性脳虚血を認める場合も多い．安静時に発症することが多く，局所神経症状の進展は緩徐である．脱水や発熱なども誘因となる．髄液は清澄である．生命の危険は少ない．

b．脳塞栓：不整脈などによって心臓内に生じた血栓が血流にのって脳へ達し，血管を閉塞することによって生じる．前駆症状はないが，局所神経症状は突発し，数分以内に完成する．髄液は清澄な場合と血性の場合がある．

④一過性脳虚血

脳虚血によって局所神経症状を呈し，24時間以内に後遺症を残さずに消失するものである．脳動脈を微小血栓が閉塞または狭窄させ，その後，溶解したり，流れ去ることによって生じる．脳血栓の前駆症状である場合が多い．

⑤高血圧性脳症

高血圧性脳症は急激な血圧上昇に伴う血管内圧上昇，脳血管攣縮などによって生じる急性の浮腫性脳症である．収縮期血圧200 mmHg，拡張期血圧120 mmHg以上で生じる危険がある．頭痛，吐き気，嘔吐，痙攣，傾眠，見当識障害や意識障害を生じる．

### (2) 歯科治療と問題点

- 急性の脳血管障害発作の予防（既往のある患者への対処），発作を生じた場合の対処，発作の結果として後遺症を有する患者の対応が問題となる．
- 脳血管障害の原因となった疾患について，問診や問合せによって把握する．
- 抗凝固薬の内服と血液凝固系の値を確認し，対処する．
- 高血圧や不整脈などの循環器系疾患がコントロールされていない患者ではこれらの治療を優先させる．
- 歯科処置は発症後6カ月以内は応急処置にとどめる．

### (3) 注意すべき点

- 高血圧症に対する注意と同様である．
- 嚥下障害の後遺症を有する患者では歯科治療時の誤嚥（誤引），誤飲に注意する．水平位治療よりも半リクライニングや

**見当識障害**

見当識障害とは現在の時間，場所，人物，状況などの把握ができなくなった状態である．今が昼である，どこにいるか，話している相手などが認知できない．背景に記憶，意識，知能，知覚などの障害が存在する．

**球麻痺**

多発性脳梗塞などの脳血管障害後遺症として，仮性球麻痺や球麻痺と呼ばれる皮質延髄路障害をきたす場合がある．咽頭反射が障害されたり，全く消失し，開鼻声や嗄声があることが多い．このような患者では，誤嚥をしやすいと考える必要がある．水分摂取時や咳嗽時の"むせ込み"などからも危険度を推測できる．

**専門病院への移送**

以前は,"脳血管障害で移送を見合せるべき状態"として,昏睡状態(への移行中も含む),呼吸不規則(障害),激しい嘔吐,瞳孔不同,痙攣発作,興奮などがあげられていた.しかし,最近では集中治療の開始を急ぐことが生命予後を改善すると考えられ,専門病院への移送が最優先されるようになった.

坐位の方が楽な場合もある.治療姿勢は様子を観察し,患者の希望も加えて決定する.

### (4)起こり得る偶発症と対処

- 脳出血,くも膜下出血,脳梗塞などの脳血管障害と思われる症状が発症した場合には救急車にて専門病院へ移送を依頼する.その際,頭を下げないように注意する.
- 意識障害があり気道確保が必要な場合にも半リクライニングとし,肩枕を入れて頭を下げないようにする.
- 高血圧性脳症や一過性脳虚血では一過性の場合もあるので,血圧などのバイタルサインをチェックし,病状を把握する.
- 高血圧症の患者が意識消失や呼吸抑制などを生じた場合に,安易に神経(因)性ショックと考え,昇圧剤投与を急いではならない.血圧測定を行い,高血圧性脳症でないことを確認することが必須である.

## 5）肝炎・肝硬変

### (1)病態

肝疾患としては肝炎，肝硬変が代表的である．肝炎にはウイルス性肝炎，激症肝炎，薬物性肝障害，アルコール肝障害，慢性肝炎などが含まれる．歯科治療に関係が深いウイルス性肝炎と肝硬変について述べる．

#### ①ウイルス性肝炎

肝炎ウイルスによる感染症はA，B，C，D，E型の5種類がある．多くは不定の消化器系の症状と感冒様症状で発症し，黄疸や肝腫大で初めて肝炎と気づく．

A型は慢性化せず，予後良好である．経口感染で流行性である．完治後には感染性がないので急性期を避けて歯科処置を行う．D型とE型は本邦では発生が非常にまれである．ここでは，B型とC型について扱う．

B型は急性感染して発症するものと，母子感染によるものとあるが，母子感染が多い．10〜20％で慢性肝炎に移行し，そのうち40％が40〜60年経過後に肝硬変，肝癌になる．治療にはインターフェロンとステロイド離脱療法が併用される．

C型は輸血後肝炎の95％をしめ，輸血以外の感染経路は経静脈的と考えられる．80％が慢性肝炎になり，20〜30年で肝硬変，肝癌になる．B型よりも持続感染へ移行しやすく，経過が短い．

慢性C型肝炎患者にインターフェロンを投与すると30％が著効（HCV RNA陰性化，GOT正常化），10％がやや有効，60％が無効である．B型にはインターフェロンの効果が少ない．

#### ②肝硬変

肝硬変は肝細胞障害の終末像として，肝細胞の線維化と結節形成を特徴とする状態である．進行に伴い，肝機能不全，門脈圧亢進症，肝細胞癌が生じ，予後不良である．80％以上がC型肝炎によるものである．易感染性，蛋白合成低下による創傷治癒不全，出血傾向，消化管出血，薬物の分解・代謝遷延が生じる．消化管出血は，肝内への流入が制限された門脈血流のバイパスとして生じた食道などの静脈瘤の破裂によるものと，胃潰瘍などの粘膜出血がある．出血傾向はビタミンKから肝で合成される凝固因子Ⅱ，Ⅶ（プロトロンビン），Ⅸ，Ⅹの活性が低下することと，血小板数の低下によって生じる．

---

**肝炎患者数の実態**

B型肝炎ウイルス（HBV）キャリアとC型肝炎ウイルス（HCV）キャリアは本邦に200万人にいると推定される．肝疾患発症数は年間180万人で，その8割がウイルス性であり，中でもC型が多い．肝細胞癌による死亡者数は年間3万人，肝硬変などによる肝疾患によるものは1.6万人であり，これらのほとんどがウイルス性肝炎の結果，発症したものと考えられる．

**肝炎治療の今後の展望**

現在，本邦ではB型キャリアの母から生まれた子どもは抗HBsヒト免疫グロブリンが投与されており，効果をあげている．C型については1989年から輸血血液のHCVスクリーニングが開始され，1992年からインターフェロン療法が行われるようになった．B型肝炎にラミブジン，C型肝炎にリバブリンが用いられるようになると，肝臓癌は2025年までに激減することが予測される．

### (2)評価

- 問診にて本人と家族に肝炎・肝疾患・黄疸の既往の有無，手術（輸血）歴の有無，肝障害の有無を尋ねる．内科主治医がいれば問い合せる．肝炎の疑いはあるが，明らかではない場合には内科検査を優先させる．
- 内科へ問い合せるものとして，出血傾向，消化器系静脈瘤の有無，肝予備能力が重要である．
- 肝予備能力の指標としてチャイルドの分類（術前管理表12参照 p.178）を用いる．
- 歯科外来観血処置が可能な数値を（**表9**）に示した．特に重要なものは，プロトロンビンテスト値と血小板数である．黄疸や腹水がみられる患者は一般歯科診療所では，観血的処置は避ける．

### (3)注意すべき点
#### ①処置中

- 出血傾向に注意する．
- 食道静脈瘤を合併している患者では破裂に対して注意する．具体的には，高血圧・心疾患患者と同様に急激な循環の変動を起こさないように注意し，急激な体位交換を避ける．
- 局所麻酔薬などの効果が遷延する可能性があり，薬物の大量使用を避ける．
- 術後は感染と出血に注意する．抗菌薬としてはペニシリン系やセファロスポリン系が好ましい．

表9 歯科外来観血処置が可能な数値

| |
|---|
| プロトロンビンテスト 40〜50％以上 |
| 血小板 8万以上 |
| ICG 15％以下 |
| GOT・GPT 100 IU/$l$ 以下 |
| 血清ビリルビン 12 mg/d$l$ 以下 |
| 血清総蛋白 5 g/d$l$ 以上 |
| アルブミン 2.5 g/d$l$ 以上 |
| A/G比 0.8以上 |

②感染予防

感染性を有する肝炎と肝硬変の患者では，医療スタッフと別の患者への感染を予防する．
・術者の手袋に穴があいていないことを確認する．
・消毒に注意する(タービン，バー，歯科医用器材，ユニット)．
・針刺し事故に注意する．
・廃棄に注意をはらう．

(4) 偶発症と対処

もっとも懸念されるのは，肝硬変患者の突発性の消化管破裂による出血である．急激な血圧低下，循環虚脱や意識消失がみられた場合には破裂を疑う．静脈路を確保し輸液を行うとともに，専門病院への救急移送をはかる．

(5) 肝炎検査

抗体は感染した既往を示すものであり，感染性を示すのは抗原である．C型抗体陽性者の1/3が抗原は陰性であり，感染性を持たないので，C型の抗体陽性者では抗原性について検査することが好ましい．しかし，C型肝炎抗原性の検査は肝炎治療に関する検査時にのみ保険適用となる．抗原性の検査は分岐DNAプローブ法が廉価であるが，歯科では自己負担となる．

**腎疾患の時代的変遷**

以前は急性糸球体腎炎の遷延によって慢性腎炎へ移行する例が多かった．今日では早期発見と抗菌薬の発達によって糸球体腎炎は減少した．他方，高齢化とともに糖尿病患者が急増し，糖尿病性腎症が増加している．

## 6) 腎疾患

歯科治療時に特に問題となる慢性腎疾患と透析について記す．

### (1)病　態

①慢性糸球体腎炎

糸球体の炎症性変化によって血尿，蛋白尿，糸球体機能障害，ナトリウム排泄障害などをきたす疾患である．

②ネフローゼ症候群

各種の糸球体腎炎，代謝性疾患，膠原病や血管病，悪性腫瘍，毒性物質や薬剤，アレルゲン，妊娠中毒，マラリアなどの感染性疾患などの結果，高度の蛋白尿 (3.5 g/日以上持続)，低蛋白血症(6.0 g/dl 以下)，高脂血症，浮腫などをきたす疾患の総称である．予後は原因疾患などによって異なるが，近年はステロイド療法や抗菌薬の投与によってかなり良好である．

③慢性腎不全 (**表10**)

慢性腎不全とは進行性の慢性腎疾患のために不可逆的にネフロンが減少し，腎機能が 30 %以下に低下し，尿毒症の症状が発現した状態である．原因は糸球体腎炎が約 40 %を占め，次いで糖尿病性腎症が 33 %である．以下，腎硬化症，囊胞腎，妊娠腎などである．死亡原因は心不全 22 %，感染症 19 %などである．

腎不全患者の生理学的特徴は，浮腫，貧血，心不全，高血圧 (または低血圧)，出血傾向，易感染性，電解質・糖代謝異常，アシドージスである．透析導入は浮腫などの臨床症状，血清クレアチニンによる腎機能評価，日常生活能力を点数化したものを合算して判定する (**表11**)．

表10　慢性腎不全の病期分類

| | 糸球体濾過量<br>GFR(ml/min) | 病　態 |
|---|---|---|
| 第Ⅰ期<br>腎予備能減少期 | 130〜50 | 自覚症状なし |
| 第Ⅱ期<br>代償性腎不全期 | 50〜30 | 軽度の高窒素血症，貧血<br>尿濃縮力低下，夜間多尿 |
| 第Ⅲ期<br>非代償性腎不全期 | 30〜5 | 高度の高窒素血症，高度の貧血，<br>Ca・P代謝障害，高K血症，代謝性アシドージス |
| 第Ⅳ期<br>尿毒症期 | 5以下 | 心不全，肺浮腫，乏尿，消化器症状，<br>意識障害，出血傾向 |

(秋元成太　監：新泌尿器科学，p.46，日本医事新報社，1999．より引用)

表11　透析患者の問題点

1. 出血性素因がある
    ヘパリン，血小板の数減少と機能低下
2. 循環器系合併症が多い
    高血圧症，虚血性心疾患
    貧血，免疫能低下
3. 肝炎頻度が高く，感染に注意
4. 口腔内問題
    ①局所麻酔の効果が悪い可能性がある
    ②低 Ca 血症による骨・歯病変がある
    　骨折・歯折しやすい
    ③水分摂取制限をしているのでう蝕が多発しやすい
5. 易感染性・創傷治癒不全

### (2)評価

- 主治医に現在の病状を問合せる．
    腎不全の程度
        腎不全の状態，内服薬の内容，原因疾患
    合併症の有無と重症度
        高血圧症の重症度，血液凝固能，血清電解質異常
    透析について
        回数/週，時間，いつ (何曜日) 行っているか，透析終了12～24時間以内に処置をするように予約する (ヘパリンの影響は5～8時間持続する)．

### (3)注意すべき点

#### ①処置前

- 歯科治療上，特に問題となるのは循環器障害の重症度であるモニタリングを行う．
    高 K 血症は不整脈の原因となるので心電図をモニターする．
- 血圧計用カフは透析用シャントのある腕とは反対側に巻く．
- 易感染性なので観血処置時には抗菌薬の予防投与を行う．
- 必要に応じてステロイドカバーを行う．

#### ②処置中

- 体液がアシドージスのものでは局所麻酔の効果を得にくい．
- 出血傾向があるので局所止血を十分に行う．
- Ca 代謝異常と副甲状腺機能亢進症があり，骨粗鬆症があるので，抜歯時に歯槽骨骨折を懸念し無理な力を加えない．

**透析の種類と特徴**

透析は大別して CAPD と HD がある．
HD (hemo dialysis) は透析器を介して直接的に血液を浄化する方法である．CAPD は連続携行式腹膜透析 (continuous ambulatory peritoneal dialysis) のことである．カテーテルを腹腔へ挿入し，持続的に腹膜を介して透析液を還流させて血液を浄化する．透析人口は HD が 16 万人，CAPD は 0.9 万人である．CAPD は食事制限が緩く，小児に適している．

**腎血管性高血圧の病態**

①腎動脈狭窄により糸球体の輸入動脈中の血液量が減少する，②傍糸球体装置中の分泌顆粒数が増加することによりレニン分泌が亢進する，③レニンはアンギオテンシン I を作る，④アンギオテンシン I は強力な昇圧作用をアンギオテンシン II に変換される，⑤副腎皮質におけるアルドステロンの分泌が亢進し，収縮期・拡張期高血圧症が生じる．原因はアテローム性動脈硬化 (約 70 %)，線維筋性増殖 (約 30 %) である．

- 術後は感染に注意する．
    セフェム系，ペニシリン系が比較的安全である．
    ゲンタマイシンは急性尿細管壊死を起こしやすく，避ける．
- 薬剤を投与した場合には投与薬剤による副作用，腎障害の悪化，内服薬剤との相互作用による副作用があることを配慮する．

### (4)偶発症（各疾患の項目参照）
- 血圧上昇
    高血圧症患者へ対するのと同様な配慮をするが，過度な降圧薬は腎血流を低下させるので注意が必要である．
- 糖尿病合併患者では低血糖ショックと高血糖昏睡に注意．
- 副腎機能低下のある患者では副腎クリーゼに注意．

### 7）糖尿病
#### (1)病態（表12）

インスリンの欠乏または機能低下によって高血糖，尿糖陽性などの代謝障害が生じた状態．長期化に伴って，血管障害（高血圧症，動脈硬化症，網膜症，腎症）や神経障害を生じる．病因によって1型，2型，特殊型（二次性），妊娠型の4型に分けられる．血糖値が高いことや尿糖がみられるだけの疾患ではなく，動脈硬化などの血管病変を示す全身疾患である．年次的に増加傾向が著しく，40歳以上では3〜6％が罹患している．

糖尿病患者は歯周病の罹患率が高く，罹患歴が長く，重篤なほど，歯周病も重篤化している．

治療は2型糖尿病では食事療法と運動療法でコントロール可能な者が多く，その場合には糖尿病は比較的軽症と考えられる．食事療法と運動療法でコントロールされない場合は血糖降下剤を内服し，それでもコントロール不十分な場合はインスリンを用いる．

$HbA_{1C}$ は赤血球のヘモグロビン分子と糖の結合体で，持続的に1〜2カ月間結合し，過去1〜2カ月間の平均的な血糖値を反映する．血糖値は採血前の摂食の影響を受けて変動するが，$HbA_{1C}$ は摂食と採血時間による影響を受けない．

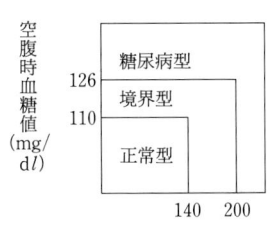

#### (2)評価（図5）
- 必要に応じて内科主治医に病状を問合せる．
- 糖尿病手帳から血糖値や血圧の変動をみることで，糖尿病の重症度と血管系の合併症の程度を把握できる．
- コントロールの状態を把握する．
  空腹時血糖 FBS（正常値 70〜110 mg/d$l$）
  と $HbA_{1C}$（ヘモグロビン $A_{1C}$ 4.0〜6.0％）
  を参考にする．

図5 糖尿病の基準
糖尿病を空腹時血糖と75gブドウ糖負荷試験（2時間値）から診断する

表12 糖尿病の成因による分類（1999年）

| | |
|---|---|
| 1型 | 自己免疫疾患，原因が不明で膵臓のβ細胞が破壊されて発症．生活習慣とは無関係．インスリン依存性になりやすい．若年層の糖尿病の多くをしめる． |
| 2型 | 遺伝的要因に過食，運動不足，ストレスなどの生活習慣が加わり発症．日本人の糖尿病の多くをしめる． |
| 特殊型二次性 | 1型・2型・妊娠によるもの以外．原因疾患は甲状腺機能亢進症，膵炎，クッシング症候群，膵臓腫瘍，褐色細胞腫など． |
| 妊娠性 | 糖尿病でない患者の妊娠中にあらわれる軽い糖代謝異常．出産によって回復するが糖尿病になりやすい傾向を示す． |

一次性糖尿病のうち，従来，インスリン依存性(IDDM)とされていたものは1型，インスリン非依存型(NIDDM)とされていたものは2型と，それぞれほぼ同じである．

（コントロールの目標値）
空腹時血糖　　　　　70〜120 mg　　　尿糖（−）
食後2時間血糖値　　130〜180 mg/ml　尿糖（−）〜（+）
尿ケトン体　　　　　（−）
HbA$_{1C}$　　　　　　<6.5％

### (3) 注意すべき点

A．処置前
- 摂食時間がずれないように予約し，処置を終了する．

B．処置中
- 意識消失や呼吸抑制が生じた場合に血糖値を測定する．
　→低血糖ショックと神経性ショックを鑑別できる．
- エピネフリン添加局所麻酔薬の使用について．

処置中は，精神的ストレスや疼痛によるカテコールアミンの増加によって血糖値が上昇している．エピネフリンは，血糖値をさらに上昇させるので重症糖尿病患者では避ける必要があるとされている．しかし，すべての糖尿病患者にエピネフリンを避ける必要はない．食事療法と運動療法でコントロールされている軽症な患者であれば，通常通り使用できる．コントロール不良の重症糖尿病患者では合併している高血圧症などの循環器系病変に基づいて考慮する．

- 処置後には易感染性と創傷治癒不全に配慮する．

### (4) 偶発症の対策（表13）

低血糖ショック：発汗，意識消失
　　糖分の投与によって迅速に回復させることが必要
　　→砂糖水・飴投与，糖液の静脈内投与，酸素投与
糖尿病性昏睡（高血糖）：低血糖ショックよりも少なく，まれ
　　倦怠感，意識消失，アセトン臭→点滴・酸素投与
- いずれの場合も近医へ連絡，または救急車を要請する．

表13　低血糖の症状

| 血糖値 | 症状 |
| --- | --- |
| 40〜60 mg/dl | 空腹感，振顫，頻脈，動悸，不安感，顔面蒼白　集中力低下，脱力感，視力低下 |
| 20〜40 mg/dl<br>自律神経症状<br>↓<br>中枢症状 | 知覚異常，精神症状，行動異常，意識消失　脱力，痙攣，傾眠〜昏睡，浅い呼吸，発汗　徐脈，体温低下　（低血糖ショック症状） |

---

**三大合併症**

高血糖状態の持続によって合併症が生じる．網膜症（視力低下，失明），腎症（腎機能低下），神経障害（四肢のしびれ，麻痺感）を3大合併症という．糖尿病に肥満，高血圧症，高脂血症を併発すると動脈硬化が加速度的に進行し，心臓病や脳血管障害が起こりやすくなるために，死の4重奏といわれる．

**血糖降下薬**

スルフォニル尿素薬
　インスリン分泌を刺激する
　（オイグルコン®，グオニール®，グリミクロン®など）
α-グルコシダーゼ阻害薬
　糖の消化吸収を抑制させる
　（グリコバイ®，ベイスン®など）
ビグアナイド薬
　肝臓，筋，脂肪に作用し血糖値を下げる
インスリン抵抗性改善薬
　インスリン感受性を高める
インスリン分泌促進薬
　短時間だけインスリン分泌を促進させる

## 8）内分泌疾患
### (1) 甲状腺機能障害（表14）
#### ①病態
甲状腺機能亢進症は甲状腺ホルモンが過剰に分泌される状態であり，バセドウ病が7割をしめる．眼球突出，心悸亢進，易疲労性，筋力の低下，微熱，発汗，暑がり，体重減少，振戦，不眠，精神的不安定，頻脈などがみられる．

甲状腺機能低下症は甲状腺ホルモンが不足し，活動性が低下している状態であり，亢進症に比較して少ない．無気力，表情が乏しい，易疲労性，低血圧，徐脈，寒がり，低体温，体重増加，動作緩慢などがみられる．橋本病が最も多い．

両者とも自己免疫疾患の場合が多い．また，頸部の腫れも共通してみられる．

#### ②評価（表15）
関連ホルモン値は甲状腺機能亢進症で変動が明らかである．橋本病では半数で正常である．橋本病は粘液水腫の状態である著しい機能低下症から，機能亢進症を思わせる病態まで，さまざまな病態をとる．

#### ③注意すべき点
処置前
・担当医に問い合せ，現在の病状について把握する．
・亢進症では抗甲状腺剤，低下症では甲状腺ホルモンの補充療

---

**甲状腺機能障害と $FT_3$ と $FT_4$**

甲状腺機能障害では，血中遊離トリヨードサイロニン($FT_3$)と血中遊離サイロキシン($FT_4$)が増加あるいは低下する．血液中の $T_3$ は99.7％，$T_4$ は99.97％が蛋白に結合しており，活性を示すのは微量の血中遊離型(Free)の $FT_3$ と $FT_4$ である．通常，$FT_3$ と $FT_4$ は同様な変動をする．RIA法による検査法の進歩によって $FT_3$ と $FT_4$ が直接測定できるようになってから，(総)$T_3$ と(総)$T_4$ を測定する臨床的意義はなくなった．

---

表14 甲状腺機能障害の分類

| 甲状腺機能亢進症 | | | 治療法 |
|---|---|---|---|
| 一次性 | バセドウ病<br>甲状腺腫（プランマー病） | | 薬物療法（抗甲状腺製剤：メルカゾール®，プロパジール® など） |
| 二次性 | 医源病（甲状腺ホルモンの過剰投与）<br>TSH産生　腫瘍（下垂体腫瘍） | | 外科的切除術 |

| 甲状腺機能低下症 | | | 治療法 |
|---|---|---|---|
| 一次性 | 後天性 | 橋本病，粘液水腫<br>医源病（甲状腺の外科的切除後，放射線照射後，リチウム，アミオダロンの投与）<br>ヨード欠乏，甲状腺腫 | 薬物療法（甲状腺製剤 I-$T_4$：チラージン S®） |
| | 先天性 | クレチン病（小人症） | |
| 二次性 | 下垂体（TSH不足）・視床下部（TRH不足）の障害 | | 下垂体不全による二次性機能低下症には副腎皮質ホルモン |

表15 甲状腺機能障害時の関連ホルモン値の変動

|  | 正常値 | 甲状腺機能亢進症 | 甲状腺機能低下症 |
|---|---|---|---|
| 総 $T_3$ | 0.8〜1.8 ng/m$l$ | ↑ | ↓→ |
| $FT_3$ | 2.5〜 5.5 pg/m$l$ | ↑ | ↓→ |
| 総 $T_4$ | 5.0〜12.0 μg/d$l$ | ↑ | ↓→ |
| $FT_4$ | 0.8〜1.9 ng/m$l$ | ↑ | ↓→ |
| TSH | 0.4〜5.3 μU/m$l$ | ↓ | ↑ |

法によって，それぞれ1〜2カ月で甲状腺機能が正常化（ユーサイロデイズム euthyroidism）する．
- コントロールされている患者では健常人とほぼ同様に歯科治療を行える．
- エピネフリン添加局所麻酔薬の使用について．

甲状腺機能亢進症患者にエピネフリンを投与すると心筋の刺激性を亢進させ，不整脈や血圧上昇などを生じる危険があるので，原則として禁忌とされる．低下症で甲状腺ホルモン製剤を内服している患者でもエピネフリンによって冠不全が誘発される場合があり，禁忌とされる．

甲状腺機能が正常化している患者では，エピネフリン20μg程度まで使用できるが，循環動態をモニターしながら緩徐に注射する．コントロールが不良な患者や，大量に使用したい場合にはフェリプレシン含有のものを使用する．

- 患者に治療前に常用内服を忘れないように注意する．体調の悪い場合には術者に伝えるように話しておく．
- コントロールが不良な患者では健康な者では問題とならないストレスによっても循環動態が変動する．処置を行わなければならない場合は次の点に注意し，救急処置にとどめる．

　a．血圧や脈拍数（できれば心電図）をモニターし，容態を観察しながら行う．

　b．副腎皮質ホルモンを内服している場合には増量する．

　c．侵襲が大きい処置の場合には鎮静薬を内服させたり鎮静法を適用する．低下症では鎮静薬に感受性が高いので投与量を少なめにする．

　d．短時間処置を心がける．

　e．亢進症患者では血圧が上昇した場合には降圧処置を速やかに行う．

　f．低下患者で循環機能低下を伴っている患者では神経原性ショック（脳貧血様発作）を起こしやすいので血圧低下，心不

全などに対して注意を払う．
　ｇ．局所麻酔薬はフェリプレッシンを含有するものを用いる．
　ｈ．術後は創傷治癒の遅れと血液凝固障害に注意する．
　ｉ．亢進症患者で甲状腺クリーゼが懸念される場合には抗甲状腺薬を準備しておく．
　④偶発症と対処
　ａ．甲状腺クリーゼ
　甲状腺機能亢進症の患者では外科的侵襲などの刺激が誘因となって，症状の急性増悪をきたす場合があり，甲状腺クリーゼと呼ばれる．症状としては，150回/分以上の頻脈，39℃以上の発熱，発汗，血圧上昇，嘔吐・下痢・腹痛などを伴って興奮状態となり，昏睡，ショックなどを生じる．さらに，肺水腫，心不全を起こし死亡する．
　生命の危険のある緊急事態なのでただちに主治医または近医に応援を要請し，すみやかに専門医に移送する．治療には，酸素投与，全身冷却を行い，静脈路を確保して，副腎皮質ホルモンや鎮静薬の投与と輸液を行う．副腎皮質ホルモンには$T_4$から$T_3$への転換を抑制する作用もある．ルゴール液など抗甲状腺治療薬，レセルピン，利尿剤の投与も有効である．$\beta$遮断薬(プロプラノロール) も有効であるが，心電図モニターが必要である．
　ｂ．粘液水腫性昏睡と対策
　未治療患者やコントロールが不良の患者では，まれであるが粘液水腫性昏睡を起こすことがある．症状は意識障害，血圧低下，体温低下，低血糖，ショック，低ナトリウム血症などを伴う昏睡である．酸素投与を行い，静脈路を確保し，副腎皮質ホルモンや昇圧薬を投与し，$T_3$があれば筋肉内または静脈内投与を行う．死亡率は50～80％と予後不良なので，ただちに主治医か近医に応援を依頼し，専門医に移送する．


**(2)副腎皮質機能障害 (表16)**
　副腎皮質機能亢進症は副腎皮質ホルモンが過剰に分泌された状態であり，低下症は分泌が減少した状態である．
　①副腎皮質機能亢進症
　ａ．病態
　副腎皮質機能亢進症の代表的疾患であるクッシング症候群は高血圧症，糖尿病，肥満，骨粗鬆症，易感染性，消化性潰瘍，筋力低下，色素沈着，精神障害などの症状を示す．治療には下

表16 副腎皮質機能障害の分類

| 副腎皮質機能亢進症 | | 原発性 | 続発症 |
|---|---|---|---|
| クッシング症候群 | 糖質コルチコイド（コルチゾール）の分泌過剰 | 腺腫，癌腫<br>原発性過形成 | 下垂体性クッシング病，異所性ACTH産生症候群 |
| 高アルドステロン症 | 鉱質コルチコイド（アルドステロン）の分泌過剰 | 原発性アルドステロン症（過形成） | 二次性アルドステロン症（高レニン血症） |
| 副腎皮質機能低下症 | | 原発性 | 続発症 |
| 副腎皮質機能低下症 | 副腎皮質ホルモン分泌不全 | 急性副腎皮質不全<br>アジソン病（慢性分泌不全） | 下垂体前葉機能低下症<br>ACTH単独欠損症 |
| 低アルドステロン症 | 鉱質コルチコイド分泌不全 | アルドステロン単独欠損症 | 低レニン血症 |

垂体腫瘍摘出，放射線療法，薬物療法が行われる．

 b．歯科治療上注意すべき点

 歯科と関係する症状は高血圧症と糖尿病であり，各項目を参照されたい．歯科治療上のポイントは無痛的処置をこころがけ，処置後の感染に注意する．

 ②副腎皮質機能低下症

 a．病態

 副腎皮質機能低下症の代表的疾患であるアディソン病は低血糖，易疲労性，脱力，食欲不振，低血圧症，心機能障害などの症状を示し，色素沈着が特徴的である．治療にはヒドロコーチゾンが用いられる．

 b．歯科治療上の注意すべき点
・副腎皮質ホルモンが投与されているので，内科主治医と相談し，必要に応じてステロイドカバーを行う．
・予備力が低下しており，副腎クリーゼを避けるために，無痛的処置をこころがける．
・処置中，基本的なバイタルサインのモニターを行う．
 特に血圧低下と低血糖の症状に注意をはらう．（→糖尿病）
・処置後は易感染性に注意する．

 c．偶発症と対処

 急性副腎不全（副腎クリーゼ）に注意する．副腎クリーゼは手術やストレスによって発症し，悪心・嘔吐を訴えた後に血圧が低下し，意識は低下し，循環不全，腎不全をきたし死亡する．治療は糖質コルチコイド投与，昇圧薬投与，輸液，酸素投与，抗菌薬投与を行う．

## 9）薬剤アレルギー
### ⑴病　　態
　薬剤アレルギーは常用量以下の薬剤の投与によって生じ，本来の薬理作用とは異なる生体にとって有害な免疫反応のことである．薬剤アレルギーは微量の投与量でも生じること，共通した化学的構造を有する薬剤間では交差アレルギーが起こり得ること，いったん特定の薬剤によって感作されると容易に消失しないことなどが特徴である．

### ⑵薬剤アレルギーの機序と種類
　アレルギーは機序や症状から4型に分類される．
　Ⅰ型　アナフィラキシー，即時型過敏反応
　抗原となった薬剤がBリンパ球と反応し，特異抗体が産生され，血中や組織間隙に遊離状態で存在しているところへ，再び抗原が侵入することで発症する．臨床的には軽度な皮膚症状から循環虚脱までの症状がある．アトピー性疾患が含まれる．最も重篤な反応をアナフィラキシーショックという．
　Ⅱ型　細胞障害型　細胞表面抗原との反応
　抗原となった薬剤が特異抗体（IgM，IgG）と反応して補体が活性化され，細胞溶解や血球破壊をおこし，溶血性貧血，顆粒球減少症，血小板減少症を生じる反応．
　Ⅲ型　アルチュス型，抗原抗体免疫複合体過敏性反応
　抗原と抗体が免疫複合体を形成し，補体を活性化して血管壁を障害し，炎症や組織障害などの血清病を起こすもの．発熱などの全身症状，関節炎やリンパ節腫張，溶血などを起こす．抗菌薬の連続投与で生じる．
　Ⅳ型　細胞免疫型，遅延型過敏症
　抗原がTリンパ球と接触して感作リンパ球が増殖したところに，再び抗原が侵入し，感作リンパ球と反応して起こす遅延型アレルギー．接触性皮膚炎や薬疹の原因．歯科で問題とされる金属アレルギーの原因であるが，詳細は他著に譲る．

### ⑶アレルギー患者の評価と対処
・アレルギー性疾患について既往歴と家族歴を問診する．
・局所麻酔アレルギーとされた既往がある患者ではテストを行う．しかし，神経（因）性ショックを（歯科）医師からアレルギーであると伝えられている場合も少なくない．アレルギー発症時の皮膚症状の有無についても問診する．

---

**アナフィラキシー反応の特定**

原因となる抗原に対してIgE抗体が産生され，肥満細胞や血液中の好塩基球に接着する．再び抗原が侵入すると抗原はIgE抗体と結合し，抗原抗体複合体が形成し，肥満細胞や好塩基球が活性化する．その結果，細胞内からヒスタミン，セロトニン，キニジンなどの化学物質が遊離され，アレルギー反応が起こる．

アナフィラキシーショックが生じると，IgEの消耗に伴う一過性減少をみる．ショックの発生はIgEの短時間内の一過性低下によって確認されるので，短時間内に血液の採血をくり返し，IgEを測定をする必要がある．

**アナフィラキシーの発症の把握**

全身麻酔時は静脈内投与される場合が多く，症状の発現は数分以内で急激であり，かつ重篤であるが，意識がないために，症状の認知が遅れる．しかし，モニタリング下で症状の把握ができ，ステロイドや昇圧薬などの救急の投薬が迅速にできるというメリットがある．経口内服された場合は症状の発現はやや遅いが30分以内に発症する．急激に意識を消失する場合もある．

- 局所麻酔薬が関与するのは主としてⅠ型と考えられる．抗菌薬や鎮痛薬によるアレルギーは少なくないが，アミド型局所麻酔薬によるアレルギー反応は構造的に非常にまれである．しかし，エステル型局所麻酔薬では報告が散見される．また，防腐剤として添加されているメチルパラベンはパラアミノ安息香酸に構造的に類似し，プロカインとの交差耐性が認められる．
- 歯科治療時にアレルギー反応と思われる症状が生じた場合には皮膚症状を確認する．皮膚症状がみられない場合は神経(因)性ショックなどの可能性が高い．皮膚症状がみられる場合には治療を中止し，抗ヒスタミン薬やステロイドの筋・静注を行う．アナフィラキシーショックでは呼吸困難・血圧低下など呼吸循環症状がみられる．救急蘇生の項目を参照にされたい．

### (参考) アレルゲンの特定

- アレルゲン（アレルギーの原因物質）が不明の場合の原因の特定は必ずしも容易ではない．生体の反応をみる *in vivo* の検査と試験管内の反応をみる *in vitro* のものがある（**表17**）．

①皮膚反応テスト

a．プリックテスト，スクラッチテスト

プリックテストは抗原液を皮膚に1滴滴下し，裁縫針を液に浸して皮内に刺して引き抜く．スクラッチテストはツベルクリン針を用いて2〜3 mm引っ掻き傷を作り，そこへ抗原液を滴下する．

b．皮内テスト

プリックテストより100倍感度が高いので，アナフィラキシーショックの原因であることが推測される物質では行ってはならない．ツベルクリン針を用いて抗原液 0.02 m$l$ を皮内に注入して膨疹を作る．コントロールとして同量の生理食塩液を5 cm以上離して注入する．リドカインは0.1％（2％リドカインで20倍希釈）で行うが，危険性が高い場合は100〜10,000倍希釈液で行う．

表17 皮内反応試験の判定基準

| 判定 | | 膨疹 | 発赤直径 |
|---|---|---|---|
| 陰性 | （−） | 5 mm以下 | 9 mm以下 |
| 疑陽性 | （±） | 6〜8 mm | 10〜19 mm |
| 陽性 | （＋） | 9〜15 mm | 20〜40 mm |
| 強陽性 | （＋＋） | 15 mm以上 | 40 mm以上 偽足，掻痒感あり |

皮膚テストの反応は数分で出現し，15分で最大となり，30分まで持続後にゆっくり消失する．

c．貼付反応テスト（パッチテスト）

小片抗原資料を塗布し，24時間と48時間後の反応をみる．

②試験管内テスト

a．RAST（放射性アレルゲン吸着法）

試験紙に抗原と患者血清を反応させて，結合したIgEを検出して判定する．一部の薬品のキットが市販されているが，局所麻酔薬ではない．

b．LST（リンパ球刺激テスト，リンパ球幼若化試験）

リンパ球が抗原を認識すると核酸合成が活発になり，幼若細胞に変化する性質を利用したもの．リンパ球に抗原と放射能ラベルしたチミジンを加えて培養し，DNA合成によって取り込まれる放射能を測定する．臨床でよく用いられるが，アレルギー惹起物を測定する方法でなく，信頼性が低いとする考えもある．

c．ヒスタミン遊離テスト

抗原液と好塩基球を反応させて，放出されたヒスタミン量をRIA法，蛍光法，HPLCなどによって測定する．RASTより正確だが，好塩基球採取の時間的制約などがある．一般的ではなく，臨床研究で行われる．

### 10) 自己免疫疾患と膠原病

自己免疫疾患とはTリンパ球によって自己組織が障害されるものであり，膠原病とは膠原線維や血管壁にフィブリノイド変性がみられる系統的結合組織の疾患である．膠原病の多くが自己免疫疾患であるが，膠原病に含まれない自己免疫疾患もある．

(1)病　態
①全身性エリテマトージス（SLE）

代表的自己免疫疾患であり，全身の多臓器障害を起こす慢性炎症性疾患である．関節炎と関節痛が最も多い初発症状である．皮膚症状として顔面の紅斑が有名である．皮膚症状として口腔潰瘍，脱毛，心肺症状として心膜炎，心筋炎，心内膜炎，刺激伝導障害，胸膜炎がある．腎症状としてループス腎炎は半数にみられ，腎不全から透析が必要になる場合も少なくない．血管炎，腎炎，中枢神経症症状を主体する病型に分けられる．

1/4がSLEの腎・中枢神経・肺病変により，1/3が感染症により，死亡する．

②ベーチェット病

口腔粘膜のアフタ性潰瘍，外陰部潰瘍，皮膚症状，眼症状を主症状とし，関節，消化器，血管，中枢神経を副症状とする，慢性再発性の全身性炎症性疾患．口腔粘膜アフタ性潰瘍はほぼ必発であり，初発症状としても重要である．治療薬として，病態と病期によって相違はあるが，白血球機能抑制薬，免疫抑制薬，抗凝固薬，抗アレルギー剤などが投与されれる．ステロイドは外用塗布と内服で投与される．

③慢性関節リウマチ

慢性の関節炎を有する全身疾患である．SLEとともに女性の罹患率が高いが，発症年齢はSLEよりも高く中高年層に多い．関節以外の症状として，貧血，心臓病変，骨粗鬆症，シェーグレン症候群，痛みによるうつ状態などを生じることがある．疾患自体は致命的ではないが，平均余命は比較的短く，血管炎，心筋梗塞，感染症などによる．治療は抗炎症薬（ステロイド，非ステロイド性消炎鎮痛薬）投与，手術療法（人工関節置換術）が行われる．歯科治療時の体位に配慮が必要である．また，顎関節障害から開口障害を認め，歯科治療が困難な例もある．

④シェーグレン症候群

眼と口の乾燥を主症状とする．自己免疫疾患の合併していない一次性と，慢性関節リウマチやSLEなどの合併疾患のある二

次性がある．一次性は病変が外分泌腺に限局する腺型と，リンパ節・肝・腎・肺・皮膚などへも進展した腺外型がある．90％が女性であり，性ホルモンの関与が推測される．口腔乾燥症を主訴として歯科を受診する例も多い．う蝕の多発，口腔カンジダ症，食物摂取困難などがみられる場合もある．二次性では原因疾患の治療が行われる．口腔乾燥症に対する対処療法が行われる．歯科治療上の全身的問題は一次性では少ない．

### (2)歯科治療上の注意点

・主治医に連絡して病状を把握する．
　内服薬，特にステロイドの内服について確認することが重要・主治医と相談の上，必要に応じてステロイドカバーを行う．
・合併している心循環器系疾患の程度を把握する．
　膠原病の症状として循環器系病変を有する場合と，ステロイド常用内服の副作用として冠動脈疾患を有する場合があるので，主治医に確認することが重要である．
・歯科治療は初発期，症状増悪期，急性期などの炎症症状の強い時期は避ける．
・常用内服薬の影響で易感染性がある患者が多いので，感染予防に注意をはらう．
　　　易感染性を起こす内服薬
　　　　ステロイド
　　　免疫抑制剤：シクロスポリン，シクロホスアミド
　　　白血球機能抑制薬：コルヒチン

## 11）血液・造血器系疾患

血液・造血器系疾患は赤血球系の疾患，白血球系の疾患，出血性素因をきたす疾患に大別される．歯科治療上は出血性素因を主徴とする疾患が問題となる．

### (1)再生不良性貧血
①病態

骨髄の造血機能低下によって貧血，白血球減少，血小板減少などが起こる．特発性のものと肝炎や感染症に続発して起こる二次性のものがある．赤血球減少による貧血症状として，動悸，息切れ，めまい，易疲労感，頭痛がある．血小板減少による著しい出血傾向が90％以上にみられ，紫斑，歯肉出血，鼻出血等が多い．顆粒球減少による易感染性があり，発熱しやすい．肝障害，糖尿病，腎障害，感染症などを合併する例が多い．治療としてステロイド投与，骨髄移植や免疫抑制療法が行われ，予後が改善している．

**出血傾向を決定する因子**
・凝固因子の異常
　血友病
・血小板の異常
　ITP
・血管壁の脆弱性

②歯科治療上注意すべき点
・主治医に病状について問合せ，あわせて合併疾患，出血傾向について把握する．ステロイドカバーの必要性についても相談する．
・合併疾患に注意する．
・ステロイドなどの内服薬による副作用に注意する．
・伝達麻酔は血腫や出血の危険があるので行わない．
・出血傾向に対し，止血を確実に行う．
・易感染性に注意する．

### (2)特発性血小板減少性紫斑病（ITP）
①病態

後天性血小板減少症の中で，血小板減少をきたす原疾患がなく，赤血球系と白血球系に異常がないものをいう．血小板に対して自己抗体が生じる自己免疫疾患とされる．罹病期間が6カ月以上の者を慢性とする．小児は急性が多く，予後が比較的良好である．慢性ITPは女性に多い．

紫斑を主体とした皮下出血，歯肉出血，鼻出血，性器出血が4大症状であり，深部出血は認めない．治療にはステロイド，免疫抑制剤の投与，脾臓摘出，γグロブリン大量輸注などが行われる．
・血小板数が5万/$\mu l$以下になると紫斑，鼻出血を容易にきたし，3万/$\mu l$以下では臓器出血，1万/$\mu l$以下では脳内出血の

危険が増大する．成人に10単位の濃厚血小板輸血を行うと3万/μlの増加が見込める．血小板の寿命は約10日であり3〜4日後には輸血増加分は半数近くに低下する．

②歯科治療上注意すべき点
・出血傾向に対し，止血を確実に行う．
・易感染性に注意するが，再生不良性貧血に比べると易感染性は低い．

### (3) 白血病

白血球が増殖する疾患である．急性と慢性があるが，病勢による違いではなく，増殖細胞が幼若細胞の多いものを急性，成熟細胞まで各段階のものがみられるものを慢性という．

急性白血病は急性骨髄性白血病（AML）や急性リンパ節性白血病（ALL）などに分類され，前者は小児に，後者は成人に多い．貧血症状，血小板数減少，発熱，出血傾向，リンパ節腫脹，神経症状がみられる．白血球数は10万/mm以上に増加する場合もあるが正常値以下に減少する場合もある．治療には化学療法，骨髄移植法，支持療法（輸血，抗菌薬，FOY® 投与）が行われる．

出血傾向と易感染性に注意する．観血処置は寛解期に行うことが好ましいが，骨髄移植前の患者では寛解導入前でも抜歯を行わなければならない場合がある．化学療法の時期を考慮し，主治医と相談の上，行うようにする．

慢性骨髄性白血病では倦怠感，微熱，脾腫がみられる．出血傾向は急性型ほど著しくない．

### (4) 血友病

先天性に血液凝固因子が欠乏しているために出血傾向を示す疾患．伴性遺伝形式をとり，男子1万人に1〜2例生じる．第Ⅷ因子の欠乏する血友病Aと第Ⅸ因子の欠乏する血友病Bがある．内因性血液凝固能を示す部分トロンボプラスチン時間は遷延するが，出血時間，プロトロンビン時間，血小板数は正常である．深組織出血が多い．観血処置には凝固因子濃縮製剤の輸注を行う．

### (5) von Willebrand病

血小板機能異常により出血傾向を示す遺伝性疾患．血小板数は正常であるが，第Ⅷ因子活性低下，出血時間と部分トロンボプラスチン時間の遷延がみられる．観血処置には第Ⅷ因子の補充を行うが，侵襲が軽度の場合には局所止血が可能である．

**血小板輸血について**

血小板数を増加させるのに要する血小板製剤の投与量は次の概算式から求められる

血小板増加数/μl＝（投与血小板総数×2/3）/循環血液量

頻回に血小板輸血を受けた患者はHLA抗体が産生されて，血小板輸血によっても血小板数が増加しなくなる．その場合にはHLAの適合する特別な血小板製剤を輸血する必要がある．

### 12) 精神疾患

精神疾患の分類と診断基準は近年見直しが行われており，定まっていない面もある．本稿では精神分裂病，躁うつ病（気分障害），神経症，心身症についてふれる．

#### (1)病　　態
①精神分裂病

精神病の中で最も多く，発病率は0.8％程度である．発病年齢のピークは15〜35歳である．遺伝的素因のある個体に心理的ストレスが誘因として作用し，脳内にドーパミン伝達過剰などの生化学的異常が生じて発症するとされる．思考の破綻，感情鈍麻，理解不可能な妄想や幻覚，突発的な衝動行為などがみられる．人格荒廃にいたる破瓜型，興奮・昏迷が主症状の緊張型，妄想を主とする妄想型，感情鈍麻が緩徐に進行する単純型がある．歯科的には口腔内の妄想をもつ場合があり，解剖的，生理的に理解不能な症状を訴える場合がある．

抗精神病薬（抗分裂病薬）を内服しており，症状が安定している患者は一般に受動的でおとなしい印象を受ける．しかし，表情が乏しいので，外見の印象にとらわれずに，歯科治療上の問題を判断することが必要である．また，疼痛閾値が上昇しており，痛みに対し鈍い場合もある．

②躁うつ病（気分障害）

躁うつ病（気分障害）は0.4％に発症する．初発は20歳台と初老期に多い．初老期は痴呆の前駆症状としてうつ病がみられる場合がある．

症状はうつ状態と躁状態で対照的であるが，躁状態が見られるものは30％と少ない．精神症状と身体症状がみられ，うつ状態の場合には食欲不振や不眠，抑うつ気分，抑うつ妄想，不安感が生じる．躁状態では爽快感，気分高揚，誇大妄想が生じる．

③神経症と心身症（図6）

神経症と心身症は心因性ともされ，脳に明らかな形態的変化がなく，心理的なものを契機に正常者に起こるものである．

神経症は精神症状を主体とするもので，不安神経症，恐怖症，脅迫神経症，心気症，ヒステリー，抑うつ神経症，神経衰弱などがある．歯科治療に対して強い恐怖心を持つ場合に歯科治療恐怖症という．

心身症とは神経症よりも身体症状の比重が大きく，しばしば身体の器質的障害まで伴うものである．身体的な基盤に心理

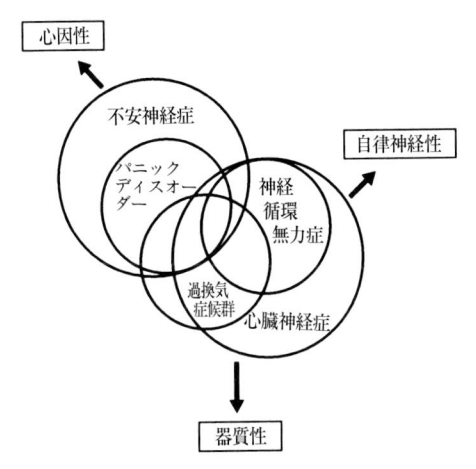

```
        心因性
          ↑
     ┌─────────┐
     │ 不安神経症 │
     │  ┌──────┼──── 自律神経性
     │  │パニック│ 神経  ↗
     │  │ディスオ│ 循環
     │  │ーダー  │ 無力症
     │  │       │
     │  │ 過換気 │
     │  │症候群  │心臓神経症
     └──┴───────┘
          ↓
        器質性
```

(久保木富房：心身症, TEXT 精神医学, p.264, 南山堂, 1998. より引用)
図6　心身症と関連病態

的・情動的因子が加わって発症する．代表的なものとしてストレス潰瘍，頭痛，パニックディスオーダー，過換気症候群がある．
　神経症と心身症は一部重なっている疾患群と考えられる．

(2)評　　価
・精神疾患患者では主治医に問合せる．その際にプライバシーを侵害されているという感じを与えないように配慮する．
・患者自身が病名を把握していなかったり，無意図的に伝えない場合も少なくない．内服薬によって精神疾患名を推測できる場合もある．

(3)問題点と対処
・抗精神病薬の副作用として口腔乾燥症があり，う蝕を多発させる原因となる．
・抗精神病薬はエピネフリンの使用が禁忌であるものが少なくなく，薬名の確認は重要である．
　a．精神分裂病：ブチロフェノン系薬物（ハロペリドール）とフェノチアジン系薬物（クロルプロマジン）内服者では，全身麻酔数日後の急激な循環虚脱や心原性ショックによる突然死

**エピネフリン逆転現象**
(epinephrine reversal)

エピネフリンは $\alpha_1$, $\alpha_2$, $\beta_1$, $\beta_2$ 受容体を刺激する。$\alpha_1$ 刺激によって血管収縮，$\beta_1$ 刺激によって心筋収縮力が増強するので，一般に血圧は上昇する。しかし，抗精神病薬や抗うつ薬には $\alpha_1$ 遮断作用があるために，これらの薬物の内服者では血圧上昇作用が発現せず，$\beta_2$ 刺激作用が顕在化する。その結果，血管は拡張し，低血圧発作を起こす危険がある。このことをエピネフリン逆転現象という。低血圧発作には $\alpha$ 刺激作用を有するノルエピネフリン，フェニレフリン，エチレフリンなどを用いる。

が知られている。エピネフリンによって低血圧発作を起こす場合（エピネフリン逆転現象）があるので，オクタプレシン添加局所麻酔薬を用いる。

b．うつ病：三環系抗うつ薬（イミプラミン，クロルプラミンなど）はエピネフリンによって抗コリン作用を生じ，頻脈，不整脈，高体温，高血圧クリーゼを起こす場合がある。高血圧発作時には $\alpha$ 遮断薬，Ca 拮抗薬，ニトロプルシドなどを用いる。他方，エピネフリン使用時には逆転現象による低血圧発作の注意も必要である。近年使用される四環系抗うつ薬（マプロチリンなど）は，三環系抗うつ薬に比較して抗コリン作用は弱く，安全性が高いといわれている。

c．MAOI（モノアミン酸化酵素阻害薬）：うつ病や高血圧の治療薬であるが，副作用の問題から現在はほとんど使用されていない。エフェドリンなどの交感神経刺激薬によって高血圧クリーゼを，メペリジンの投与によって高血圧，痙攣，意識障害を起こし，ベンゾジアゼピン系薬物とバルビツレイトの作用を増強する。

d．神経症と心身症：歯科治療恐怖症，過換気症侯群，心臓神経症，パニック障害，不安神経症が鎮静法の対象となる。過換気症侯群の患者には笑気吸入鎮静法は避けた方が良い。

### 13) 神経系・脳器質性疾患

本項では，神経系・脳器質性疾患としてパーキンソン病と痴呆について扱う．

#### (1)パーキンソン病（表18）
①病態

筋固縮，安静時振顫，無動（運動低下）の3主徴に姿勢保持障害を加えて4大症状がみられる．自律神経障害による起立性低血圧も生じる．痴呆が10％にみられる．病因として中脳黒質線条体のメラニン細胞の変性・脱離によってドーパミンが減少し，アセチルコリンとの不均衡が生じるためとされる．パーキンソン症候群とは二次性にパーキンソン病と類似の症状を呈する状態をさす．薬物治療が有効で，レボドパ（ドーパミン前駆体）などが投与される．

②歯科治療上の注意
・レボドパは降圧薬(メチルドパ，レセルピン，節遮断薬など)の作用を増強する．降圧処置が必要な場合には，血圧の過度の低下に注意する．
・口唇・下顎・舌の振顫や頭部の粗大な振えに注意し，必要に応じて開口器，口角鉤を使用したり，舌の牽引，頭部固定を行う．
・抗うつ薬（特に三環系抗うつ薬）を内服している場合には抗

表18　パーキンソン病の重症度分類

| HoehenとYahrの重症度分類 | | 生活機能障害 |
|---|---|---|
| Stage 1 | 一側性障害のみ，片則の振顫と筋固縮を示す | Ⅰ度　（障害は軽度）日常生活通院に介助不要 |
| Stage 2 | 両側性障害　姿勢変化明確 | |
| Stage 3 | 歩行障害が明らか，方向転換不安定．独立した生活可能 | Ⅱ度　（障害は中等度）日常生活・通院に部分的介助が必要 |
| Stage 4 | 起立や歩行などの日常生活動作が低下し，かろうじて介助なしで可能 | |
| Stage 5 | 介助なしでは寝たきりあるいは車椅子移動 | Ⅲ度　（障害高度）全面介助，起立不能 |

（河合峰雄　監：難病患者のベッドサイドマニュアル，p.47，永末書店，1999．より引用）

コリン作用，高血圧クリーゼに注意が必要であり，エピネフリンの使用も避ける．
・Stage 4 以上は病院歯科へ依頼する．

⑵痴　呆
①病態（表19）
痴呆とは一度発達した知能が低下したものである．加齢に伴う進行性痴呆の中で代表的なものは老年痴呆，アルツハイマー病，脳血管性痴呆である．

　a．老年痴呆とアルツハイマー病
老年痴呆とアルツハイマー病は，脳実質の原発性病変による精神障害である．組織学的には両疾患はびまん性脳萎縮であり，組織学的な差はない．しかし，アルツハイマー病は発病時期が若く，進行が早く，女性にやや多く，中期までは病識のある例があるなどの特徴があり，両疾患は別のものと考えられる．老年痴呆は65歳以上の5％程度にみられる．

著しい記憶障害，失語，失認，失行（日常生活の慣れた行動ができない）などの認知機能障害を示すほか，徘徊，不潔行為，暴力などの問題行動が多い．多幸が半数以下にみられる．5年で80％以上が完全に痴呆となって死亡する．多動や興奮にドーパミン拮抗薬が用いられる．

　b．脳血管性痴呆
動脈硬化症，特に多発性脳梗塞による脳血管病変に基づく精神障害である．不安，焦燥，感情失禁，不眠，不穏，幻覚，妄想，うつ状態，興奮などの症状を示す．治療には基礎疾患であ

表19　老年期痴呆の分類と特徴

|  | 老年痴呆 | アルツハイマー病 | 脳血管性痴呆 |
|---|---|---|---|
| 発病時期 | 65〜70歳 | 70歳以下の女性に多い | 50〜60歳の男性に多い |
| 脳血管障害 | 既往なし | 既往なし | 既往あり |
| 人格水準 | 早期より著明に低下 | 早期より人格崩壊 | 初期には比較的保たれる |
| 感　情 | 変動は少ない | 平板化 | 変動しやすい |
| 痴　呆 | 全般的痴呆 | 全般的痴呆 | まだら痴呆（比較的軽度） |
| 予　後 | 直線的増悪 | 直線的増悪（進行早い） | 段階的に増悪 |
| 病理所見 | 全般性脳萎縮，老人斑，アルツハイマー神経原線維変化 | 全般性脳萎縮，老人斑，アルツハイマー神経原線維変化 | 動脈壁のアテローム性変化，石灰沈着 |

（稲見允昭　監：新精神医学，p.56〜57，日本医事新報社，2000．著者改変）

る高血圧症，糖尿病，高脂血症の治療が行われる．治療薬としては抗血液凝固薬，脳循環改善薬，脳代謝改善薬が用いられる．

②**歯科治療上の注意**
・高血圧症，心疾患，脳血管障害などの基礎疾患があれば，疾患に応じた配慮をする．
・短時間処置を行う．
・誤嚥事故を起こさないようにする．
・デイスキネジア（口腔内外の不随意運動）がみられる場合があり，症例に応じた対処が必要である．
・運動機能障害のある患者では，義歯は取り扱いしやすいように鉤を少なく，単純な型にする．誤嚥しないように定期検査を行い，適合性を良好に保つ．
・抗血液凝固薬内服に注意する．
・抗うつ薬（特に三環系抗うつ薬）内服者では注意する．

### 14）障害者

本項では精神発達遅滞，脳性麻痺，てんかん，自閉症について扱う．

#### (1)病　　態
##### ①精神発達遅滞

種々の原因によって精神の発達が恒久的に停止あるいは遅滞し，知的能力が劣るものである．原因として，障害の生じた時期によって出生前，周産期，後天性に分けられる．出生前として染色体異常（ダウン症候群など），先天性代謝疾患（フェニルケトン尿症），胎児病など，周産期として分娩障害による低酸素症や脳出血，重症黄疸など，後天性のものとして脳炎，髄膜炎，脳外傷，脳腫瘍などがある．

##### ②脳性麻痺（表20）

脳損傷性運動障害であり，痙直型，アテトーゼ型などがある．アテトーゼ型では意志とは無関係な不随意性運動が生じ，緊張によって一層増悪するので，歯科治療時，問題となりやすい．知的障害の合併の有無によって歯科治療時の対応も異なる．

##### ③てんかん（表21）

脳神経細胞の過剰放電により反復して出現するてんかん発作を主徴とする慢性の脳障害である．重度の知的障害を伴う例から，全く伴わない例までさまざまである．発作によって知的レベルや全身状態が段階的に低下する場合もある．種々の抗痙攣薬を内服しており，ヒダントインで歯肉増殖症がみられる．

##### ④自閉症

3歳までに出現する発達障害である．自閉的で情緒交流が持てず，物や手順に著しい興味を示し，固執する．半数以上に精神発達遅滞がみられる．

表20　脳性麻痺の病型分類

| | |
|---|---|
| 痙直型 | 四肢の筋は強直しており円滑に動かない |
| アテトーゼ型 | 不随意運動がみられる |
| 強剛型 | 関節屈伸時に一様の抵抗を伴い，動作は緩慢 |
| 失調型 | 平衡感覚障害と運動不協調 |
| 振顫型 | 小刻みでリズミカルな震え |
| 混合型 | 2種以上が混在 |
| | 痙直型とアテトーゼ型の混合が一般的 |

表22　てんかん発作の分類
　　　　（国際抗てんかん連盟，1981）

1．部分（焦点，局在）発作
2．全般発作
　A．欠伸発作
　B．ミオクロニー発作
　C．間代発作
　D．強直発作
　E．強直性大発作
　F．脱力発作

部分発作は大脳の特定部位から生じる．
全般発作は両側大脳半球を巻き込み，両
側性の症状を示す．

## (2)歯科治療上の問題点

・主治医に障害の病名，症状，内服薬について問い合せる．
・知的障害を伴わず，意志の疎通がもてる患者では通常通り歯科治療ができる．
・行動管理が困難な例ではレストレーナーによる拘束を行う．拘束下ではバイタルサインがマスクされやすいので，全身状態の注意深い観察が必要である．
・行動管理が困難な場合には鎮静法が適している．
・う蝕歯が多く，治療時間が長いことが予測される場合には全身麻酔が好ましい．

(鎮静法を行う上での注意)
・笑気吸入鎮静法は口呼吸の患者では安定した深度を確保できず，体動によってマスク保持が難しい場合がある．
50％程度の高濃度の笑気や，低濃度（0.5％以下）のセボフルレンが有効な場合もある．
・静脈内鎮静法は静脈確保が難しい場合があるが，効果は笑気吸入鎮静法よりも確実である．
・Deep sedation が必要な場合もあるので，処置前に全身麻酔と同様の摂食節水制限を行う．外来の患者では，来院時に摂食摂水制限を守ることができたか確認する．
・常用薬はなるべく通常通り内服させる．
・鎮静薬に抵抗性を示し，鎮静薬が多量に必要な場合もある．
・バルビタール薬を長期内服している患者では肝の酵素誘導による耐性が生じる場合がある．
・ベンゾジアゼピン系薬物の長期内服などによって同薬に抵抗性を示す患者には，ケタミンやプロポフォールが適している．

### (3)偶発症発症時の対処

- てんかん発作発症時には，ベンゾジアゼピン系薬物（ジアゼパムなど）を投与する．静注が難しい場合は筋注でも良いが効果発現は遅れる．発作が消失しない場合には一般病院へ移送する．てんかん発作抑制が困難な場合には，リドカインの点滴投与や全身麻酔を行う場合がある．
- 精神発達遅滞のある者では，歯科処置や拘束によって異常な筋緊張や発熱をきたす場合がある．熱中症（熱射病）の発症を念頭に入れ，体温，着衣，室温に配慮する．

# II 救急処置と薬品

## 1. バイタルサインのみかた

呼吸，血圧，脈拍，体温の4徴候の他に，意識状態などの生命徴候をバイタルサイン（vital sign）と呼び，生命活動の状態を示す基本的な指標である．全身管理を行う上では，最も重要な生体情報で，バイタルサインを正確に判定することなしに正しい全身管理はありえない．

### 1) 呼　吸（図1）
#### (1)呼 吸 数

1分間の胸部や腹部の動きを数えて測定する．正常な呼吸数は，12歳以上では1分間に12〜20回，2〜12歳では20〜30回，新生児では30〜50回である．成人の場合，11回以下を徐呼吸，24回以上を頻呼吸という．

**正常呼吸 Eupnea**

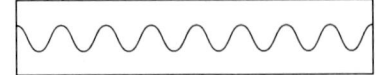

正常呼吸数とリズム，成人と10歳台では，1分間12〜20回：2〜12歳では，1分間20〜30回：新生児では，1分間30〜50回．また深呼吸は1分間2〜3回の割合で出現する．

**頻呼吸 Tachypnea**

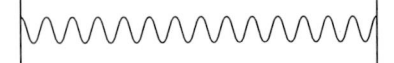

発熱時にみられるような呼吸数の増加．華氏で1度上昇するごとに，1分間に4呼吸増加する．

**徐呼吸 Bradypnea**

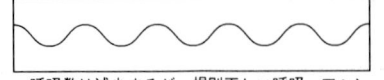

呼吸数は減少するが，規則正しい呼吸．アヘン・脳腫瘍・アルコール・代謝性疾患・呼吸性代償不全により脳の呼吸調節中枢が影響されるときに出現する．睡眠中は正常である．

**ビオー Biot呼吸**

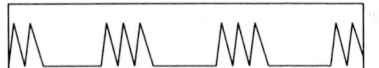

正常より速く深い呼吸で，その間に突然無呼吸期が挿入される．個々の呼吸は同じ深さ，髄膜炎，その他の中枢神経疾患に際して認められる．

**過呼吸 Hyperpnea**

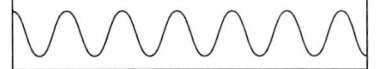

深さを増した呼吸；数は正常

**チェーン-ストークス Cheyne-Stokes呼吸**

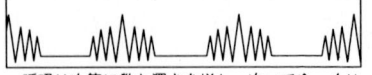

呼吸は次第に数と深さを増し，次いでゆっくりとなり，30〜170秒間以上続く．20〜30秒間の無呼吸期に変わる．

(金子 譲，間宮秀樹：歯科治療に必要な呼吸管理の基本，高北義彦ら編，全身疾患を有する患者の対処法，p.37，日本歯科評論社，1996．より引用)

図1　呼吸パターンの認識

(2)深　さ

1回換気量は成人で400〜500 mlであるが，定量測定が難しいため，胸腹部の運動の強弱や呼吸運動の異常から推測する．増加する場合を過呼吸，減少する場合を徐呼吸という．

(3)リ ズ ム

呼吸の調律はやや不規則であるが，ほぼ一定の間隔でリズミカルに運動している．また，1時間に約10回はため息(sigh)をつき，換気に関与しない肺胞を膨らまして虚脱を防ぎ，無気肺にならないようにしている．

30秒〜3分間の周期で徐々に深い呼吸となり，再び減衰して無呼吸となる呼吸パターンをくり返すのを，チェーン・ストークス呼吸(Cheyne-Stokes respiration)と呼び，脳出血，髄膜炎，頭蓋内圧亢進，重症心不全でみられる．血中炭酸ガス分圧の変化に対する化学受容体や，呼吸中枢の感受性が障害されるために起こるといわれている．

呼吸数，深さ，リズムとも全く不規則で，突然無呼吸となるようなものをビオー呼吸(Biot respiration)といい，呼吸中枢の基礎律動機構の破綻のために生じるといわれている．脳炎，髄膜炎，頭部外傷，頭蓋内圧亢進状態などでみられ，生命予後は不良である．

(4)呼 吸 型

主に肋間筋の運動が主体となる胸式呼吸と，横隔膜運動が主体となる腹式呼吸がある．小児や男性は腹式呼吸，女性は胸式呼吸が多い．胸郭の動きの観察は，気道閉塞を知るのに役立つ．気道閉塞があると，正常の呼吸運動とは逆に，吸気時に前胸壁が陥没し腹部が膨隆する．また，呼気時にはその逆の動きをする．このような呼吸を外奇異呼吸(external paradoxical breathing)という．吸気時横隔膜が強く収縮して胸腔内圧が著明に陰圧になるためである．吸気時に甲状軟骨が下方に牽引されるような動き(tracheal tag)や鎖骨上窩の陥没とともに気道閉塞の徴候のひとつである．

## 2）血 圧

### (1)血圧の意味

心筋収縮による動脈血の流れによって作り出された血管内圧のことで、通常は上腕動脈において非観血的血圧計で測定された値が用いられる．心臓が収縮し圧が最も上昇したところを収縮期（最大，最高）血圧，拡張し圧が最も低下したところを拡張期（最小，最低）血圧と呼ぶ．収縮期血圧と拡張期血圧の差を脈圧と呼ぶ．一心周期を通じての平均の血圧を平均動脈圧（平均血圧）という．収縮期血圧と拡張期血圧の数学的平均ではなく時間的平均であり，拡張期血圧に脈圧の 1/3 を加えた値で概算される．

収縮期血圧が 160 mmHg 以上，拡張期血圧が 95 mmHg 以上の両者かどちらか一方を満たす場合を高血圧，収縮期血圧 90 mmHg 以下の場合を低血圧と呼ぶが，手術中の循環管理においては，血圧絶対値よりもむしろ変動を観察することの方が意義がある．

急性の血圧変化は，脳，心臓，腎臓など重要臓器において血液灌流の作動圧を変化させることを意味し，それらの臓器の機能に大きく影響する．しかし，灌流圧（perfusion pressure）の変化と臓器血流量の変化は必ずしも同調しない．すなわち，血圧変動が生じてもある範囲内では血流量は一定に保持される機構が存在する．このような機構を臓器循環の自己調節能（autoregulation）と呼び，脳などの重要臓器で発達している．

### (2)血圧測定法

①触診法

上腕にマンシェットを巻き，同側の橈骨動脈を触診しながらマンシェットのゴム嚢（カフ）に送気して，ゆっくり空気を抜いていく．脈拍がはじめて触れるようになった時の血圧計の値を読み取り，これを収縮期血圧とする．拡張期血圧の測定はできない．

②聴診法（図2）

触診法と同様にマンシェットを巻き，肘

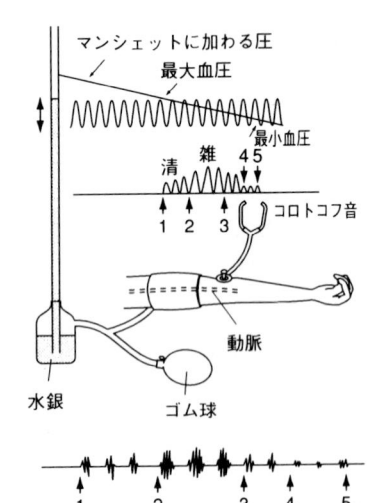

（白井 洸：歯科医の内科学，p.14,
医歯薬出版，1987．より引用）
図2 血圧測定の原理とコロトコフ音

窩で上腕動脈を触れる部位に聴診器を置く．マンシェットのカフへ送気して，ゆっくりと空気を抜き，聴診器で最初に脈拍の音（コロトコフ音）が聞こえ始める圧を収縮期血圧とする．さらに空気を抜いていくと，音が全く聞こえなくなる点がある．この点を拡張期圧とする．

③オシロメトリック法

多くの自動血圧計で採用されている方法．マンシェット内のカフ圧は電動による送気ポンプにより上昇させる．カフ内の圧を減圧していくと，いったんカフ圧によって遮断された動脈の流れが再開し始めた時に乱流が生じ，血管の振動（oscillation）を作り出す．この振動の増減を捉え，演算することで圧を表示する．

④直接法（図3）

動脈内へカテーテルを挿入・留置して，血管内圧をトランスデューサを介して電気的に増幅し，オシログラフ上に連続的に圧曲線を描かせる方法．

### 3）脈　　拍

心臓の拍動に伴い動脈内に現れる圧変動のことである．図4のような部位で体表面から触れることができるが，一般的には橈骨動脈の上に示・中・薬指をそろえて置き，動脈の拍動に触れる．脈拍数，リズム（整・不整），緊張度，大きさなどについて調べる．

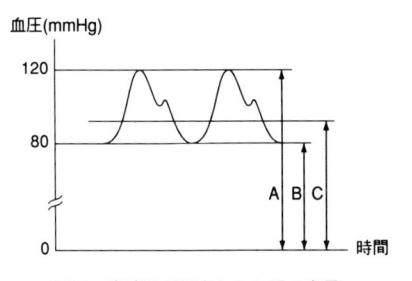

図3　直接法で測定した血圧の表示
A：収縮期血圧　B：拡張期血圧
C：平均血圧　　B＋1/3（A－B）

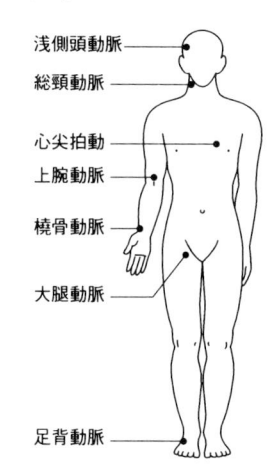

（青野一哉：術前の全身状態評価，古屋英毅ら編 歯科麻酔学第5版，p.78，医歯薬出版，1997．より引用）

図4　脈拍が触知できる部位

### (1)脈拍数

1分間に触知できる脈拍の数.健康成人で65〜85/分,小児では年小児ほど数が多くなり,3歳前後で100〜110/分,乳幼児では120/分である.成人で100/分以上を頻脈(tachycardia),55未満を徐脈(bradycardia)と呼ぶ.

### (2)リズム

不規則に触れる場合を不整脈という.触診により脈の不整が認められれば,心電図により不整脈の診断を行わなければならない.

### (3)緊張度

動脈が外圧により圧迫されやすいかどうかの程度を示したもので,患者の橈骨動脈上に置いた3指のうち,最も中枢側の指で動脈を圧迫した時にどの程度の圧力で末梢側の指で脈拍を触れなくなるかを調べる.脈拍の緊張度は収縮期血圧にほぼ並行する.

表I 3-3-9度方式(Japan coma scale:JCS)による意識障害の分類

---

I.刺激しないでも覚醒している状態(1桁で表現)
(delirium, confusion, senselessness)
 1.だいたい意識清明だが,今ひとつはっきりしない.
 2.見当識障害がある.
 3.自分の名前,生年月日が言えない.
II.刺激すると覚醒する状態—刺激をやめると眠り込む—(2桁で表現)
(stupor, lethargy, hypersomnia, somnolence, drowsiness)
 10.普通の呼びかけで容易に開眼する.
  〔合目的な運動(たとえば,右手を握れ,離せ)をするし,言葉も出るが,間違いが多い*.〕
 20.大きな声または体を揺さぶることにより開眼する.
  〔簡単な命令に応ずる.たとえば握手*.〕
 30.痛み刺激を加えつつ呼びかけをくり返すとかろうじて開眼する.
III.刺激しても覚醒しない状態(3桁で表現)
(deep coma, coma, semicoma)
 100.痛み刺激に対し,はらいのけるような動作をする.
 200.痛み刺激で少し手足を動かしたり,顔をしかめる.
 300.痛み刺激に反応しない.

---

(注) R:restlessness, I:incontinence, A:akinetic mutism, apallic state
 例 100-1:20-RI
 *何らかの理由で開眼できない場合.

⑷ 大 き さ

収縮期と拡張期の動脈壁拍動の振幅（収縮期血圧―拡張期血圧）を表す．振幅が大きいものを大脈，小さいものを小脈という．発熱時，甲状腺機能亢進症などで大脈となる．

## 4）体 温

腋窩温，口内温，直腸温，鼓膜温などを測定する．直腸温と腋窩温の間には 0.6〜1.0°C程度の差があり前者の方が高い．通常 37°C台の発熱を微熱，38°C以上を高熱という．

## 5）意識状態

外界の刺激に対する反応性の低下・消失や覚醒度の障害をいう．通常，「意識障害」というと，覚醒レベルの障害のみを示す「単純な意識障害」を意味するが，譫妄などのように意識内容の病的変化（意識の変容）を伴う「複雑な意識障害」をさす場合もある．意識障害は中枢神経系の機能不全の重大な徴候の1つで，重篤度や意識の混濁度の判定には，Japan coma scale：JCS（3-3-9度方式）（表1）とグラスゴー方式（Glasgow coma scale：GCS）（表2）が広く用いられている．

表2 グラスゴー方式（Glasgow coma scale：GCS） （1977年）

| 大 分 類 | 小 分 類 | スコア |
|---|---|---|
| a．開 眼<br>（eye opening） | 自発的に（spontaneous） | E 4 |
|  | 言葉により（to speech） | 3 |
|  | 痛み刺激により（to pain） | 2 |
|  | 開眼しない（nil） | 1 |
| b．言葉による最良の応答<br>（best verbal response） | 見当識あり（orientated） | V 5 |
|  | 錯乱状態（confused conversation） | 4 |
|  | 不適当な言葉（inappropriate words） | 3 |
|  | 理解できない言葉（incomprehensible sounds） | 2 |
|  | 発声がみられない（nil） | 1 |
| b．運動による最良の応答<br>（best motor response） | 命令に従う（obeys） | M 6 |
|  | 痛み刺激部位に手足をもってくる（localises） | 5 |
|  | 四肢を屈曲する（flexes） |  |
|  | 　逃避（withdraws） | 4 |
|  | 　異常屈曲（abnormal flexion） | 3 |
|  | 四肢進展（extends） | 2 |
|  | 全く動かさない（nil） | 1 |

## 2．症状からみた全身的異常反応と対応

### 1）意識障害
#### (1)病　態

意識障害の程度は，傾眠，昏迷，半昏睡，昏睡と分類され，質的な変化として，朦朧状態（注意力の幅が狭く全般的な判断ができない状態），譫妄状態（幻覚や妄想を伴い精神運動性興奮のみられる状態）などがある．

病態としては，脳血流量低下，心拍出量低下，動脈圧低下，血液成分の異常，酸素や糖のように脳代謝に必要な物質の欠乏などの結果発現するが，歯科治療中に最も多くみられる原因は，一過性の意識消失発作である血管緊張低下性失神 vasodepressor syncope で，血管迷走神経性失神 vaso-vagal syncope とも呼ばれる．

随伴症状として，気分不良，めまい，あくび，耳鳴り，悪心，顔面蒼白，冷汗などを伴う．脈拍は徐脈で弱く，呼吸も浅く弱い．血圧は低下する．仰臥位で軽度の頭部低位にすると脈拍，呼吸は回復し，意識が戻る．意識消失の時間は数秒ないし数分であるが，高齢者では回復までに時間がかかる．通常，末梢動脈の血管抵抗が突然減少すると，心拍出量が増加し血圧を保持して脳血流量の低下を防止するが，血管緊張低下性失神ではこのような代償反応がみられない（図1）．その発現には迷走神経の関与が大きいと考えられているが，アトロピンが無効の場合もあり，十分明らかにされていない．

不安，恐怖，興奮などの精神的ストレス状態が続いた後に本症状が発現することがある．これは，ストレスが交感神経の過緊張をもたらし，血圧上昇，心拍出量増加が圧受容体を介して逆に副交感神経の緊張状態を生み出す．この状態に疼痛刺激が加わると三叉―迷走神経反射（trigemino-vagal reflex）が起こり，迷走神経の過緊張が生じるといわれている．

この他，脳の一次性病変である急性脳血管障害（脳出血，脳梗塞，くも膜下出血など），脳の炎症性疾患（髄膜炎など），頭

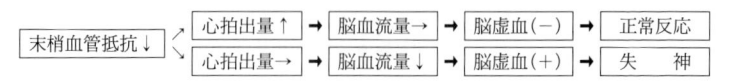

| 末梢血管抵抗↓ | 心拍出量↑ → 脳血流量→ → 脳虚血(−) → 正常反応 |
|---|---|
| | 心拍出量→ → 脳血流量↓ → 脳虚血(+) → 失　神 |

図1　血管緊張低下性失神の起こる機序

部外傷，頭蓋内占拠性病変などに加えて，急性副腎不全，低血糖ショック，$CO_2$ナルコーシス，心筋梗塞，大出血などによる血圧低下（ショック状態），一酸化中毒，薬物中毒，低酸素血症，尿毒症，肝障害，糖尿病など脳以外の病変による二次性の脳障害によっても意識障害が生じる．

(2)対　　応
①バイタルサインをチェックし，必要に応じて救急蘇生法（CPR）を行う．
②低血糖による意識障害が否定できない時は，まず50％グルコース20 mlの静注を行う．
③痙攣発作がある場合は，呼吸循環管理下でジアゼパムの静注（5 mgずつ30 mgまで）を行い，痙攣を止める．
④高血圧性脳症など緊急に血圧を下げる必要がある場合は，カルシウム拮抗剤（ニカルジピン，ジルチアゼム），血管拡張薬（ニトログリセリン，ヒドララジン），自律神経遮断薬（トリメタファン）などで降圧処置を図る．

## 2）全身痙攣
(1)病　　態
痙攣（convulsion）とは，筋肉の全身的あるいは部分的な不随意収縮現象である．多くの痙攣は一過性で，発作そのものは直接生命にかかわることは少ない．痙攣は大部分が意識障害を伴う．発作中から発作後にかけて意識障害をみるものが多いが，意識障害の経過中に痙攣が起こることもある．痙攣が続くと，呼吸の運動制限により呼吸抑制が生じ，口腔内，気道内分泌物による気道閉塞が起こる．筋肉の酸素消費量の増大により脳の低酸素状態が生じ，脳の異常な電気活動とあいまって脳障害が進行する．まず，痙攣を止めることが重要．痙攣の種類は下記のように分類される．
①強直性痙攣（tonic convulsion）：持続的な筋収縮による強直．
②間代性痙攣（clonic convulsion）：筋収縮と弛緩が交互に起こる．
③強直性間代性痙攣（tonic clonic convulsion）：強直性痙攣に続いて間代性痙攣が起こる．
④痙攣重積（status epileptics）：全身的，局所的に痙攣がくり返し続くもの．

表 1　痙攣の原因疾患

1. 周産期脳障害
2. 遺伝性疾患：結節性硬化症, ミオクローヌスてんかん, Sturge-Weber症候群, ミトコンドリア脳筋症, Hallervorden-Spatz病, 脳奇形, くも膜嚢胞, 神経線維腫症など
3. 脳腫瘍
4. 脳血管障害：脳梗塞, 脳内出血, くも膜下出血, 高血圧性脳症, 脳動静脈奇形, 動脈瘤, 静脈洞血栓症
5. 膠原病：SLE, 結節性動脈周囲炎など
6. 炎症性疾患：脳炎, 髄膜炎, 脳膿瘍, Creutzfeldt-Jakob病, 亜急性硬化性全脳炎 (SSPE), 寄生虫
7. 頭部外傷, 硬膜下血腫, 脳外科手術後
8. 変性疾患：初老期痴呆など
9. 代謝障害：低血糖, 尿毒症性昏睡, 電解質異常(Ca, Na, Mg), 肝性昏睡, 副甲状腺機能低下症, 酸塩基平衡異常
10. 中毒：アルコール, 鉛, 砒素, 一酸化炭素, 二硫化炭素, 麻薬, 向精神薬, 抗うつ薬
11. 子癇
12. 無酸素脳症, 心血管不全 (Adams-Stokes症候群)
13. 小児の熱性痙攣
14. 物理的障害：日射病, 熱射病, 電気

(植田美加：痙攣発作, 当直救急ガイド, 臨床医 Vol. 25 増刊号, p. 197, 中外医学社, 1999. を一部改変して引用)

痙攣の原因疾患は, 狭義のてんかんの他に, 症候性てんかんといわれるきわめて多くの疾患 (**表 1**) やヒステリー発作などによっても生じる. 歯科治療に関連して起こる痙攣発作の大半は, 局所麻酔薬中毒, てんかん発作, 過換気発作, ヒステリー様反応, 低血糖発作などに限られる.

(2) 対　応
① 気道を確保してバイタルサインのチェックを行う.
② 低血糖による意識障害が否定できない時は, まず 50％グルコース 20 m$l$ の静注を行う.
③ 過換気発作に伴うテタニーであれば, 紙袋による呼気 $CO_2$ の再吸入による動脈血 $CO_2$ 分圧の上昇を図る.
④ 静脈を確保し, 発作が持続するようであれば呼吸循環管理下でジアゼパムの静注 (5 mg ずつ 30 mg まで) を行い, 痙攣を止める.

### 3）循環器系の異常（高血圧クリーゼ）
(1)病　　態

血圧異常（高血圧，低血圧），心悸亢進，不整脈，胸部絞扼感ないし胸痛，呼吸困難などがみられる．歯科治療に関して最も頻度が高い合併症は，局所麻酔薬添加のエピネフリンによる血圧異常や心悸亢進で，特に，内科でコントロールされていない高血圧症の患者の歯科治療にあたっては，術中のストレスによる血圧変動が健常人に比較して大きい．高血圧クリーゼに陥る危険性があることを念頭におく．

高血圧クリーゼとは，生命を脅かす急激な血圧上昇をきたす病態で，拡張期血圧は 130 mmHg を超えることが多い．急激な血圧上昇の結果，脳をはじめとする重要臓器が代償不全に陥る．特に，脳血流自己調節機構の上限を超える急激な血圧上昇が起きると，通常の血圧上昇時とは逆に，脳血管は拡張し脳血流が著明に増加する．その結果，脳浮腫，点状出血，微小梗塞を起こす．これを，高血圧性脳症と呼ぶ．症状として，精神機能の変化，嘔気，嘔吐，視力障害，痙攣，意識障害の進行を呈し，治療されない場合は死に至る．

(2)対　　応
①脳血流を保ちながら脳の過灌流状態を改善するため，急激に血圧を下げない．治療当初は平均血圧で 20～25％の降圧に止める．
②降圧処置は，血圧モニターを行いながら非経口薬で緩徐に行う．ニカルジピンやニトログリセリンの持続点滴静注などがよい．
③早期に専門医へ搬送する．

### 4）呼吸困難
(1)病　　態

呼吸困難とは，自覚的所見としての不快感を伴う努力様呼吸運動のことで，あくまで自覚的な訴えである．呼吸困難を生じる疾患は，呼吸器（上気道，肺，胸膜，胸壁）疾患，心疾患，心因性，代謝・内分泌疾患，血液疾患，神経・筋疾患，その他，外傷や極度の肥満，睡眠時無呼吸症候群など，きわめて多岐にわたっている．

歯科治療に関連して，全身的偶発症として発現する呼吸困難は，気管支喘息の発作，アナフィラキシーによる喉頭浮腫や気

道内異物による上気道閉塞，過換気発作，ヒステリー様反応，急性心筋梗塞，発作性不整脈，局所麻酔薬中毒などが多い．

(2)対　　応
①バイタルサインのチェックとパルスオキシメータによる経皮的動脈血酸素飽和度（$SpO_2$）の測定，血圧・心電図の連続モニターを行う．必要に応じて，動脈血ガス分析を行う．
②意識レベルの低下や不穏状態が認められる場合は，高度の低酸素血症，脳血流量低下，糖尿病性ケトアシドーシス，過換気発作などを疑い，過換気発作以外は気道確保を確実にする．
③過換気発作に伴う呼吸困難に対しては，ジアゼパム静注と紙袋による呼気 $CO_2$ の再吸入を行う．
④気道を確保しても呼吸が回復しなかったり，チアノーゼが認められれば人工呼吸を行う．
⑤バイタルサインは保たれているが $SpO_2$ の低下（90 %以下）があれば，鼻カニューレで $SpO_2$ 90 %を目標に 0.5～1L/分の低流量から酸素を投与し，徐々に流量を上げていく．
　これは，$PaCO_2$ が高い呼吸不全の場合（慢性閉塞性肺疾患の急性増悪，気管支喘息の重症発作など）では，$PaO_2$ を必要以上に高くすると $CO_2$ ナルコーシスの危険性があるからである．
⑥胸痛を伴う場合は，急性心筋梗塞，狭心症を疑い，心電図上で確認する．
⑦気管支痙攣の発作の場合は，酸素投与と気管支拡張薬（アミノフィリン 250 mg）を投与する．
⑧上気道閉塞は，「救急蘇生法」および次項を参照．

5）誤嚥（誤引）・誤飲（食道・気管への異物事故）
(1)病　　態
　気道および食道の異物事故のうち，歯科に関連する異物事故は，摂食中，酩酊・睡眠中，外傷受傷時，歯科治療時に起こることが多い．特に，歯科治療中に起こる異物事故については，インレー，クラウン，コアなどの鋳造物を，試適操作や装着時に誤って咽頭・喉頭部へ落下させてしまうことで生じる．その他，バー，リーマー類の落下や未硬化の印象材が咽頭部へ流れることもあるが，頻度としては前者が多いといわれている．

①誤嚥（誤引）（気管内異物）

咽頭・喉頭部で異物が停滞しやすい部位は，喉頭蓋と梨状窩（梨状陥凹）であるが,声門を通過して気管内へ落ち込む時には，通常，咳嗽反射がみられる．しかし，高齢者では反射が減弱しており，いったん，気管支の中に陥入すると，咳嗽反射は消失することが多い．この場合，食道内へ落としたものと誤認する恐れがあるので注意が必要．また，高齢者や呼吸機能障害がある患者では，喀出能力が低く，咳嗽による排出は期待しにくい．

小さい金属（鋳造物）などは気管分岐部の角度，気管支の径などの関係で右気管支内へ落ち込むことが多い．

②誤飲（食道内異物）

食道内に落下した歯科異物のうち，インレー，クラウン，コアなどの鋳造物は，通常1～5日で排便とともに体外に排出される．しかし，リーマーなど先端の鋭利なものが消化管内にとどまった場合は，開腹により摘出することもありうる．

食道は，輪状軟骨相当部，第5胸椎気管分岐相当部，横隔膜裂孔の3カ所に狭窄部がある．クラスプの付いた部分床義歯は形態が複雑なため食道粘膜に陥入してしまう場合が少なくない（図2）．

(2)対　　応

①水平位診療中に落とし込んだ場合，落下物は咽頭部に存在するが，この時，急に座位にするとかえって誤引する可能性が高くなる．むしろ側臥位または腹臥位にさせ，患者自身に吐き出させるのが最も安全な方法である．

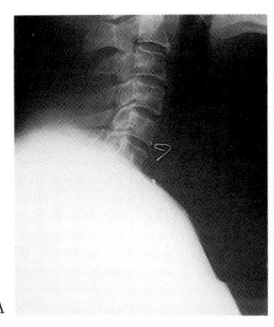

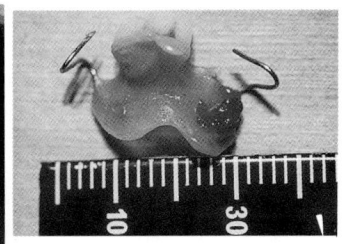

図2　食道粘膜にグラスプ（線鉤）が陥入した部分床義歯
A：頸部X線写真　B：抽出した義歯

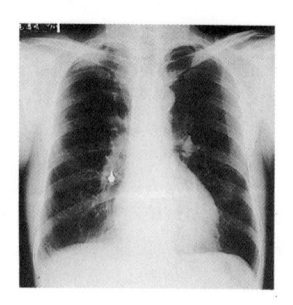

図3 右側気管支に陥入したメタルコアーの胸部X線写真

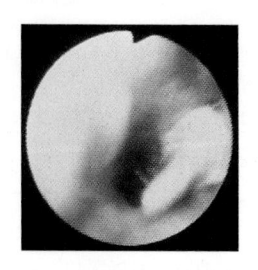

図4 内視鏡でみた気管内異物（メタルコアー）

②防止策としてラバーダムの装着やリーマー類には糸をつける．
③異物が気管内に存在することの確認は，必ず胸部X線写真により診断する（図3）．仮に，消化管内へ迷入した場合でも，自然排出まで腹部X線写真で追跡する．
④気管内異物の場合，呼吸困難や窒息感がなければ，慌てず落ち着いて対応する．専門医にかかるまでは，異物の落下先を推測し，咳を促して，自力排出を期待する．早期の摘出術では，内視鏡でほとんどのものが摘出可能である（図4）．
⑤窒息感がある場合は，ハイムリッヒ法や背部叩打法を行って喀出させる．

### 6）局所麻酔に関連する異常反応と対応

内科的疾患を持たない健常者でも，歯科用局所麻酔操作時に種々の全身的異常が発現する．これらの偶発症に対して，原則的には，病因をすばやく判定し，それに準じた治療を行う必要がある．しかし，全身反応は突然発現し，経過も速いので，現実的には，病因を探るのに時間をさかずに迅速に対処しなければならない．

この場合，発生原因はともあれ，バイタルサインや患者の身体的行動を，単純に興奮と抑制に分けてパターン分類すると理解しやすい（図5）．

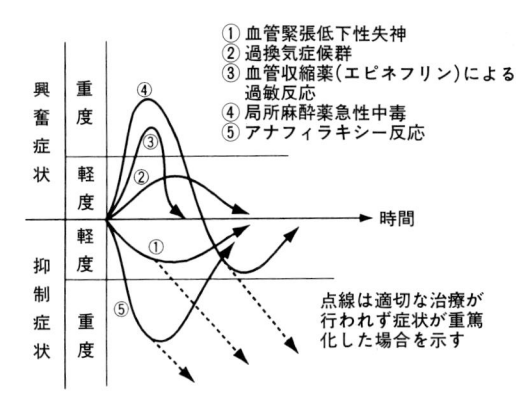

```
興奮症状
  重度      ④
  軽度        ③
           ②
  ─────────────────→ 時間
  軽度    ①
抑制症状
  重度  ⑤

① 血管緊張低下性失神
② 過換気症候群
③ 血管収縮薬(エピネフリン)による過敏反応
④ 局所麻酔薬急性中毒
⑤ アナフィラキシー反応

点線は適切な治療が行われず症状が重篤化した場合を示す
```

図5 全身異常のパターン別分類と原因

## (1) 軽度の抑制症状

冷汗,顔面蒼白,悪心などのように身体現象からみた抑制症状や,軽度血圧低下,脈拍微弱,徐脈などの循環器系抑制症状が発現した場合,そのほとんどが血管緊張低下性失神と考えてよい.これらの症状の大半は,水平位で酸素吸入を行うと回復する.この時,過度に深呼吸を命じると,$Paco_2$ が低下し,脳血管収縮による脳血流量低下で,意識の混濁や悪心などはかえって悪化する.自発呼吸がある場合は,衣服を緩める程度でよい.この処置で10分以上経過しても改善がみられない場合は,薬剤の投与を考慮する.この際,昇圧剤などの強力な循環作動薬の使用は避け,第1選択薬剤として,硫酸アトロピン 0.5 mg の静脈内投与を行う.投与直後から脈拍,血圧を頻回に測定し,副交感神経遮断作用としての脈拍数増加,血圧上昇を確認する.脈拍の増加がみられない場合は,再度 0.5 mg を追加する.

## (2) 興奮症状

落ち着きのなさ,震え,多弁,軽度血圧上昇,頻脈などの軽度興奮症状から,血圧の異常上昇や四肢の痙攣,強直などの中枢神経興奮症状まで程度は様々であるが,これらが明確な前駆症状なしに初発した場合,過換気症候群,局所麻酔薬中毒,血管収縮薬(エピネフリン)による過敏反応の3つの原因を考える.

循環系の異常反応がみられず過呼吸を主体とする興奮状態であれば過換気症候群,頻脈と異常な血圧上昇がみられたなら血

管収縮薬(エピネフリン)による過敏反応,間代性の全身痙攣であれば局所麻酔薬の急性中毒と考える.

過換気症候群の場合,紙袋を口に当てて呼気を再呼吸(paper bag rebreathing)させるか,息ごらえによって血中 $CO_2$ を蓄積させるといった特異的な治療法があるが,実際には,この処置のみで症状を除去することは難しく,薬剤による対処が必要になることが多い.興奮時の使用薬剤は,各病因に共通してベンゾジアゼピン系のジアゼパムが有効.本薬剤は不安除去などの精神作用の他に,強力な抗痙攣作用があり,局所麻酔薬中毒の全身痙攣にも適応となる.

### (3)重度の抑制症状

意識消失,高度な血圧低下(収縮期圧で 70 mmHg 以下),呼吸停止,ひいては心停止などの重度な中枢神経系,呼吸系,循環系の抑制症状は,原因の違いにかかわらず全身合併症の終末的現象であるので積極的な救命処置が必要となる.とりわけ,アナフィラキシーは,非常に重篤な急性の循環抑制症状が 1 次反応として発現し,数分以内で死亡ということもありうる.この場合は,気道確保,酸素投与,静脈確保などの処置を行った上で,輸液,エピネフリン,ステロイド薬,抗ヒスタミン薬などの投与を迅速に行う.

## 3．心肺蘇生法 (cardiopulmonary resuscitation: CPR)

心肺蘇生に対する救急処置は，すべての歯科医師が行うことができなければならない．一般に，呼吸が停止すると5〜10分後に心臓が停止する．逆に，心臓が停止すると15秒後に意識が消失し，1分以内に呼吸が停止する．心停止の後，低酸素による不可逆的な脳障害は約4分後から生じるので，4分以内に開始することが蘇生成功の鍵となる．心停止から蘇生着手までの時間短縮が救命率に大きく寄与するといわれている．

CPRは，一次救命処置と二次救命処置に分かれている．ここでは，成人における救命処置のみを解説し，新生児，小児の救命処置は割愛する．

### 1）一次救命処置 (basic life support: BLS)

BLSは，器具や薬剤を用いることなく，心機能，呼吸機能を回復させ，重要臓器への血流（酸素）を供給することに主眼がおかれる．医療従事者のみならず，その場に居合わせた者(bystander)が行うべき処置であり，①気道確保（airway），②呼気吹き込み人工呼吸（breathing），③胸骨圧迫心マッサージ（circulation）から構成される．

#### (1) BLSの手順（図1）

①意識状態の確認

意識の有無を確かめるには，大声で呼びかけるか，頬を叩く，皮膚をつねるなどの強い刺激を加えて反応をみる．意識がなければ次に進む．

②救援を求める

意識，呼吸，脈拍がないことを確認したら，直ちに救援を求め，同時にBLSを開始する．

③体位変換

CPRを行いやすい体位として硬い平らなものの上に仰臥位にする．うつ伏せの場合は，頸椎・胸椎損傷の存在を考えて，上半身をねじらないように注意し，注意深く静かに頭部，肩，胴体を同時に一体として動かして仰臥位とする．仰臥位にした時，頭部が胸より高いと脳への血流が不十分になるので注意する．

**AHA/ILCORによる新しい心肺蘇生法ガイドライン**

米国心臓病学会（AHA）によるCPRスタンダードはその後ガイドラインにとして1979，1985，1992年とほぼ6年ごとに改訂され，その最も新しいガイドラインが2000年8月に発表された．これらは改訂の都度世界中に紹介され，本邦でもそれに準拠した指針が作成されている．1992年にCPRに関する国際的な統一をはかることを目的に国際リエゾン委員会（ILCOR）が結成され，AHAによる新しいガイドラインはILCORと共同で2000年に改訂されている．

④気道確保

意識が消失すると舌根沈下により上気道閉塞が起こる．さらに，口腔内異物や気道異物も気道閉塞の要因となる．気道が開通していないと有効な人工呼吸ができない．気道確保は蘇生を成功させる上で最も重要である．

　a．舌根沈下による上気道閉塞の対処
・頭部後屈オトガイ部挙上法（図2）

　　前額部に手を当て，力を入れて頭を後屈（頭部後屈）させ，他方の手の指（示指，中指）をオトガイに当てて下顎を持ち上げる．オトガイに当てた指で舌下部の軟組織を圧迫しないようにする．頸椎損傷が疑われる時は頭部後屈を行うべきでない．

・下顎挙上法（図3）

　　両手で顔を挟み，小指を左右の下顎角，示指・中指・薬指を下顎下縁に当て，下顎を前方に押し出す．この際，両手の拇指で下顎を押して口を開け，下顎前突のような形に保持する．頭部後屈を行わなくても気道が開通する．

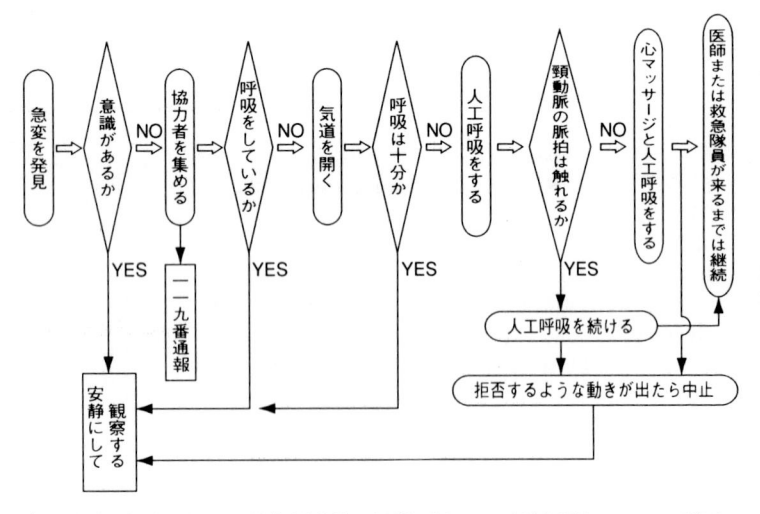

（日本麻酔学会ら編，新しい心肺蘇生法指針，改訂第2版，p.2, 克誠堂出版，1994．より引用）

図1　心肺蘇生の手順

b．異物による気道閉塞の対策
口腔内異物

　指交叉法で開口させ，口腔内の異物の確認をする．異物が泥状の場合は，指に布やガーゼを巻いて拭い取るようにし，固形物の場合は，他方の指でかき出すようにする．
気管内異物

　ハイムリッヒ（Heimlich）法（**図4**）を5回位までくり返す．本法は，横隔膜を介して胸腔内の残気を気道に戻し異物を押し出す方法で，術者は一方の手を握りこぶしにして，拇指側を心窩部（みぞおち）に当て，他方の手でこぶしを覆うように手首を握る．握った手を頭側に突き上げるような運動をくり返す．立位で行うよりも，患者を半座位にして後ろから抱える方が効果的である．

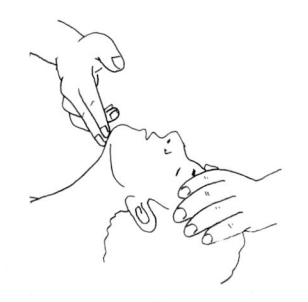

図2　頭部後屈オトガイ部挙上法　　　　図3　下顎挙上法

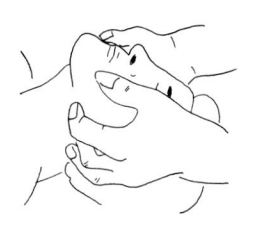

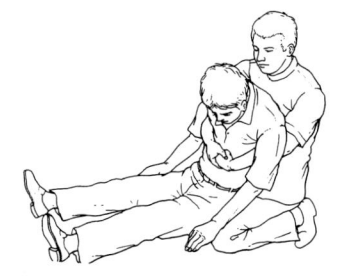

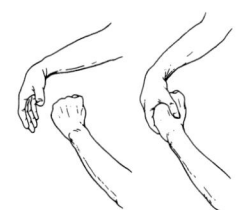

（日本麻酔学会ら編，新しい心肺蘇生法指針，改訂第2版，p.11，克誠堂出版，1994．より引用）

図4　ハイムリッヒ法

⑤人工呼吸

自発呼吸の有無を確認した上で，停止している場合は救助者の呼気を吹きこむ．呼気中の酸素濃度は約 16～18 ％であるが，緊急時の生命維持には十分である．

・口対口，口対鼻の呼気吹き込み法（**図 5**）

口対口の場合はオトガイ部挙上法で気道確保して，前額部を当てている手の拇指および示指で鼻翼をつまみ，大きく息を吸い込み 2 秒かけて息を吹き込む．口対鼻の場合は，同様に気道確保して口を塞ぎ，鼻をとり囲むように口を当てて息を吹き込む．いずれも，救助者は大きく口を開け患者の口，鼻を覆って吹きこむ呼気が漏れないようにする．

⑥胸骨圧迫心マッサージ（**図 6**）．

成人の場合，頸動脈を触診して拍動が触れなければ心停止と診断して，直ちに胸骨圧迫心マッサージを行う．方法は，胸骨切痕より 2 横指上で，手掌基部を重ね，肘を伸ばして胸骨を垂直に胸骨が 3.5～5 cm 沈む程度圧迫する．回数は 1 分間に 100 回とし，加圧/徐圧の時間比はできるだけ 1：1 にする．

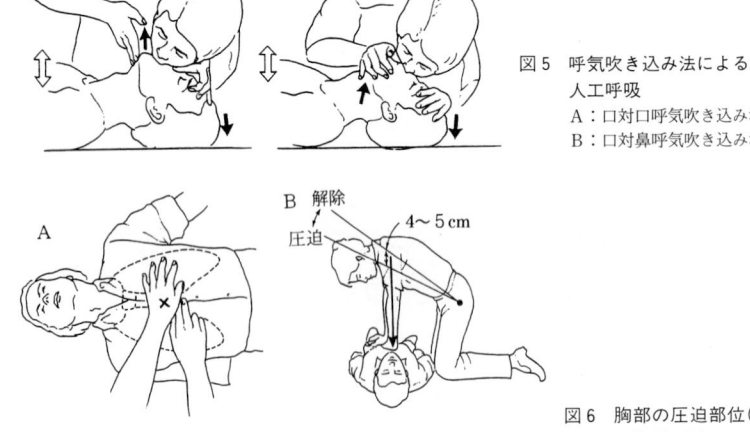

図 5　呼気吹き込み法による人工呼吸
　A：口対口呼気吹き込み法
　B：口対鼻呼気吹き込み法

図 6　胸部の圧迫部位（A）と胸骨圧迫心マッサージの方法（B）

(嶋田　淳：救急処置および蘇生法, 歯科麻酔臨床マニュアル, 高北義彦ら編, p.133, 医歯薬出版, 1992. より引用)

⑵救助者が1人の場合と2人の場合
①1人で行う場合

呼気吹き込み人工呼吸を続けて2回,次に心マッサージ15回行う.これを1サイクルとし1分間に5サイクル行う.数分ごとに脈拍,呼吸をチェックする.その間,5秒以上の中断を行ってはいけない.

②2人で行う場合

2人の救助者は,それぞれ患者の両側に位置する.1人は心マッサージを行い,もう1人は気道確保,人工呼吸と心マッサージごとの頸動脈の拍動を調べる.心マッサージ15回に人工呼吸2回の割合とする.

## 2)二次救命処置 (advanced life support:ALS)
⑴補助器具を用いる気道確保
①エアウェイ

経口エアウェイ,経鼻エアウェイ,食道閉鎖式エアウェイ,食道気管2ウェイチューブ,ラリンゲルマスク® などがある.

CPRを1人で行う場合,補助器具により気道が確保されていれば,操作が容易になる.エアウェイは,舌根沈下による上気道閉塞が適応となり,その先端を,口または鼻を経由して舌根を超え喉頭蓋よりも約2cm手前の位置まで挿入する.経口エアウェイは,誤って挿入すると舌を押し込む形となり,逆に上気道閉塞を助長するので注意が必要.また,意識のある場合は咽頭・喉頭反射が誘発され嘔吐の原因となるので,意識が完全に消失していることを確認した上で使用する.一方,経鼻エアウェイは咽・喉頭反射が残っている場合でも使用できる.

②気管内挿管

気道確保が完全で確実な人工呼吸が可能であることや,気管内分泌物の吸引が容易であること,救急薬剤を経チューブ的に投与可能であることなど意義が大きい.CPRに際してはできるだけ気管内挿管を行うべきである.

③輪状甲状靱帯穿刺・切開

通常の方法で気道確保ができず,また,顔面外傷や咽・喉頭部浮腫,異物などで気管内挿管ができない場合で,緊急を要する時に行われる.12〜16ゲージの針を数本,輪状甲状靱帯に穿刺する.穿刺した針から高流量の酸素を吹き込む.

輪状甲状靱帯を切開した場合は,鈍的に創を拡大して,できるだけ太いカフなしチューブ(成人で内径6 mm)を挿入する.

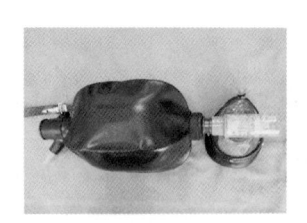

図7 アンビュー® バッグ

④気管切開

通常，CPR 施行中は気管切開を行うことはない．蘇生後の気管内挿管のチューブ留置期間が，1週間以上にも渡るような場合や長期人工呼吸が予測される場合は，気管切開に切り替える．

### (2)補助器具を用いる人工呼吸
①バッグ-マスク式人工呼吸

マスク，自動膨張式バッグ，2つの一方向弁からなるアンビュー® バッグ（図7）を用いる．片手で下顎挙上，マスクフィティングを行う．本法では酸素接続口から酸素投与が可能で高濃度の吸入気酸素濃度が得られる．

②人工呼吸器

急性期を脱し，長期人工呼吸が見込まれる場合に使用する．換気量，換気回数，酸素濃度を設定して，気管内挿管チューブに接続する．換気条件の設定には，換気量を設定する従量式，気道内圧を設定する従圧式の2つのタイプがある．

### (3)補助器具を用いる循環の補助
① ACD-CPR（active compression-decompression CPR）

吸盤の付いた器具（カルディオポンプ™）を用いた胸骨圧迫心マッサージ．胸壁の圧迫解除時に吸盤で胸郭を引き上げ，胸腔内に陰圧をつくり静脈還流を増大させる．その結果，心拍出量の増加を図ろうとしたものである．しかし，通法の胸骨圧迫心マッサージの効果との間に差がないといわれている．

②開胸式マッサージ

左側第4肋間あるいは第5肋間で開胸して直接心臓をマッサージする方法で，閉胸式心マッサージよりも大きい心拍出量が得られる．また，拡張期血圧や冠血流量を高く維持できることや，正常の50％前後の脳血流量も保つことができるという利点がある．しかし，開胸手術の技術が必要であることや感染の危険性などの欠点もある．

### (4)静脈路の確保と薬剤投与
①静脈路の確保

CPR においては静脈内への救急薬剤の投与が不可欠であるため，可及的に早く静脈路の確保が必要である．穿刺に適した末梢静脈は，橈骨皮静脈，肘正中皮静脈，大伏在静脈である（図

8）．CPR 中は末梢循環不全のため静脈穿刺が難しく，末梢静脈切開（カットダウン），中心静脈（central vein：CV）の穿刺が必要になることが多い．CV 穿刺は大腿静脈穿刺，鎖骨下静脈穿刺，内頸静脈穿刺などが用いられる．

②救急薬剤の投与

循環不全があるので末梢から心臓への薬剤到達時間が遅延している．したがって，薬剤を末梢静脈から投与する場合は，20 m$l$ の輸液剤で後押し注入し，かつ，注入部位を挙上して心臓への到達を早くする．筋肉内注射は，効果が不確実なため CPR 時には行われない．

(5)心電図（electrocardiogram：ECG）モニター

なるべく早期に心電図モニターを装着する．臨床的心停止は，①心静止（cardiac standstill），②心室細動（ventricular fibrillation：VF），③心室性頻拍（ventricular tachycardia：VT），④電導収縮解離（electromechanical dissociation：EMD），⑤高度な徐脈がある（図 9）．これらを鑑別し，適正な処置を行う．

(6)電気的除細動（図 10）

心臓に強い電流を短時間流すことにより（カウンターショック），心室細動のような無秩序な収縮を消失させ，洞調律を回復させる．心室細動が絶対的適応であるが，脈拍が触知できない心室性頻拍も適応となる．

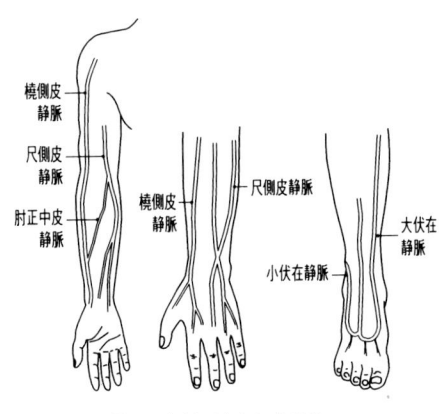

図 8　穿刺に適当な末梢静脈

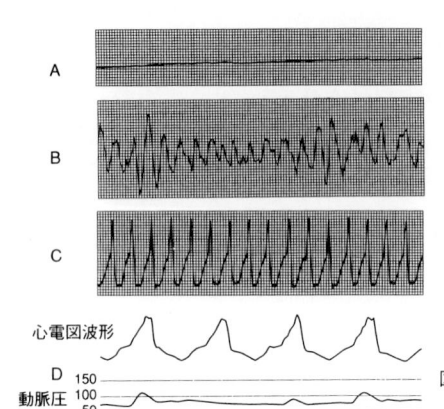

図9 心電図でみられる臨床的心停止状態
A：心静止，B：心室細動，C：心室性頻拍，D：電導収縮解離

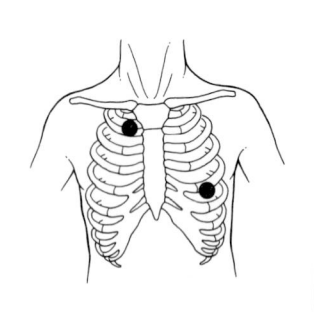

(日本麻酔学会ら編，新しい心肺蘇生法指針，改訂第2版，p.34，克誠堂出版，1994．を一部改変)

心停止の確認
↓
胸骨叩打
↓
200 J で除細動
↓
200〜300 J で除細動
↓
360 J で除細動
↓
CPR：静脈路の確保
↓
エピネフリン，1.0 mg 静脈内投与
↓
気管内挿管
↓
360 J で除細動
↓
リドカイン 1 mg/kg 静脈内投与
↓
360 J で除細動
↓
リドカイン 0.5 mg/kg を5〜10分ごとに，最大量 3 mg/kg まで投与
↓
1 mEq/kg の炭酸水素ナトリウム投与を考慮
↓
360 J で除細動
↓
リドカイン 0.5 mg/kg の投与（最大量に達するまで）と360 J での除細動をくり返す

(日本麻酔学会ら編，新しい心肺蘇生法指針，改訂第2版，p.38，克誠堂出版，1994．より引用)
図10　除細動時の電極の位置と治療の実際

## 4．主な救急薬剤と使い方

主に心肺蘇生時に使用される薬剤のみを述べる．

### (1)酸　素
適　応　心肺蘇生時のみならずあらゆる全身的偶発症
投与法　マスクにて吸入，挿管下での陽圧人工呼吸
作　用　たとえ人工呼吸，心マッサージが適切に行われても，低酸素血症の状態にある．救急蘇生に際しては，呼吸・循環の維持を図ると同時に，速やかに酸素を吸入させて，酸素欠乏に抵抗性が小さい脳，心筋などの重要臓器の障害を防ぐことが重要．

副作用　長期間高濃度吸入時の酸素中毒があるが，CPRでの使用や歯科での全身的異常への投与では問題にはならない．

### (2)エピネフリン（ボスミン® : 1 mg/1 m$l$）
適　応　心停止時に自己心拍の再開に最も有用な薬剤．その他，喘息発作，心不全，アナフィラキシーショック時に用いる．

投与法　1 mg を 5〜10 m$l$ に希釈して 1 回静注．末梢静脈から注入する場合溶解量が多いほど効果的であるといわれている．この量で無効な場合は 5 分ごとに反復する．心腔内への直接穿刺投与は，冠動脈の損傷，心タンポナーデ，気胸などの危険性があること，心マッサージを中断する必要があることから最近では否定的である．気管内挿管チューブ内への投与も適切な投与量が不明．静脈確保が行われている状況下では行うべきでない．自己心拍再開後の昇圧には持続静脈内投与を 1 μg/分から開始し，効果をみながら投与量を増減する．

作　用　α および β 受容体刺激作用を有する．α 受容体刺激作用により脳血管，冠血管の収縮を伴うことなく全末梢血管抵抗を増大させ，CPR 中の心臓と脳への血流量を増やすことが確認されている．β 受容体刺激作用により心収縮力が増大し，自己心拍再開後に有効である．心室細動，心室性頻拍，心静止，電導収縮解離のいずれの心停止に対しても有効である．したがって，心電図で心停止の原因診断を行う前から投与してもよい．

副作用・注意　肺水腫，心悸亢進，高血圧，不整脈

### (3)ノルエピネフリン（ノルアドレナリン® : 1 mg/1 m$l$）
適　応　CPR 時では自己心拍再開後の血圧維持に適応

投与法　2〜4 mg を 500 m$l$ の輸液に希釈して，5 μg/分の速度で点滴静注

作　用　強力な α 受容体刺激作用を有する．β 受容体刺激作用も有するが弱く，エピネフリンよりも催起性不整脈を起こしにくい．

副作用・注意　高血圧

(4) **ドーパミン**（イノバン®：100 mg/5 m$l$）

適　応　自己心拍再開後の血圧維持，尿量増加を図りたい場合に用いる．

投与法，作用などは，「循環作動薬」の項を参照．

(5) **ドブタミン**（ドブトレックス®：100 m$l$/1 m$l$）

適　応　自己心拍再開後に心拍出量を増加させる目的で用いる．

投与法，作用などは，「循環作動薬」の項を参照．

(6) **塩酸リドカイン**（静注用キシロカイン®：100 mg/5 m$l$，点滴用キシロカイン 1 g/10 m$l$）

適　応　CPR 時では，数回の電気的除細動を行っても治療困難な心室性頻拍や心室細動に対する第 1 選択薬剤である．その他，心室細動に移行しやすい危険な心室性期外収縮の治療や，心筋梗塞後の心室性期外収縮が認められる場合に心室細動を防止する目的で用いられる．

投与法　初回量として 1 mg/kg を 1 回静注．続いて，1〜4 mg/分の持続点滴静注を行う．

作　用　抗不整脈作用．心機能抑制作用を持つので心室細動に対してはじめからリドカインを投与して心室の異常興奮を抑制すると，除細動が困難となる．したがって，心室細動に対してはまず電気的除細動を行う．

副作用・注意　有効投与量と中毒量が近似しているため，肝障害があると血中濃度が上昇し急性中毒を引き起こす可能性がある．少なくとも心室性期外収縮が観察される以前の予防的投与はするべきではない．心室細動や心室性頻拍の場合も，電気的除細動とエピネフリンの投与に先行してはならない．その他，心ブロックに注意．

(7)**アトロピン**(硫酸アトロピン®：0.5 mg/1 ml)

　適　応　洞性徐脈，心静止，心ブロック

　投与法　徐脈の場合は 0.5〜1 mg，心静止の場合は 1.0 mg の静注投与から始めて，3〜5 分おきにくり返す．最大投与量は 0.04 mg/kg で，この量で副交感神経系の遮断効果は飽和する．

　作　用　副交感神経の緊張を抑制して洞結節の興奮頻度を増し，房室伝導を促進し，心拍数を増加させる．自己心拍再開後の徐脈や，心室性期外収縮を伴う徐脈，血圧低下を伴う徐脈の時に使用する．

　副作用・注意　頻脈による心臓の虚血性病態の悪化に注意．0.5 mg 以下の投与量では副交感神経様の作用が発現することがあり，さらなる徐脈の危険性がある．

(8)**イソプレナリン**(プロタノール L®：0.2 mg/ml)

　適　応　アトロピン抵抗性の強度の徐脈に適応．

　投与法　輸液ポンプを使用して，0.01 μg/kg/分から投与を開始し，心拍・調律の反応をみながら持続投与する．

　作　用　β 受容体刺激作用による心筋収縮性の改善．

　副作用・注意　心筋虚血を増悪させることがあり，CPR 初期，すなわち自己心拍再開前の使用は禁忌である．

(9)**重炭酸ナトリウム**(メイロン®：7％ 20 ml・50 ml)

　適　応　CPR 開始が遅れた時(4 分以上の循環停止)や CPR 時間が長い場合(10 分以上)の代謝性アシドーシス補正のために使用する．

　方　法　血液ガス分析を行いながら動脈血 pH，base excess (BE) を参考に投与する．必要量(mEq)＝BE×体重×0.3，初回量＝必要量×1/2

　血液ガス分析が行えない状況下では，初回量 1 mEq/kg の静注．以後は 10 分ごとにその半量を追加投与する．

　作　用　心停止が発生すると各臓器・組織は酸素欠乏状態に陥り，嫌気性代謝が亢進して代謝性アシドーシスとなる．この状態下ではエピネフリンの効果が減弱し心拍再開が難しいので，代謝性アシドーシスの治療目的で使用される．しかし，心停止後，直ちに CPR を開始すれば中等度の過換気でアシドーシスは改善されるともいわれている．

　副作用・注意　高浸透圧性の高ナトリウム血症を惹起する．

大量に投与すると炭酸ガスを大量に産生し，細胞内 pH を低下させる．また，ヘモグロビン酸素解離曲線を左方移動させ，末梢での酸素放出を低下させる．心室性頻拍や細動を引き起こす可能性もあり，最近では，CPR 治療時の必須薬剤ではない．

### (10)カルシウム剤（塩化カルシウム注射液® : 3％20 ml）
適　応　CPR における本薬の適応は，極端な低カルシウム血症，カルシウム拮抗薬の過量投与における心肺危機に限られる．
方　法　2％塩化カルシウム液 10〜20 ml を緩徐に静注．
作　用　心筋収縮力を増強させるが，自己心拍の再開率は改善しない．
副作用・注意　冠血管を収縮させ，また，ジギタリス飽和時に過量投与すると心停止の危険性がある．

### (11)副腎皮質ホルモン
適　応　抗ショック作用
方　法　自己心拍再開後にハイドロコーチゾンとして 500〜1,000 mg を静注．
作　用　細胞膜安定化作用，脳浮腫改善作用
副作用・注意　即効作用は期待できない．

# III 局所麻酔

# 1. 局所麻酔薬

## (1)各種局所麻酔薬の物理化学的性質

| 一般名 | 商品名 | 分子量 | pKa | 脂溶性 | タンパク結合力 | 効力 | 毒性 |
|---|---|---|---|---|---|---|---|
| プロカイン | ノボカイン<br>オムニカイン | 236 | 8.9 | 0.02 | 5 | 1 | 1 |
| テトラカイン | ポントカイン<br>アメトカイン | 264 | 8.5 | 4.1 | 85 | 10 | 10 |
| リドカイン | キシロカイン<br>リグノスパン<br>キシレステシン | 234 | 7.9 | 2.9 | 65 | 2 | 1 |
| プリロカイン<br>プロピトカイン | シタネスト | 224 | 7.4 | 1.5 | 55 | 1.5 | 0.7 |
| メピバカイン | カルボカイン | 246 | 7.6 | 1.0 | 75 | 2 | 1 |
| ブピバカイン | マーカイン | 288 | 8.1 | 30 | 95 | 4〜8 | 4〜8 |

## (2)局所麻酔作用に影響を及ぼす因子と効果

① pH

　局所麻酔薬の分子は，遊離塩基の状態で神経鞘を通過した後陽イオンとなり効果を発揮する．組織が酸性であると陽イオンが多くなり神経鞘を通過できないので，効力はおちる．

② 解離定数（pKa）

　解離定数が低いほど脂溶性の遊離塩基が多くなり，作用発現が早い．

③ 脂溶性（油／水分配係数）

　脂溶性が高いと効力は強く，効果発現が速やかである．

④ タンパク結合力

　脂溶性が増すとタンパク結合が増大し，麻酔効力が強く持続時間は長くなる．

⑤ 末梢血管拡張作用

　血管拡張作用の強い局所麻酔薬は，組織血流量を増加させるので麻酔薬は急速に運び去られ効力は低下し持続時間は短い．コカインとメピバカイン以外の局所麻酔薬は血管拡張作用があり，プロカインは最も強い．

⑶主な局所麻酔薬の特徴
①プロカイン
　麻酔効力，毒性ともに弱い．pKa が高く，組織浸透性が低いので表面麻酔には不適である．吸収が早く，中毒を起こしやすい．
②テトラカイン
　pKa が高く，麻酔の発現は遅く浸透性も悪いが，効力が強いので，歯科では表面麻酔用製剤として用いられている．浸潤麻酔・伝達麻酔には適さない．
③リドカイン
　組織への浸透性がよく，作用発現は非常に速い．表面麻酔作用はコカインに匹敵するほど強い．
④プリロカイン（プロピトカイン）
　組織結合性が低く，代謝が早いためにくり返し投与しても蓄積は起こりにくく，アミド型局所麻酔薬のなかでは最も毒性が低い．
⑤メピバカイン
　効力，浸透性，発現時間などリドカインにほぼ等しいが，タンパク結合力が強いので，持続時間がリドカインよりやや長い．
⑥ブピバカイン
　性質はメピバカインに類似しているが，効力はリドカインの4～8倍強い．発現時間はリドカインよりやや遅い．脂溶性が高くタンパク結合力が強いので，持続時間が長い．また，運動神経より知覚神経の方を強く麻痺させる．

⑷主な局所麻酔薬の全身作用
①プロカイン
　心筋収縮力を減少させ，心筋の被刺激性を抑制し，抗不整脈作用を有する．プロカインは加水分解されてパラアミノ安息香酸（PABA）とジエチルアミノエタノールになる．PABA は抗原となり，アレルギー反応を起こすことがある．また，PABA はサルファ剤の抗菌作用を抑制するので，サルファ剤服用患者には用いてはならない．ジエチルアミノエタノールは，ジギタリスの効果を増強するのでジギタリス服用患者ではプロカインの中毒が起きやすい．抗コリンエステラーゼ薬は，プロカインの毒性を増強させるため重症筋無力症患者には禁忌である．
②リドカイン
　心筋の被刺激性を抑制させ，抗不整脈作用があり，心室性不整脈の治療に有効である．その作用機序は，有効不応期を短縮

し，刺激伝導系の伝導速度を遅延させないというものである．

プロメタジンとメペリジンは，リドカインによる痙攣を増強する．代謝は主に肝臓のミクロゾームの酵素によって行われるが，静注では約 30 ％が肺に取り込まれるといわれている．

③プリロカイン（プロピトカイン）

総量 600 mg 以上の使用でメトヘモグロビン血症を起こす．メトヘモグロビン血症の患者には禁忌である．乳児，産婦への投与は注意を要する．

④メピバカイン

血管拡張作用は弱いか，収縮作用があるといわれており，濃度によって拡張と収縮の 2 相性を示すと考えられている．通常の臨床では血管収縮薬を添加せずに使用できるので，血管収縮薬を避けたい患者に有効である．

⑤ブピバカイン

代謝が速やかであり，タンパク結合力が強いので胎児の血中濃度はほとんど上昇しない．アレルギー・アナフィラキシー様反応の報告はないが，本薬剤の中毒から起きた心停止は，他の局所麻酔薬によるものより蘇生が難しいといわれている．

### (5)全身麻酔時の局所投与

①局注部位の出血防止

術野が明視できることにより手術がやりやすくなる．

②局注部位の手術刺激のブロック

自律神経反応による循環変化が抑制されるので，必要以上に麻酔深度を深くしなくてよい．また，先取り鎮痛（preemptive analgesia）の効果により，術後の痛みの予防が期待できる．

## (6) 口腔領域に用いられる局所麻酔薬（注射用局所麻酔薬）

| 商品名 | 販売会社 | 局所麻酔薬濃度 | 血管収縮薬 | 包　装 |
|---|---|---|---|---|
| **1. 塩酸プロカイン製剤** | | | | |
| 　塩酸プロカイン注射液 | 各社 | 0.5％, 1％, 2％ | なし | 1～20 ml アンプル 100ml バイアル |
| **2. 塩酸リドカイン製剤** | | | | |
| 　キシロカイン注射液 | アストラゼネカ | 0.5％, 1％, 2％ | なし | 20 ml, 100 ml バイアル |
| 　キシロカイン注射液エピレナミン含有 | アストラゼネカ | 0.5％, 1％, 2％ | エピネフリン 1/8万, 1/10万 | 20 ml, 100 ml バイアル |
| 　歯科用キシロカイン注射液エピレナミン含有 | アストラゼネカ | 2％ | エピネフリン 1/8万, | 1 ml, 20 ml バイアル |
| 　歯科用キシロカインカートリッジ | アストラゼネカ | 2％ | エピネフリン 1/8万, | 1.8 ml カートリッジ |
| 　オーラ注カートリッジ | 昭和薬品化工 | 2％ | 酒石酸エピネフリン 0.025 mg/ml ★ | 1.8 ml, 1.0 ml カートリッジ |
| 　リグノスパンカートリッジ | 日本歯科薬品 | 2％ | エピネフリン 1/8万, | 1.8 ml カートリッジ |
| 　キシレステシンA注射液カートリッジ | 白水貿易 | 2％ | エピネフリン 1/8万, | 1.8 ml カートリッジ |
| **3. 塩酸プリロカイン製剤** | | | | |
| 　歯科用シタネストカートリッジ | アストラゼネカ | 3％ | 酒石酸エピネフリン 0.006 mg/ml ★ | 1.8 ml カートリッジ |
| 　歯科用シタネストオクタプレシン | アストラゼネカ | 3％ | フェリプレシン 0.03単位 | 1.8 ml カートリッジ |
| **4. 塩酸メピバカイン製剤** | | | | |
| 　カルボカイン注 | アストラゼネカ | 0.5％, 1％, 2％ | なし | 20 ml, 100 ml バイアル |
| 　1％カルボカインアンプル | アストラゼネカ | 1％ | なし | 2 ml, 5 ml, 10 ml アンプル |
| **5. 塩酸ブピバカイン** | | | | |
| 　マーカイン | アストラゼネカ | 0.25％, 0.25％, 0.5％ | なし | 20 ml, 100 ml バイアル |

★酒石酸エピネフリン 0.025 mg/ml, 0.006 mg/ml はエピネフリンとして，それぞれ1/7.3万，1/30万に相当する．

## 2. 血管収縮薬

局所麻酔薬に血管収縮薬を添加すると，注射部位の血管は収縮し，以下のような有利な事柄が得られる．
- 局所麻酔薬の効果を増強する．
- 局所麻酔薬の持続時間を延長する．
- 局所麻酔薬中毒を防止する．
- 局所麻酔薬の使用量を減少する．
- 手術野からの出血を抑え，十分な視野を得る．

### 1) 血管収縮薬の種類

現在わが国で使用されている血管収縮薬はカテコールアミンであるエピネフリン，ノルエピネフリンと内分泌ホルモンの合成物であるフェリプレシンの3種類であったが，ノルエピネフリンは強い昇圧作用を持つため，使用されなくなった．

#### (1)エピネフリン

局所麻酔薬に添加されている合成エピネフリンは，副腎髄質から分泌される内因性エピネフリンと同じ左旋性のものである．

①吸収・代謝・排泄

口腔粘膜への注射後3〜5分で血中濃度は最高に達し，その後きわめてゆっくりと減少する．1.8 ml カートリッジ2本を注射すると，30分後でもエピネフリンは最高血中濃度の約60%を維持している．

注射されたエピネフリンは，1．血管壁，肝臓などに多く存在するCOMT (カテコール-O-メチル基転移酵素) によるO-メチル化，2．血中から心臓，脾臓に取り込まれてMAO (モノアミン酸化酵素) による酸化脱アミノ化，などの代謝を受け，尿中に排泄される．

経口投与では，エピネフリンは胃腸粘膜と肝臓で急速に抱合ないし酸化されるので，薬理作用を現すほどの血中濃度にはならない．

②循環に対する作用

α作用により血管は収縮するが，血中ではβ作用を現す．エピネフリンの特徴は，心拍出量を増やすが末梢血管抵抗を下げるので血圧はあまり増加しないこと

局所麻酔薬基準最高使用量 (mg)

|  | エピネフリン無添加 | エピネフリン添加 |
|---|---|---|
| プロカイン | 500 | 1000 |
| テトラカイン | 100 | 150 |
| リドカイン | 200〜400 | 500 |
| プリロカイン | 400 | 600 |
| メピバカイン | 200〜400 | 500 |
| ブピバカイン | 100〜150 | 250 |

である．カートリッジ1本程度では血圧，心拍数に変化は現れず，2本で血圧が7％，心拍数は16％程度の上昇でとどまる．ただし，血圧や心拍数が変化しなくても心筋には変力作用が生じていて，心筋の酸素需要は若干増すと考えられるので，重症の心筋虚血患者では注意が必要である．

③内分泌に対する作用

インスリンの分泌は，$\alpha$受容体を介して抑制される．

グルカゴンの分泌は，$\beta$受容体作用により促進される．

末梢のグルコースは取り込みを減少するが，尿糖が出ることはまれである．糖原分解作用はほとんど$\beta$受容体を介して行われている．

④呼吸器に対する作用

呼吸気管支に対しては，$\beta_2$作用が強く，気管支平滑筋を弛緩させ，気管支は拡張し，分時換気量は増加する．静注すると一過性の無呼吸に続いて呼吸興奮が現れる．呼吸数と呼吸の深さが増すなどの呼吸刺激作用があるが，持続時間は短い．きわめて大量に投与すると肺動脈圧が上昇し肺水腫を起こし，生命が危険にさらされる．

⑤中枢に対する作用

通常の用量では，中枢刺激作用はほとんどない．まれに不穏，不安，頭痛，振せんなどを引き起こすことがあるが，これらはカテコールアミンの心臓・呼吸作用と末梢性代謝作用による二次的な効果によるものと思われる．なお，パーキンソン病患者では拘縮や振せんが憎悪することがある．

⑥歯根膜内にエピネフリン添加の浸潤麻酔を行った場合の問題点

抜歯では，ドライソケットの発生頻度が高いという報告がある．抜歯窩が血液で満たされなかったり，フィブリンが溶解するとドライソケットになりやすいが，これはエピネフリンが局所の出血を少なくし，フィブリンを溶解しやすいからであると考えられている．また，歯根膜の血流が減少すると窩洞形成による反応性炎症で産出された物質を血管に吸収して運び去ることができなくなるのが歯髄壊死の原因ともいわれている．

しかし，エピネフリン添加の局所麻酔薬を歯根膜内に注射しても，歯根膜や歯髄組織に障害を与えないとする報告もある．

血管収縮作用と麻酔効果はほぼ比例するので，歯根膜にもエピネフリン添加の局所麻酔薬を用いることは有用である．

ただし，低濃度のエピネフリンを用いる，注入時に圧をかけすぎない，局所麻酔薬の過量投与を避けるなどの配慮が必要．

⑦エピネフリンとの薬物相互作用で注意すべき薬剤

| 薬物名 | 一般名（おもな商品名） | 起こる可能性のある相互作用 |
| --- | --- | --- |
| β受容体遮断薬 | 塩酸カテロール（ミケラン）<br>アテノロール（テノーミン）<br>酒石酸メトプロロール（セロケン）<br>塩酸セリプロロール（セレクトール）<br>塩酸プロプラノロール（インデラル） | エピネフリンの代謝の抑制<br>高血圧と徐脈 |
| 三環系抗うつ薬 | 塩酸イミプラミン（トフラニール） | 血圧の異常上昇と不整脈 |
| ブチロフェノン系薬物 | ハロペリドール（セレネース） | 血圧下降 |
| α受容体遮断薬 | 塩酸テラゾシン（バソメット）<br>塩酸プラゾシン（ミニプレス） | 血圧下降 |
| ジギタリス製剤 | ジギトキシン（ジギトキシン）<br>ジゴキシン（ジゴキシン，ジゴシン）<br>メチルジゴキシン（ラニラピッド）<br>ラナトシドC（セジラニド） | 異所性不整脈 |
| キニジン | 硫酸キニジン（硫酸キニジン） | 心室細動 |
| β受容体作用薬 | 塩酸イソプロテレノール（プロタノール） | 不整脈・心停止 |
| 抗糖尿病薬 | グリベンクラミド（オイグルコン） | 血糖の上昇 |

(2)フェリプレシン

フェリプレシンは，下垂体から分泌されるポリペプチドのバゾプレッシンの分子構造を一部変えて合成したものである．選択的に血管収縮作用を強くして抗利尿作用を弱くしてある．

①投与部位の血管に対する作用

血管収縮作用の発現は遅く，最大効果に達するのは注射後約15分である．血管収縮作用はエピネフリンより弱い．

②循環に対する作用

カートリッジ3本以上で血圧は約10％上昇するが，心拍数は変化しない．最近の動物実験でフェリプレッシンの冠動脈収縮と冠血流量減少が報告されているので，大量使用（カートリッジ4本以上）は慎むべきである．

③中枢に対する作用

中枢に対する作用はない．

④妊婦に対する注意

分娩促進作用があるので妊娠中の患者への使用は避けたほうがよい．

## 2）循環器疾患患者への適応と注意点

### (1)循環器疾患患者への適応

　局所麻酔薬に血管収縮を添加しなければ，顎骨に植立している歯への浸潤麻酔による麻酔作用はほとんど期待できない．麻酔作用が不十分であれば，歯科治療で痛みを与えることになり，このことがかえって循環器疾患の増悪につながりかねない．

　これまで循環器疾患患者へのエピネフリンの適応については，欧米のみならずわが国でも禁忌にしてきた．しかし，1980年代からの歯科麻酔学領域の多くの研究から，現在は疾患の種類や重症度によって投与量を制限することでエピネフリンの使用は可能であるとの立場をとっている．

### (2)循環器疾患とエピネフリンの適応

　循環器疾患の種類と重症度によってエピネフリンの投与量の目安を設けている．

　1/8万エピネフリン添加局所麻酔では，1.8 m$l$ のカートリッジ1本の中にエピネフリンが 22.5 $\mu$g 含まれている．エピネフリンを希釈するには，カートリッジ内の局所麻酔薬を希釈したい量を計算して捨て，同濃度のエピネフリン無添加の局所麻酔薬でカートリッジを満たせばよい．

### (3)その他の注意点

　高齢者に使用する局所麻酔薬に添加するエピネフリンの量は，6.25 $\mu$g/m$l$，16万倍以上が望ましい．

　心拍数や血圧に変化がなくても，虚血疾患患者では，心筋の収縮の増加によった心筋酸素需要の増加が起きているので注意が必要である．

　循環器疾患患者では，痛みや緊張・不安によって交感神経が緊張すると，心拍数や血圧の変動をきたしやすいので，緊張をできるだけ軽減することも重要である．

エピネフリンの使用量

| | | | |
|---|---|---|---|
| 健常者 | 200 $\mu$g | | |
| 中等度循環疾患 | 40 $\mu$g | 高血圧症 WHO 1, 2期 | NYHA 心機能分類2度(運動軽度) |
| 重度循環疾患 | 20 $\mu$g | 高血圧症 WHO 3期 | NYHA 心機能分類3度(運動極度) |
| | 20 $\mu$g | 心筋症 | |
| $\beta$遮断薬内服者 | 20 $\mu$g | エピネフリンによって血圧の異常上昇を来す場合がある | |

$\beta$遮断薬：特に非選択性 $\beta$ 遮断薬プロプラノロール（インデラル®)に注意

非選択性 $\beta$ 遮断薬内服者ではエピネフリンは急激な血圧上昇をもたらす危険がある．

局所麻酔薬エピネフリン含量：

　　1/8万　　12.5 $\mu$g/m$l$ → 40 $\mu$g で 3.2 m$l$
　　1/7.3万　13.7 $\mu$g/m$l$ → 40 $\mu$g で 2.9 m$l$

# 3. 歯科用局所麻酔法

## (1)表面麻酔

表面麻酔法とは，粘膜の表面に局所麻酔薬を塗布あるいは噴霧して，知覚神経終末を麻痺させる方法である（**表1**）．

①口腔領域における適応

a．粘膜表面の短時間の外科処置

歯肉盲囊搔爬，膿瘍切開，試験穿刺

b．粘膜表面の除痛

粘膜びらん，アフタ，潰瘍，ドライソケット

c．粘膜表面の強い反射の抑制

気管内挿管，印象採得

d．粘膜表面の知覚鈍麻

浸潤・伝達麻酔注射の刺入点，X線フィルムの挿入

②手技

a．適応部位の粘膜表面を清掃，乾燥する．

b．適量を粘膜面に塗布，噴霧する．

c．3〜5分間放置し，効果確認後，処置を行う．

③注意事項

a．粘膜からの吸収は速いので，アレルギー反応に注意する．

b．薬剤の濃度が高いので過量投与にならないよう注意する．

c．効果が得られない場合は，他の麻酔法に替える．

d．必要のない部位への薬剤が付着した場合はすばやく拭き取る．

e．ボトルやチューブ内の薬剤を清潔に保ち，決められた保存方法を守る．


## (2)浸潤麻酔

①浸潤麻酔に必要な解剖

麻酔の奏効を確実にしかも麻酔効果発現を速やかにすることが必要不可欠であるから，歯槽突起部の局所解剖を熟知しておかなければならない．また，注射針刺入点への配慮を怠ってはならない．

a．歯槽突起部の骨構造

a）上顎

上顎骨は緻密骨質が薄く，歯槽縁は全体に多孔性である．各歯の根尖部からの骨表面までの距離は短い．

表1 口腔領域に用いられる局所麻酔薬（表面麻酔薬）

| 商品名 | 剤形 | 販売会社 | 主な組織 |
|---|---|---|---|
| 1. アミノ安息香酸エチル製剤 | | | |
| ハリケインリキッド | 溶液 | ナワ・トレーディング・カンパニー | 21.2％アミノ安息香酸エチル |
| ハリケインゲル | 軟膏 | ナワ・トレーディング・カンパニー | 21.2％アミノ安息香酸エチル |
| ビーゾカイン・ゼリー | ゼリー | ビーブランド・メディコ・デンタル | 20％ アミノ安息香酸エチル |
| プロネス・パスタアロマ | 軟膏 | 日本歯科薬品 | 10％ アミノ安息香酸エチル（1％塩酸ジブカイン，1％塩酸テトラカインを含む） |
| ネオザロカインパスタ | 軟膏 | ネオ製薬工業 | 25％ アミノ安息香酸エチル（5％パラブチルアミノ安息香酸ジエチルアミノエチル塩酸塩を含む） |
| 2. 塩酸テトラカイン製剤 | | | |
| コーパロン | 溶液 | 昭和薬品化工 | 5％ 塩酸テトラカイン |
| 3. リドカイン製剤 | | | |
| 歯科用キシロカイン軟膏 | 軟膏 | アストラゼネカ | 5％ 塩酸リドカイン |
| キシロカインゼリー | ゼリー | アストラゼネカ | 2％ 塩酸リドカイン |
| キシロカインビスカス | ビスカス | アストラゼネカ | 2％ 塩酸リドカイン |
| キシロカインポンプスプレー | 溶液 | アストラゼネカ | 8％ リドカイン |
| 歯科用キシロカインポンプスプレー | 溶液 | アストラゼネカ | 8％ リドカイン |
| キシロカイン液 | 溶液 | アストラゼネカ | 4％ 塩酸リドカイン |
| ペンレス（リドカインテープ） | テープ | 日本ワイスレダリー | 60％ リドカイン |

b）下顎

下顎骨の前歯部の歯槽突起は，唇側では骨が薄く根尖部から骨表面までの距離は短い．臼歯部では骨質が緻密で厚く，骨小孔が乏しい上に，根尖部までの距離が長い．

b．歯肉・粘膜

歯肉辺縁は，歯肉・歯根膜・歯槽骨の神経が吻合し神経叢を形成しているので，疼痛刺激には鋭敏に反応するが，歯間乳頭部は痛点が少ない．痛点は辺縁歯肉から付着歯肉へ至ると次第に増加し，固有歯肉を過ぎて歯肉頬移行部になると著明に増加

する．上顎の口蓋部は比較的痛点が少ないが，口蓋襞壁の溝部には多く存在する．また，口蓋の切歯乳頭部，硬軟口蓋移行部，口底部の痛覚は鋭敏である．

注射針刺入後，薬液注入に強圧をかけて硬口蓋や付着歯肉を剥離するようなことになると，疼痛は著しくなる．

②浸潤麻酔法

浸潤麻酔法とは，組織内に麻酔薬を浸潤させ目的とする部位と知覚神経終末を麻痺させる方法である．

a．口腔領域における適応

一般歯科治療，口腔外科領域の観血処置すべてに適応される．通常，十分な麻酔効果が得られるように血管収縮薬添加の局所麻酔薬を用いる．

b．浸潤麻酔の種類

歯科・口腔外科領域の施術は，硬組織から軟組織と幅広いので確実な麻酔効果を得るために次のように分類している．

a）粘膜下注射法

粘膜下組織内に麻酔液を浸潤させる方法である．

b）傍骨膜注射法

根尖近くに針を進め針先が軽く骨膜に接したところで麻酔液を注入し，骨膜，骨小孔を通して骨髄中の神経終末に作用させる方法である．

c）骨膜下注射法

骨膜を貫いて骨膜と骨との間に針先を進め，骨髄内の神経終末を麻痺させる方法である．

d）骨内注射法

太い針あるいは骨バーなどで，骨膜と骨皮質を貫いて骨髄中に直接注射する方法である．

e）槽間中隔内注射法

槽間中隔部または根間中隔部から骨皮質を貫いて骨髄に直接注射する方法である．

f）歯髄内注射法

歯髄に直接麻酔液を注入する方法である．

g）歯根膜腔内注射法

歯肉縁部から歯根膜に直接注射する方法である．

c）～g）は刺入時に激痛を伴うので，あらかじめある程度の浸潤麻酔を行っておく．

⑶伝達麻酔
①伝達麻酔に必要な解剖
　顎・顔面に分布している知覚神経は三叉神経である．三叉神経は中頭蓋窩で三叉神経節を形成した後，眼神経(第一枝)，上顎神経(第二枝)，下顎神経(第三枝)に分れ，頭蓋を出る(図1，2)．

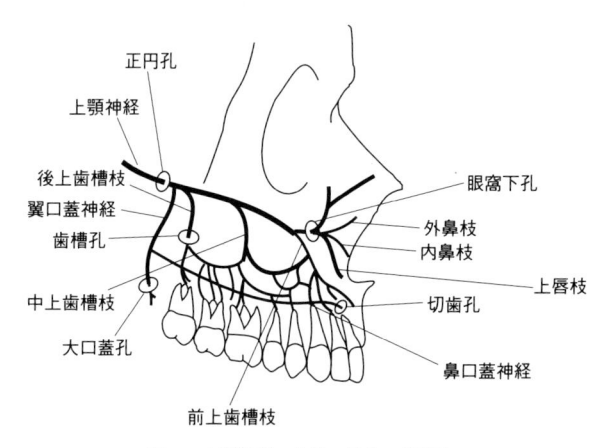

図1　上顎神経の走行，分布，神経孔

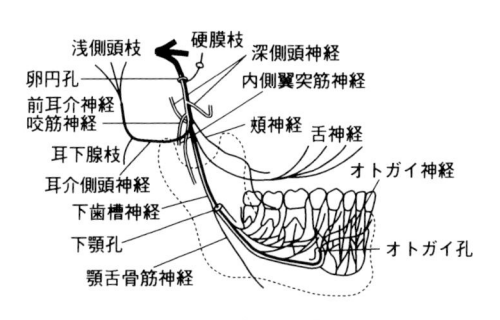

図2　下顎神経の走行，分布，神経孔

表2 伝達麻酔の部位

| 神経の種類 | 部位 | 麻酔される神経 |
|---|---|---|
| 上顎神経 | 正円孔 | 上顎神経 |
| | 眼窩下孔 | 眼窩下神経 |
| | | 前上歯槽枝（中上歯槽枝） |
| | 歯槽孔 | 後上歯槽枝 |
| | 大口蓋孔 | 大口蓋神経 |
| | 切歯孔 | 鼻口蓋神経 |
| 下顎神経 | 卵円孔 | 下顎神経 |
| | 下顎孔 | 下歯槽神経，舌神経 |
| | オトガイ孔 | オトガイ神経 |
| | | （切歯枝，小臼歯枝） |

　伝達麻酔は神経が骨孔に出入りする位置で神経幹や神経束の集まっている部位で麻酔する方法で，歯科・口腔外科領域では**表2**に示す部位が対象となる．

　②伝達麻酔法

　伝達麻酔法は神経幹ないし神経叢に麻酔液を注入し，そこから末梢の神経を麻痺させる方法である．

　神経破壊剤を用いるときは直接神経幹に注射しなければならないが，歯科処置には神経幹や神経叢の周囲に注射する方法で十分である．

　a．上顎の伝達麻酔

　a）眼窩下孔伝達麻酔（口内法）

　眼窩下縁中央部から約1cm下方に位置する眼窩下孔を示指で触知する．犬歯あるいは第一小臼歯の歯肉・頬移行部の頬粘膜よりから針を刺入し，示指に向かって進める．

　b）上顎結節伝達麻酔

　軽く開口させ，上顎第二大臼歯の歯肉・頬移行部から刺入し，正中矢状面に対して30～45°，上顎咬合平面に対して約45°の角度で約1.5cm進める．

　c）大口蓋孔伝達麻酔

　上顎第三大臼歯近心側の正中から約1.5cm外方をめざし，反対側の口角から注射筒を下側犬歯に接触させながら刺入する．

d）切歯孔伝達麻酔

　左右中切歯間の槽間中隔前下端より約9mm後方をめざし，切歯乳頭の側縁から刺入する．

　b．下顎の伝達麻酔

　a）下顎孔伝達麻酔法（直達法）

　下顎枝の外斜線と内斜線に囲まれた臼後三角に示指を置き，翼突下後縫線と示指の先端のほぼ中央にから針を刺入し，咬合平面の約1cm上に平行に約25〜35mm進め，骨に当たったら，少し針先を引いて薬液を注入する．無歯顎では基準となる咬合平面がなく，顎堤も吸収されるので，X線写真や顎模型を参考にするとよい．

　b）オトガイ孔伝達麻酔

　第一小臼歯部の歯肉頬移行部から刺入し，針を約1cm進めて骨面に達したら薬液を注入する．

# 4．偶発症

## 1）局所的偶発症

| 偶発症の種類 | 対処法 | 予防法 |
|---|---|---|
| 注射針の破折・迷入 | 注射針の一部が口腔内に露出しているときは，鉗子や持針器で確実に把持して抜去．迷入したときは開口器を掛け，顎運動を制限し，X線写真を2方向以上からとり位置を確認し（マーカーとして他の注射針を数本刺す），粘膜を切開し抜去する．取れないときは，患者によく説明し，炎症が消失して後日取りだす．迷入した注射針は一定の場所に止まっていることが多いので，様子を観察し，自覚症状がない場合は無理に摘出しない場合もある． | 適切な長さの針を用いる．古い針は用いない．粘膜組織に深く入った針を無理に方向転換しない． |
| 注射針の誤飲・誤嚥（誤引） | 安静状態を保ち，針が消化管と気管のどちらにあるか，胸部X線写真をとる．消化管にある場合は針が体外に出るまでX線写真で観察する．円滑に出ない場合や異変が起きた場合は専門医を受診させる．気管に入った場合はすぐ専門医で摘出してもらう． | 口腔内に針を落とさないよう，針を注射筒にしっかりととりつける．大きな圧をかけるときは，ロック型の針を用いるか，カートリッジ注射器に専用の針をしっかりと捻じ止める． |
| 誤薬の注入 | 激痛を訴えるので直ちに操作を中止する． | カートリッジ型を用いる．バイアル使用時は術者がラベルで内容を確認する．血管収縮薬を勝手に調合しない． |
| 注射刺入部の感染 | 抗生物質の経口投与．鎮痛薬の投与． | 注射刺入部の消毒．強圧を加えないでゆっくり薬液注入．ディスポーザブルの注射針，カートリッジの再使用は絶対避ける． |

| 偶発症の種類 | 対処法 | 予防法 |
|---|---|---|
| 咬傷 | 止血処置.<br>トリアムシノロンアセトニド 0.1％（ケナログ）を塗布．刺激物避ける．場合によって抗生物質，鎮痛薬の投与． | 麻酔の効果が消失してから食事をとるように指示．<br>小児患者には保護者に咬まないよう注意する． |
| 三叉神経知覚麻痺 | 注射針刺入時異常知覚や電撃様疼痛の訴えがあったならば，針先を少し引き抜いて血液の逆流のないことを確かめて薬液を注入．治療法は理学療法（赤外線照射），星状神経節ブロック，針治療，ビタミン $B_{12}$，ATP剤の投与． | 局所麻酔薬の保存方法，期限を守る．<br>先のめくれた古い針は使わない．<br>針先の消毒薬液付着に注意．出血したときは圧迫止血する． |
| 顔面神経麻痺 | 症状は一過性で麻酔効果消失とともに後遺症を残さず回復するので，特に処置を行う必要はないが，回復を確認した後，帰院させる． | 伝達麻酔時に注射針を深く刺しすぎない．<br>必要最小限の量を用いる． |
| 皮下気腫 | 積極的な加療は行わない．<br>感染の恐れがあるので，抗生物質の投与を行う． | 骨膜下浸潤麻酔を行うときに，薬液を注入するのに強圧をかけすぎない． |
| 血腫，内出血 | 出血自体は組織内圧が高まることで自然に止血するが，可能であれば圧迫止血する． | 出血性素因や抗凝固薬服用の有無の確認． |
| 視覚障害 | 薬液が眼窩下裂孔から眼窩に浸潤すると，一過性の視覚の喪失や複視を起こすが，麻酔効果消失とともに回復するので特に治療は必要でない． | 眼窩下孔の伝達麻酔では必要最小限の量にする． |
| 開口障害 | 1週間以上も嚥下痛が続く場合は，感染を伴っている可能性があるので抗生物質を投与する． | 先のめくれた古い針は使用しない．<br>針で何度も咀嚼筋・内側翼突筋を刺したり，筋組織内で針の無理な方向転換をしない． |
| キューンの貧血帯 | 数十分以内に自然消退するが，その後皮下出血や紫斑を形成することがある．後遺症を残すことはなく，加療の必要はないが，患者にはよく説明し，時には罨法を行う． | 注射針の直接刺激による血管の攣縮などがはっきりとした原因は不明なので，予防法はこれといってない．なるべく血管損傷しないようにする． |

## 2）全身的偶発症

①局所麻酔薬に由来する偶発症

| 原因 | | 症状 | | 対処法 | 予防法 |
|---|---|---|---|---|---|
| 中毒 | | 軽度 | あくび，めまい，頭痛，耳鳴り，不安，動悸，呼吸促進 | 安静，$O_2$ 投与 興奮があれば精神安定薬経口投与，静脈内投与 | 過量投与しない．以下は特に注意 小児 肝腎機能障害 高血圧（中毒閾値低下） 血管収縮薬添加の局所麻酔薬を用いる． 動静脈に誤注しない． |
| | | 中等度 | 傾眠，痙攣，頻脈，血圧上昇，悪心，嘔吐，呼吸抑制 | 抗痙攣薬静脈内投与 $O_2$ 投与，人工呼吸 | |
| | | 重度 | 意識消失，血圧下降，徐脈，呼吸停止，心停止 | 気道確保 $O_2$ 投与 心肺蘇生にとりかかる | |
| 過敏症 | 即時型 | 始まり | 口内異常感，マヒ感，悪心，嘔吐，尿意，便意，皮膚蒼白，発汗 | 直ちにショックの治療 気道確保，$O_2$ 投与 静脈路確保，輸液，副腎皮質ホルモン，抗体ヒスタミン剤，エピネフリン静脈内投与 | アレルギー体質の人に注意する． 皮内反応テストを行う．ただし，一回目に反応が出なくて二回目に出ることがあるので注意する． |
| | | ついで | 胸内苦悶，圧迫感，声門浮腫や気管支痙攣による喘息様呼吸，脈拍微弱，血圧下降 | | |
| | | ついに | 意識混濁，痙攣，失禁，呼吸停止，心停止 | | |
| | 遅延型 | 軽度 | 投与部位の腫脹，皮膚の発赤，搔痒感 | 抗ヒスタミン剤投与 | |
| | | 重度 | 気管支痙攣 血圧下降 意識障害 | 気道確保 $O_2$ 投与 心肺蘇生にとりかかる | |
| メトヘモグロビン血症 | | | チアノーゼがみられる． | 健康成人では加療しなくて良い． 心疾患患者，乳幼児では，$O_2$ 投与，メチレンブルー，アスコルビン酸，グルタチオン，キシリトールなどの経口あるいは静脈内投与 | プリロカインを 600 mg 以上用いない． |

②血管収縮薬に由来する偶発症

| 原因 | 症状 | 対処法 | 予防法 |
|---|---|---|---|
| 静脈内に急激に入る．大量に用いる． | 血圧上昇，頻脈，動悸，胸内苦悶，振顫，顔面蒼白 | 安静にして経過観察時には$O_2$投与 不安，興奮，血圧上昇が著しい場合は緩和精神安定薬投与 | 伝達麻酔時，薬液を注入する前に吸引し，針先が血管に入ったかどうか確かめる．必要最小限の量を用いる． |
| 循環器疾患を合併している． | 合併疾患の憎悪 | それぞれの疾患に応じて対処 | 全身状態把握 必要最小限の量，あるいは低濃度の血管収縮薬を用いる．不安や緊張の緩和 |

③ストレスに由来する偶発症

| 原因 | 症状 | | 対処法 | 予防法 |
|---|---|---|---|---|
| 疼痛 | 他覚症状 | 顔面蒼白，冷汗，四肢冷感，徐脈，血圧下降，嘔気，嘔吐，震顫，意識消失，強直性痙攣 | 安静にして経過観察 バイタルサインの測定 $O_2$投与 心肺蘇生術開始 | 愛護的操作を行う．不安や緊張の緩和 |
| | 自覚症状 | 嘔気，嘔吐，めまい，胸内圧迫感，呼吸困難，手指のしびれ，不安感，悪寒 | | |
| 過換気症候群 | 他覚症状 | 過呼吸（20回以上），意識消失，筋硬直，手指の硬直，テタニー型痙攣，頻脈，不整脈 | 呼吸を意識的にこらえさせる．袋による呼気の再吸入 鎮静薬の静脈内投与 | 安心感を抱かせるような自信に満ちた態度 不安や緊張の緩和 |
| | 自覚症状 | 頭痛，動悸，呼吸困難，腹部膨満感，腹痛，悪心，口唇周囲や四肢の知覚異常，全身のしびれ感 | | |
| 全身的合併疾患を有している． | 合併疾患の憎悪 | | それぞれの疾患に応じて対処 | 全身状態把握 不安や緊張の緩和 |

# IV 鎮静法

## 1. 意識下鎮静 (conscious sedation), 深鎮静 (deep sedation) の概念と臨床的問題点

 歯科受診者の多くは, 治療行為による「痛み」のイメージから恐怖感, 不安感を有している. 治療中の過度の精神的緊張状態は, 時として疼痛性ショックや過換気発作などの全身的偶発症の原因になり, さらには, 循環器系疾患や脳血管障害, 重要臓器の予備力の低下した高齢者などでは, 重篤な合併症を引き起こす誘因にもなりかねない. したがって, 歯科治療を安全に遂行する上では, 確実な無痛的処置もさることながら, 精神的緊張をやわらげるための管理が必要となる. この目的のため, 薬物を用いた鎮静法(sedation)が有用な管理手法として普及してきた. この際, 身体反応としての意識レベルを鎮静深度の目安にすると, 下記の2つの鎮静レベルに分類されるが, 安全に鎮静法を施行するためには, これらの概念を十分理解した上で臨まなければならない.

### (1)意識下鎮静 (conscious sedation)

 歯科領域における薬物を用いた鎮静法とは, 患者の意識を失わせずに「恐怖感」や「不安感」のみを除去し, 精神的にリラックスさせる方法で, 精神鎮静法 (psychosedation) と呼ばれている. 具体的には, 20〜30％の笑気を吸入させる笑気吸入鎮静法 (inhalation sedation) と, ジアゼパム, フルニトラゼパム, ミダゾラムなどのベンゾジアゼピン系薬物や静脈麻酔薬であるプロポフォールを, 単体あるいは組合せて静脈内へ投与する静脈内鎮静法 (intravenous sedation) に分類されている. いずれの方法を用いた場合でも, 自覚症状としては, 不安感・緊張感の消失, リラックスした状態, 眠気などが生じ, 他覚的には, 中等度の眼瞼下垂, 身体や顔面の緊張の消失, ろれつがまわらない, 目の潤みや眼球の充血, 指示には緩慢に応じる, などの症状が現れるレベルを最も理想的な鎮静レベルとしている. すなわち, 意識レベルを基準に鎮静度を評価すると, 一般歯科臨床に応用する鎮静法は, 意識消失をきたすまで深くするものでないと定義され, この状態を意識下鎮静 (conscious sedation) と呼んでいる (**表1, 2**).

 この鎮静レベルでは, 自主的かつ持続的に気道確保をしており, 身体への刺激や口頭での指示に対して適切に反応する. す

表 1　米国歯科医師会による鎮静と麻酔の定義

| | |
|---|---|
| Analgesia | 痛みの消失 |
| Local anesthesia | 感覚および運動機能の局所的消失 |
| Conscious sedation | 意識レベルの低下<br>気道の保持,呼びかけに対する反応は消失しない. |
| Deep sedation | 意識レベルの低下,意識の低下が調節された状態.<br>気道の保持能力,身体的刺激や呼びかけに対する防御反射を完全・部分的に消失する. |
| General anesthesia | 完全な意識,痛み,反射の消失 |

表 2　静脈内鎮静法における鎮静度の症状・徴候

| | 鎮静度 | 自覚症状 | 他覚症状・徴候 |
|---|---|---|---|
| Conscious sedation | 浅い<br>中等度 | 安らぎの感じ<br>不安感,緊張感の消失,強いリラックス感<br>眠気を覚える<br>快適な気分 | 多弁,応答は迅速<br>顔面や身体の緊張が取れ,ゆったりしている<br>ろれつが円滑でなくなる<br>応答はやや遅延<br>眼瞼は軽度に下垂<br>眼が潤む |
| | 深い | 強い眠気,快適な気分,周囲に無関心 | ろれつがさらに円滑でない<br>応答は遅延あるいは面倒で応答しないことがある<br>眼瞼下垂の程度が強い<br>放置すると眠ってしまう |
| Deep sedation | 眠り | なし | 意識消失 |

(金子　譲:歯科麻酔領域における鎮静法,麻酔 47(増刊),S 52-S 60,1998.より引用)
Conscious sedation において鎮静の程度は 3 つのレベルに分けられる.中等度が至適鎮静度である.

なわち,気道維持,咳反射,嚥下反射などの生体のもつ基本的な防御反応は残っており,呼吸・循環系の変動や自律神経系への影響も最小限に保たれている.

### (2)深鎮静 (deep sedation)

鎮静度が意識下鎮静のレベルを超えて深くなると,意識が消失し口頭での指示や軽い刺激に反応しない状態となる.静脈内

鎮静法の場合，薬物の投与量が多くなると，この状態をきたす．これを深鎮静（deep sedation）と呼び，侵襲度の大きい口腔外科手術や知的障害者の行動調整（behavior management）に応用される場合もあるが，本法を応用しようとする場合，以下のような問題が生じる．

①気道反射への影響

鎮静作用を有する薬剤は，嚥下反射，喉頭反射を抑制する．したがって，胃内容物の誤嚥が起こりやすい．特に，高齢者や衰弱した患者では気道反射が減弱しており，深い鎮静状態では誤嚥を起こす危険性が高くなる．

②上気道や呼吸系への影響

横隔膜および上気道筋群の気道維持のための働きは，鎮静薬や催眠薬に非常に敏感で，これらの筋活動を低下させるため気道閉塞を起こしやすい．また，中枢性にも抑制作用が働き，高齢者や呼吸予備能力の低下した患者では，高炭酸ガス血症，アシドーシス，低酸素血症を招くことがある．

### (3)臨床的問題点

- 安全性の面からみると，意識下鎮静は深鎮静に比べ圧倒的に有利である．しかし，これらの2つの鎮静状態は，定義上の区別はあるものの，単一薬剤でも，その投与量，患者側の薬物に対する反応性などにより，容易に移行する可能性がある．すなわち，2つの鎮静レベルは連続した生体反応であるため，意識下鎮静から深鎮静への移行は急速で予測が難しい（図1）．したがって，実際の鎮静にあたっては，決めた量を一回で投与するのではなく，鎮静状態を注意深く観察しながら緩徐に投与（適定投与法）するのが望ましい．

- 障害者，特に知的障害者や自閉症患者に鎮静法を応用するにあたっては，意識下鎮静では行動調整が不可能なことが多く深鎮静の状態になりやすい．深鎮静にする可能性のある場合には，全身麻酔と同様に術前の摂食・摂水を制限し，全身麻酔に準じた管理を行う．すなわち，意識を消失させる場合は「静脈麻酔」と考え，静脈内鎮静法と区別する必要がある．

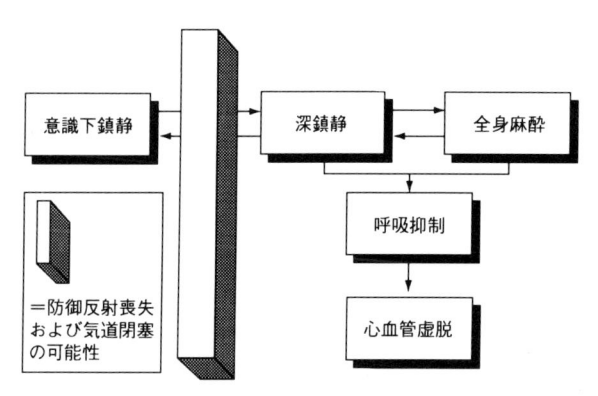

図1 意識下鎮静，深鎮静，全身麻酔の連続的な移行
（米国小児科学会（AAP）の定義から）

## 2．笑気吸入鎮静法

### (1)適応
原則としてすべての歯科治療に適応する．ただし，笑気吸入鎮静法に特有の適応があるわけではなく，静脈内鎮静法と比較しての利点や，吸入鎮静法と静脈内鎮静法を併用することの利点を踏まえて行うと効果的である．

### (2)利点
①調節性がよい．
②回復が速やかである．
③呼吸・循環系に影響が少ない．
④非観血的に投与できる．

### (3)欠点
①鎮静効果が会話や口呼吸により不安定になりやすい．
②鼻マスクが治療の妨げになることがある．
③鼻閉の患者には使用できない．
④笑気ガスが漏れることにより室内が汚染される．
⑤吸入鎮静器が必要である．

### (4)適応例
バランスとして酸素を用いるので高濃度の酸素投与が可能であり，吸入を中止すると速やかに醒めるので安全性は高いが，鎮静効果が不安定になりがちなので，治療のしやすい適切な鎮静状態を保つことは静脈内鎮静法より難しいかもしれない．適応を限定する必要はないが次のような症例に適する．
①長時間の歯科治療
②侵襲の多い歯科治療
③全身疾患を有する患者でストレスを最小限にしたい症例
④局所麻酔が必要ない簡単な歯石除去や窩洞形成
　笑気は鎮痛作用が強いが，抜髄や抜歯などの観血的処置には必ず局所麻酔を用いる．

### (5)禁忌
①妊娠初期の患者
　　（通常の手術での使用では催倚形性はみられないといわれているが，胎児への影響が全くないという確証はない）

②中耳疾患や気胸，ブラなど体内に閉鎖腔の患者
　（笑気は体内の閉鎖腔の内圧をあげる）

### (6) 適応でない患者
① 鼻閉があり口呼吸の患者
　（風邪，アレルギー性鼻炎，アデノイドなど）
② 協力の得られない患者
　（知的障害児，笑気で嘔気を生じたり，鼻マスクになじめなかったり，意識変化を嫌がる患者）
③ 過換気症候群患者
④ 気管支喘息患者
⑤ ヒステリー患者

鼻マスクから吸入してもらわなければならないので，鼻閉があれば当然無理であり，また，口呼吸をしてしまう患者では効果は期待できない．また，吸入を誘導していく際，過換気症候群患者，気管支喘息患者，ヒステリー患者などに深呼吸や頻回呼吸を促すと発作を誘発することがある．

### (7) 機器・ボンベの取り扱い
① 笑気吸入鎮静器
　ａ．持続的流出型笑気吸入鎮静器
　笑気と酸素が一定の流量で持続的に流出する．笑気と酸素にそれぞれ流量計があって，流量の比で濃度を調節する吸入器と笑気と酸素の混合比調節ダイアルで投与したい濃度に合わせる吸入器がある．

　吸気抵抗が少なく，吸入器の構造が簡単であるが分時換気量以上のガス量が必要である．

　ｂ．間歇的流出型笑気吸入鎮静器
　吸気時に陰圧により吸入器の弁が開き，笑気と酸素の混合ガスが流出する．笑気と酸素を混合する装置が内蔵されており，濃度を表示するダイアルで投与濃度を選択する．

　分時換気量に見合うガス量ですむが，吸入器の構造が複雑である．

　いずれの吸入器もリザバーバッグにいったん混合ガスを貯める，吸入しやすいように吸気時に陽圧がかかるなど，改良されている．

② 安全装置
　低酸素血症を起こさないための工夫が施されている．

**気胸**
臓側および壁側胸膜によりできる胸膜腔に気体が貯留した状態をいう．原因はほとんどがブラの破裂によるもの．ブラの破裂により胸腔と肺との間に交通が生ずると，肺内の空気は胸腔に入り，肺は縮小する．緊張性気胸では交通部が弁の役割をして，吸気時には胸腔内へ空気が入り，呼気時には交通部が閉じるので胸腔内圧は陽圧となる．このため患側の肺は強く虚脱し，縦隔は著しく健側に圧迫されて呼吸困難を生じる．

**気腫性嚢胞，ブラ (bulla)**
限局性炎症のよる瘢痕などにより気道にチェックバルブができ，肺胞が拡大して破れ，隣接肺胞が融合して形成される．胸部X線での特徴は，肺紋理を欠如した環状の透過像で，肺尖部に好発する．ブラに感染と気胸が合併しているときは注意しなければならない．自然気胸の既往を確かめるとよい．

a．ピンインデックスシステム

鎮静器とボンベあるいは鎮静器の接続パイプと中央配管のアウトレットに，それぞれガス特有のピンと穴の位置が決まっていて，間違った接続をしないようにしている．

b．酸素濃度の確保

吸入酸素濃度は，空気中の酸素濃度より低くならないよう設定している．

c．高濃度笑気の投与不可

笑気濃度は，50％までしか出ない．

d．酸素ボンベが空になったときの対応

酸素が流れることで笑気の弁が開くようになっているので，酸素が流れないと笑気の流出はなく，かわりに空気が吸入される．

### (8)ボンベ

①笑気

無色，非刺激性の無機ガスである．非爆発性，不燃性であるが，燃焼物質に対して助燃性がある．室温では液体で，ボンベには約9割が液相，1割が気相となるよう充填される．約8割を消費するまで内圧は20℃で51 kg/cm²と一定である．したがってボンベ内の容量は内圧ゲージの値ではなく重量で推定する．

ボンベ内がすべて気体になると内圧は急激に減少する．減圧弁に液体が流入しないように必ず立てて使用する．

②酸素

気体の状態でボンベ内に充填され，ボンベの大小にかかわらず，充満状態では約150 kg/cm²の圧を示し，使用量に応じて圧が低下する．

### (9)室内汚染対策

室内の笑気濃度を50 ppm以下にすることが勧められており，そのためには，以下のような対策を行う．

①余剰ガス排泄装置を使用する．
②室内の換気を十分にする．
③鼻マスクからのガス漏れを防ぐ．
④扇風機で患者の周囲の笑気を吹き飛ばす．
⑤鼻マスクから漏れたガスを吸引する．

⑽至適鎮静

鎮静法を用いる第1の目的はストレスの軽減にあるので，患者の気分は爽快で不安や恐怖心が薄れていることが肝要である．だからといって意識が無かったり，バイタルサインが不安定であってはならない．

至適鎮静状態が得られる笑気濃度には個人差があるので，初めは低濃度の笑気を吸入させる．

患者にとっても術者にとっても至適な鎮静状態は，現れる徴候を笑気を吸入させたままでただ漫然と待っていただけでは得られない．低濃度から徐々に濃度を上げていきながら，気分が落ち着き快適な状態になるよう言葉で誘導していく．

笑気吸入鎮静法は一種の催眠（暗示）療法であるから，患者が不快に感じる言葉は口にしない．また，吸入終了時は「気持ち良く醒めますよ」といった暗示を与えると爽快な覚醒が得られる．至適鎮静は，術中の快適な状態をいうだけでなく，治療開始前から緊張がとれて落ち着いた状態で，しかも治療終了後も爽快な気分であると患者が感じて初めて得られたといっていいものである．

また，術中は音に敏感になっているので，金属トレーの中で治療器具を乱暴に扱って音を立てたりしないようにする．

静かな音楽を聴かせるのも効果的である．さらに，切削音を聞こえなくするためにヘッドフォンで音楽を聴かせてもよい．

低濃度の笑気で効果的な鎮静法を行える術者は，笑気吸入鎮静法を用いなくても歯科治療が十分に行えるといえる．

⑾吸入を中止する場合（表1）

次の徴候がみられたらすぐに笑気吸入を中止する．

a．大声を出したり暴れたりして術者に非協力となる．

b．呼吸が不規則になる．

c．血圧上昇や脈拍数が増加する．

d．筋の緊張が増大

表1

| 笑気濃度 | 10〜15％ | 15〜25％ | 25〜50％ |
|---|---|---|---|
| 呼吸・循環・反射 | 正常 | 正常 | 正常 |
| 開口状態の保持 | 自力で可能 | 自力で可能 | 閉口する傾向 |
| 患者の気分 | 落ち着く | 落ち着く，多幸感 周囲が気にならない | 周囲からの隔絶感 孤独感，不快感 |
| 患者の受ける感じ | 指，爪先，唇，舌がひりひり，じんじんする | 体全体が温かい 酒に酔った感じ | 時に不快な幻想や夢をみる |
| 表情 | 変化みられない | まばたき減少 夢見心地 | 閉眼，眼球の偏位 ときに固い表情 |

し,閉口状態となる.
　e．眼球運動が活発になり,眼球が偏位する.
　f．嘔吐する.
　また,患者から次の訴えがあったときも吸入を中止する.
　a．吐気
　b．頭痛
　c．不快な夢
　d．恐怖感
　e．落ち込むような感じ

### ⑿実施法
①治療前の注意事項
　a．笑気吸入鎮静法を行う目的を確認する.
　b．全身麻酔との相違点や安全性について説明する.
　c．吸入中の状態を説明する.
　d．飲食の制限はしないが満腹でないよう説明する.
②実施の準備
　a．治療台上で患者に楽な姿勢をとらせる.
　b．メガネを外し,ネクタイをゆるめてもらう.
　c．モニターを装着し,バイタルサインを記録する.
　d．鼻マスクを装着する.
　e．開口状態で鼻マスクから吸入できるよう,酸素あるいは空気で練習させる.
　f．吸入しやすいように流量や吸入圧を調節する.
　g．鼻マスクの呼気弁が呼吸に合わせて規則的に開閉するよう調節する.
③笑気吸入
　a．笑気濃度を10％にして吸入を開始させる.
　b．笑気濃度を5％ずつ上昇させる.
　c．「手足がじんじんしてきましたね」,とか「体が温かくなったでしょう」などと暗示をかけながら,気分が落ち着くように誘導する.
　d．笑気濃度は原則として30％までとする.
　e．至適鎮静が得られるまで10分位の時間をかける.
　f．バイタルサインを確認して異常がなければ治療を開始する.
④治療終了後
　a．笑気の吸入を中止し,100％酸素か空気を吸入させる.
　b．患者の肩を軽くたたいて「気持ち良く醒めますよ」といっ

て暗示をとき，鼻マスクをはずす．
　c．笑気はおよそ3分で体内から排出されるので5分位，治療台の上で安静にさせる．
　d．バイタルサインに異常がなくても10分くらい待合室で休ませる．

### ⒀帰宅の条件
①バイタルサインに異常がみられない．
②応答が明確である．
③ふらつきがない．

### ⒁笑気吸入鎮静法成功の秘訣
①術者の心得
　笑気吸入鎮静法が上手にできる術者は，この方法を用いなくても十分患者をリラックスさせて治療ができるといわれるくらい難しいと心得る．
②症例の選択
　難しいからといってしり込みせずに，まずは始めるといいが，初めから神経質な患者やストレスの多い，長時間の治療に用いない．
③至適鎮静の獲得
　薬剤の効果だけでなく，積極的に暗示をかける．また，十分な時間を費やす．
④痛みの管理
　治療による痛みは極力与えないようにする．笑気は鎮痛作用が強いが，痛みを伴う観血処置には局所麻酔を用いる．また，治療途中で痛みを訴えた場合は，笑気濃度を上げるのではなく，局所麻酔を追加する．
⑤至適鎮静の維持
　鼻マスクからのもれをないようにする．
　呼気弁の状態をチェックし，口呼吸になっていないか注意する．ときどき話しかけて反応を観察し，患者が不快感を訴えたり，不穏な動きをする場合は吸入を中止する．
⑥快適な覚醒
　至適鎮静を得るため暗示をかけているので，吸入終了後は必ず声をかけて，暗示をとくことが大切である．ふらついたり，ぽーっとした感じが残ってしまうと不快感につながりやすく次回は受けたくないといわれる恐れがある．

## 3. 静脈内鎮静法

### (1)適応症と避けた方がよい症例
①適応症

a．神経質な患者

すべての歯科治療が対象となるが，特に歯科治療に恐怖心の強い患者，嘔吐反射（絞扼反射）の強い患者，歯科治療中に気分不良や疼痛性ショックを起こしたことがある，いわゆる"神経質な患者"に適している．プロポフォールは鎮静量（血中濃度1.5～2.0 $\mu$g/ml）以下の低濃度でも制吐作用があり，その点からも嘔吐反射の強い患者に適している．

b．循環器系疾患を有する患者

高血圧症や心疾患などの循環器系疾患があり，循環器系の変動を避けたい場合に用いられる．中枢抑制効果を介して間接的に降圧が得られるとされるが，ベンゾジアゼピン系薬物では鎮静量以下であっても血圧安定効果が得られる．機序としては，末梢血管拡張，心筋収縮力低下，圧受容器の感受性低下などが関与しているとされる．

c．侵襲が大きい処置を受ける患者

患者には問題はないが，処置内容として，長時間処置の場合や，侵襲が大きいが全身麻酔は必要ではない程度の処置に適している．例えば，埋伏智歯の抜歯，インプラント（人工歯根）埋込術，外科的顎矯正術後・顎骨骨折後のプレート除去，抗癌剤動脈カニューレ挿入などがよい適応症である．侵襲が大きい処置を受ける入院予定患者に対しては，比較的深い鎮痛法を行う場合がある．

d．障害者

精神発達遅滞，脳性麻痺などによって協力の得にくい患者では処置歯が多い場合には全身麻酔が行われるが，1,2本の処置では鎮静法を用いる場合もある．脳性麻痺患者では精神発達障害を伴わない者でも，不随意運動を抑制させるために適応する．重度の精神発達遅滞を有する患者では，深い鎮痛状態にしなければならない場合がある．

e．笑気吸入鎮痛法の適応例ではない患者（笑気吸入鎮痛法の項目を参照）

②静脈内鎮静法を避けた方がよい症例

絶対的禁忌症は少ないが，避けた方がよいとされるものがある．

a．妊娠初期3カ月未満の妊婦

　ベンゾジアゼピン系薬物は胎盤通過性がある．催倚形性は明らかではないが，避けた方がよい．

　b．精神科的治療を受けている患者

　精神科的疾患の病態はさまざまであり，内服薬も多様であるので，一概にはいえないが，避けた方が良い．紋扼反射などで，適用する必要がある場合には次の点に留意する．向精神薬内服患者では鎮静薬に対して耐性があり，鎮静のための必要量が多いので，deep sedation による合併症に注意する．プロポフォールによって興奮をきたす場合があり，抗不安作用の強いベンゾジアゼピン系薬物の方が好ましい．フルマゼニルによって興奮がみられる場合があるので，覚醒時にフルマゼニルを使わない．

　c．協力の得られない小児や知的障害者

　非協力で静脈路の確保ができない患者．

　d．呼吸器系循環器系の予備能力が低下している患者

　鎮静薬によって呼吸循環抑制を起こす場合がある．全身状態が悪く，歯科治療が難しい患者も適応外である．

　e．小顎症や開口障害を伴う患者

　呼吸抑制の危険を考え気道確保に問題のある症例は避ける．

　f．ベンゾジアゼピン系薬物の禁忌症の患者

　急性狭隅角緑内障，重症筋無力症の患者には禁忌である．

　g．術者側の問題（未訓練の歯科医は行えない）

　笑気吸入鎮静法と異なり，静脈内鎮静法を行うためには麻酔と気道確保についてある程度以上の知識と訓練が必要である．

　③笑気吸入鎮静法と静脈内鎮静法の使い分け

　静脈内鎮静法は，笑気吸入鎮静法よりも効果が確実である．深い鎮静が必要な場合に適している．

　笑気吸入鎮静法で健忘効果は少ないが，静脈内鎮静法では強く，長時間処置に伴う不快な記憶や苦痛を減少させることができる．長時間処置には静脈内鎮静法が好ましい．

　静脈内鎮静法では室内ガス汚染がなく，吸入器やガスの設備が不必要である．排気が不十分な施設や，吸入器がない場合に適している．

### (2)鎮静法に使用される薬物(表1)

鎮静法には主としてベンゾジアゼピン系薬物とプロポフォールが用いられる。鎮静法には覚醒が速やかであるものが好ましい。ベンゾジアゼピン系薬物を用いた場合には、フルマゼニルを用いなければ覚醒まである程度の時間が必要である。しかし、プロポフォールは覚醒が速やかであり、投与法によって数分から数時間までの鎮静法が容易である。ブトルファノールやブプレノルフィンは作用持続時間が長く、少なくとも日帰り鎮静法には適していない。ケタミンは鎮痛効果を期待してベンゾジアゼピン系薬物と併用する場合があり、ボーラス、あるいは微量点滴投与される。チアミラールは、全身麻酔の導入量の1/4〜1/3量で一過性の鎮静効果が得られるが、鎮静法にプロポフォールが使われるようになってから、ほとんど使用されなくなった。

①ベンゾジアゼピン系薬物(表2)と拮抗薬

- ベンゾジアゼピン系薬物は脳内のGABA$_A$のベンゾジアゼピン受容体に結合して、GABA$_A$へのGABAの結合能を高める。GABAは抑制性神経伝達物質であり、GABA$_A$と結合することによって、細胞内へのCl$^-$の流入を増加させ、催眠・鎮静・抗痙攣作用などの中枢抑制作用を発揮する(図1)。
- 鎮静量では呼吸循環動態の抑制はないか、軽度である。
- 投与速度が速かったり過量になると次のような呼吸循環抑制が生じる。
    - いびき、舌根沈下、Spo$_2$の低下
      一回換気量の減少と呼吸数の増加
    - 脈拍数の増加(頻脈)、血圧の低下、一回拍出量の減少
- 至適鎮静が得られると、呼吸数と脈拍数は軽度減少し、血圧は軽度低下する。
- 鎮痛薬の鎮静効果を増す。中枢抑制の結果と考えられる。
- 健忘効果が強い。順行性であり、投与後の記憶が失われる。

表1 鎮静法に使用される薬剤(併用薬も含む)

| 鎮 静 薬 | ジアゼパム、フルニトラゼパム、ミダゾラム |
|---|---|
| 静脈麻酔薬 | プロポフォール、チアミラール、ケタミン |
| 麻薬拮抗性鎮痛薬 | ペンタゾシン、ブトルファノール、ブプレノルフィン |
| 麻　　薬 | フェンタニル |
| 吸入麻酔薬 | 亜酸化窒素(笑気) |

表2 静脈内鎮静法で使用するベンゾジアゼピン系薬物

|  | ジアゼパム | フルニトラゼパム | ミダゾラム |
| --- | --- | --- | --- |
| 商品名 | ホリゾン(山ノ内) 10 mg/2 ml セルシン(武田) 10 mg/2 ml 5 mg/1 ml | ロヒプノール(日本ロッシュ) 2 mg/1 ml サイレース(エーザイ) 2 mg/1 ml | ドルミカム(山ノ内) 10 mg/2 ml |
| 鎮静投与量 | 0.2〜0.3 mg/kg | 0.010〜0.015 mg/kg | 0.05〜0.075 mg/kg |
| 投与方法 | 1 mg(0.2 ml)を30秒間隔 | 1 A を 10 ml に希釈する 0.2 mg/1 ml を30秒間隔 | 1 A を 10 ml に希釈する 0.5 mg/0.5 ml を30秒間隔 |
| 最大投与量 | 20 mg | 1 mg | 5 mg |
| 分布相半減期($t1/2\alpha$) | 30〜60分 | 60〜120分 | 6〜15分 |
| 排泄半減期($t1/2\beta$) | 20〜70時間 | 14〜24時間 | 1.5〜5時間 |
| 鎮静効果持続時間 | 45〜60分 20分までが深い | 45〜60分 30分までが深い | 30〜45分 30分までが深い |
| 帰宅許可までの時間 | (120〜)150分 | (120〜)180分 | 120分 |
| 血管痛,静脈炎の可能性 | 大 | 中 | 小 |
| 特徴 | 6〜8時間後に眠気再現の可能性 | 過量で循環抑制の可能性 | 過量で舌根沈下の可能性 |

鎮静量のベンゾジアゼピン系薬物は呼吸循環機能を抑制させるが,いずれも全身麻酔と比較すると軽度である。(野口いづみ:局所麻酔の時④鎮静法,デンタルダイヤ,6(増刊):216〜219,1998.より加筆改編)

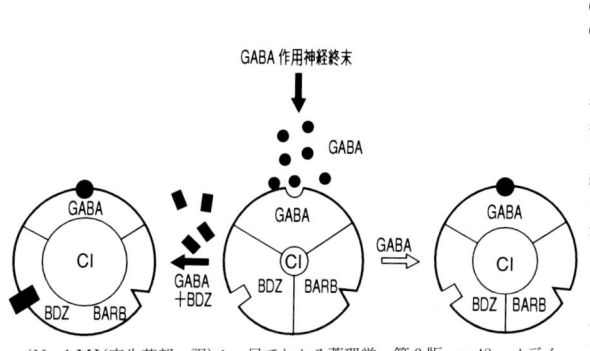

図1 GABA_A 受容体の構造と機能
GABA_A 受容体はGABA,ベンゾジアゼピン(BDZ),バルビツレート(BARB)結合部位をもち,中央開孔部がCl チャネルとなっている。GABA が結合するとCl イオンが細胞内へ流入し,脱分極が生じにくくなり,作用が抑制される。ベンゾジアゼピンとバルビツレートは結合部位に結合することで,GABA の作用を増強させる。

(Neal MJ(麻生芳郎 訳):一目でわかる薬理学,第3版,p.48,メディカル・サイエンス・インターナショナル,1997.より引用,著者改変)

- 蛋白との結合率が高い．非結合型が活性を示す．蛋白結合率の高い他の薬剤（バルビツレート，MAOIなど）と併用すると活性型が増加して覚醒が遷延する場合がある．
- 中枢性の筋弛緩作用がある（重症筋無力症の患者に禁忌）．
- 抗コリン作用と散瞳があるために眼圧を上昇させるので急性狭隅角緑内障には禁忌である．

### a．ジアゼパム

- 希釈ができず，注入時の血管痛が強いので太い静脈から注入する．血管痛は溶媒のプロピレングリコールの作用と考えられる．
- 肝臓で代謝され活性代謝産物が生じ，これがグルクロン酸抱合されて不活性化される．活性代謝産物の半減期が長く，効果が遷延しやすい．代謝産物は最終的には腎臓から排泄される．
- 投与6〜8時間後に眠気が戻る場合があるが，胆汁中に排泄された活性代謝産物が消化管から再吸収されるためとされる．

### b．フルニトラゼパム

- 血中濃度の再上昇はなく，血中濃度は経時的に低下する．
- 肝臓で代謝されて，同様な鎮静効果をもつ代謝産物が生じる．そのために鎮静効果の持続時間が長いとされるが，ジアゼパムのような遷延傾向は少ない．
- ジアゼパムと同様に溶媒にプロピレングリコールが添加されているが，量が少なく，また希釈して用いられるために血管痛は少ない．
- 米国では市販されていない．

### c．ミタゾラム

- 全身麻酔導入薬（0.2 mg/kg前後）としても用いられる．
- 容量反応曲線の立ち上がりが急であり，導入が速やかであるが，舌根沈下などの呼吸抑制を生じやすい．
- 血管痛や血管為害性が少ない．
- 健忘効果が強い．
- 肝臓のミクロソームで水酸化され，代謝産物は腎臓より排泄される．血中濃度の再上昇はなく，代謝産物にも鎮静効果はない．
- 半減期がジアゼパムやフルニトラゼパムよりも短く，覚醒が速い．

### d．フルマゼニル（アネキセート® [0.5 mg/5 ml]）

- ベンゾジアゼピン系薬物の特異的拮抗薬であり，覚醒を促す

**フルマゼニルを避ける症例**

ベンゾジアゼピン系薬物を内服しているてんかん患者，不安神経症，うつ病患者などでは，フルマゼニルによって，てんかん発作，興奮，不穏などを生じる場合があるので，自然覚醒を待つ方が良い．

ために用いる．
- 0.2 mg を静注すると 1〜2 分で開眼，体動が生じ覚醒する．覚醒しない場合には 0.1〜0.2 mg を追加静注する．総量は 1 mg までとする．
- 半減時間は 5 分以下と短い．一度覚醒しても再鎮静をきたす場合があるので，投与後 30 分以上は帰宅させず，観察する．

②プロポフォール（**ディプリバン®**［1 A：200 mg 10 m$l$，1 V：500 mg/50 m$l$］）
- 細菌汚染されやすいので使用直前にアンプルをあける．
- 卵アレルギーの患者には禁忌である．喘息患者も避ける．
- 導入と覚醒が速やかであるが，特に覚醒が速やかな点が鎮静法に適している．
- 短時間処置は one shot で静注するが，持続注入器を用いて持続的に投与する場合が多い．持続注入器を用いる場合には注入速度を漸減させるステップ・ダウン法で投与される．
- 抗不安作用は少ないので，恐怖心の強い患者ではベンゾジアゼピン系薬物との併用が好ましい．
- 心拍数の変化は少ないが，血圧低下作用が強い．
- 半減期が非常に短い．

　　血漿半減期　（t 1/2 $\alpha$）　　2.0〜3.1 分
　　排泄半減期　（t 1/2 $\beta$）　　36 〜 56 分

- 体内蓄積性が非常に少ない（サイドメモ参照）．
- 目標とする血中濃度（target）を設定し，注入速度をコンピュータを使って自動制御する方法を target controlled infusion という．
- 持続注入器を用いる場合には 6〜8 mg/kg/hr で開始し，ステップダウン注入法で 5〜10 分で 2〜3 mg/kg/hr で維持する．鎮静量は効果に個人差が大きいので，様子を観察しながらタイトレーションする．注入速度が速すぎると呼吸抑制を生じる．
- 持続注入器がない場合には，鎮静度をみながら間歇的に静脈内投与したり，あるいは微量点滴セットを用いて点滴投与することで対処できる．しかし，これらの方法は熟練歯科麻酔医が鎮静度を正確に評価できるということが前提である．

③プロポフォールとベンゾジアゼピン系薬物の比較
　a．プロポフォールの方が鎮静法に適している点
- 効果発現が速く，覚醒も速やかであり，鎮静度を調節しやすい．
- 耐性，耽溺，消退症状が生じない．

プロポフォールの登場によって，静脈内に持続投与した場合の薬物動態についての関心が高まった．血漿半減期（t 1/2 $\alpha$）とは，血中濃度が投与直後の 50 ％に半減するのに必要な時間であり，排泄半減期（除去半減期）（t 1/2 $\beta$）とは体内から投与薬物の 1/2 が排泄されるのに必要な時間である．

- 鎮静量以下で制吐作用がある．

  b．功罪相半ば
- 健忘効果は弱いが，多幸状態になるので必ずしも不快な状態を思い出すわけではない．
- 抗痙攣作用はベンゾジアゼピン系薬物よりも強いとされるが，痙攣重積状態に対しては持続投与が必要となる．
- ボーラス投与すると循環器系抑制効果が強い（ICU ではメリットになる）．
- 呼吸抑制効果はベンゾジアゼピン系薬物とほぼ同等である．

  c．欠点
- 経済的に高額である．

### (3) 至適鎮静（表3, 4）

歯科・口腔外科で目標とする鎮静法では，意識のある状態に維持する conscious sedation が原則である．この場合は呼吸・循環などの自律神経活動はほとんど変化せず，咳嗽反射や嚥下反射は正常に保たれている．

欧米では中等度以上の刺激で覚める深い鎮静状態を deep sedation と呼んでいる．有名な Ramsay の鎮静深度 6 段階スコア（上段）では conscious sedation は 2 と 3 に，deep sedation は 4 と 5 に当たり，Mackenzie Grant の 5 段階のスコアではそれぞれ，3 と 4 に当たる．

表3　Ramsay の鎮静度の 6 段階評価

| レベル | 反応 |
|---|---|
| 1 | 不安げで落ち着かない |
| 2 | 協力的で落ち着いている |
| 3 | 指示には従える |
| 4 | 入眠しているが応答は明瞭 |
| 5 | 入眠しており応答は曖昧 |
| 6 | 刺激で覚めない |

(Ramsay MA et al.：Coatrolled sedation with alphaxalone-alpadolon, BMJ, 2：656〜659, 1974. より引用)

表4 Mackenzie, Grant の鎮静度の5段階評価

| スコア | 状　　態 |
|---|---|
| 1 | 完全覚醒 |
| 2 | うとうとしている |
| 3 | 閉眼しているが呼びかけで目を覚ます |
| 4 | 閉眼しており，軽く触れると目を覚ます |
| 5 | 閉眼しており，軽く触れても目を覚まさない |

(Mackenzie N, Grant IS：Anaesthesia Propofol for intravenous sedation 42：3～6，1987．より引用)

### (4)歯科患者への応用の実際
#### ①術前準備
・あらかじめ直前の摂食・飲水をしないように指示しておく．
・絞扼反射の強い患者や，deep sedation になる可能性のある患者の場合には，全身麻酔と同様の禁食（6時間以上）・禁水（4時間以上）を指示する．来院時に禁食・禁水を確認する．

#### ②実施法
　a．患者を水平位またはリクライニング位とする．
　b．モニター機器を装着させ，処置開始前の値を測定する．鎮静法では呼吸抑制に注意を払う必要があり，パルスオキシメータと呼吸（数）のモニタは必須である．
　c．必要に応じて血圧計と心電図もモニタする．
・左腕に静脈路を取る方が処置の妨げにならないので，血圧測定用のマンシェットは反対側の右腕に巻く方が良い．
・血圧などは数値を気にしたり，数値によっては動揺する患者がいるので，モニタ画面は患者の視野からはずしておく．
　d．静脈路を確保する．刺入部位には手背，前腕，肘窩がある；
・体動を起こす者（精神発達障害者）やプロポフォールの持続注入を行う場合は静脈留置針の方が良い．
・駆血用バンドを用いて静脈を怒張させ，静脈留置針または翼付針を刺入する．
・手背は肘窩よりも痛みを伴いやすいので，注意が必要である．神経質な患者には事前にリドカイン・テープ（ペンレス®）を穿刺予定部の皮膚に貼付しておくと良い．
・肘窩の静脈は太く，表在にあり刺入しやすいが，体動などによって屈曲するので，長時間処置や術後留置には適さない．

**鎮静法の前投薬**

不安感の強い患者には精神安定薬（ジアゼパム5 mg）を処置開始の30分～1時間前に投与する．知的障害者にはバルビツレイト（ラボナ® 50～100 mg）や，坐剤であるブロマゼパム（セニラン® 3 mg）やジアゼパム（ダイアップ® 6 mg）が適している．

また尺側皮静脈は，神経や動脈が近傍を走行しているので合併症の危険がある．

　e．刺入針に点滴回路を接続し，持続的に点滴をするか，あるいはシリンジを接続させる．
・プロポフォールでは持続注入器を接続する．
・輸液を早目に行うと患者が尿意を訴えやすいので，輸液量は最低限量とする．鎮静法では補液の意味は少ない．

　f．鎮静薬投与を開始する．
・鎮静薬の効果には個人差が大きいので，様子を観察しながら緩徐に鎮静薬を静脈内投与する．急速に投与すると過量になりやすく，呼吸抑制を生じやすい．
・鎮静状態になる前に軽い中枢刺激症状を示す多弁を生じやすい（プロポフォールで多い）．会話は，患者の鎮静度を観察するために行うので，過度に話をさせないようにする．
・鎮静効果が現れると，患者は呂律が回らなく，応答が不明瞭となる．上眼瞼下垂（Verrilleの徴候）を示す場合もあるが，必見ではない．早目にこれらの症状がみられる患者では感受性が高いと考え，投与量も少なめにとどめる．
・舌根沈下をきたした場合には呼名によって刺激するか，下顎を軽く挙上するように補助する．

　g．歯科・口腔外科処置を開始する．
・痛みを伴う処置には必ず局所麻酔を併用する．
・鎮静薬注入終了直後（2〜5分）は健忘効果が強いので，局所麻酔はこの時期に行う．

　h．患者の様子を観察しながら至適鎮静を目標として維持する．
・眉間に皺をよせるか，手足を動かさないか，開口状態はどうかなどに注意を払う．
・咽頭部に血液や水分が流入すると咳嗽反射が生じ，鎮静が中断されたり，血圧の上昇や頻脈を招きやすいので，注意深く吸引を行う．特に，タービン使用時，抜歯などの出血時に注意する．除石器によって注水された水は吸引しにくいので，器械を用いずにマニュアルで除石する．

　i．鎮静が浅くなった場合．
・ベンゾジアゼピン系薬物の追加投与を行う．
・プロポフォールの持続注入を行っている場合には投与量を増加させる．

　j．処置が終了したら覚醒を待つ．

---

**プロポフォールを用いた鎮静法の併用薬**

導入時にプロポフォールやミダゾラムのボーラス投与を行うと円滑な導入が期待できる．低濃度笑気の吸入，低濃度ケタミンの持続注入を併用すると，ある程度の鎮痛効果を期待でき，また，プロポフォールの使用量を減少させられるという経済的メリットが生じる．麻薬や拮抗性鎮痛薬を併用した場合には，効果が遷延することを考え，原則として入院患者に限る．

- 治療椅子の背を徐々に起こして坐位にする．
- ベンゾジアゼピン系薬物投与によって効果が遷延している場合か，覚醒を促したい場合にはフルマゼニルを投与する．
  k．帰宅許可の基準．
- 帰宅を許可するためには，ベンゾジアゼピン系薬物では静脈内投与後，一定時間以上が経過していることが必要である．
- 薬剤の投与量や個人の感受性によって覚醒するまでの時間に差があるので，臨床的に十分な覚醒を確認する必要がある．
  1．帰宅時の注意．
- 当日は運転などの危険を伴う行為や運動をしないように注意し，できれば付添とともに帰宅させる（図2）．

**臨床的な覚醒の基準**
1) 脈拍や血圧などのバイタルサインに異常がない．
2) 応答が明瞭である．
3) 立位でふらつかず，一人でまっすぐ歩ける．

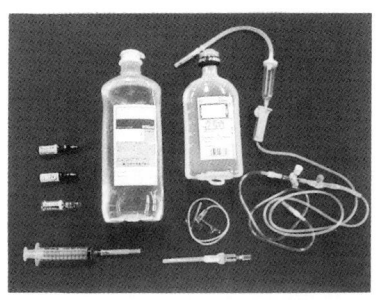

左上段：鎮静薬アンプル
左下段：シリンジ
中上段：輸液剤（5％ブドウ糖，酢酸リンゲル）
中下段：静脈留置針，翼付針
右：輸液セット（三方活栓と延長チューブ接続済み）

図2　静脈内鎮静法に用いる器具

このほかに駆血用バンドを静脈穿刺に，絆創膏を留置針固定に使用する．持続注入器を用いてプロポフォールによる鎮静法を行う場合には，持続注入器のほかに，注入器用に三方活栓と延長チューブ(容量0.5ml以下の細いもの)が必要である．

# 4. 監視下鎮静管理の考え方

　最近，一般医科領域での麻酔管理では，単に全身麻酔をかけるという業務だけでなく，監視下鎮静管理（monitored anesthesia care；MAC）という概念が注目されている．これは，持続的な麻酔科医の監視下でなければ苦痛を緩和できないか，あるいは安全に行うことができないような治療的または診断的な操作のための麻酔学的管理であると定義されており，具体的には，局所麻酔法に抗不安作用，催眠作用，鎮痛作用，健忘作用などを有した薬剤の静脈投与を併用し，なおかつ各種モニター下で麻酔科医が監視するという方法である．すなわち，従来，歯科領域で行われてきた静脈内鎮静法（intravenous sedation）時の全身管理の考え方と基本的には同じくするものといえる．

　このように，特に米国で推奨されているMACは，全身麻酔より生理的でより速い覚醒状態が期待できることや医療経済的にも優れていることにその利点があると強調されているが，同時に，気道を確保したり，必要に応じて全身麻酔に移行できるような装備と能力が必要でもあるといわれている．米国におけるMAC施行のためのガイドラインは，歯科領域における静脈内鎮静法の安全性を確立する上でも大いに参考となる．以下，MACにおける具体的な考えを列挙する．

### (1)術前評価
・MAC下で予定されている手術患者の術前評価は，全身麻酔を受ける患者と同程度のものが必要である．
・特に重要な評価項目は，手術時の体動制限に耐えられ，協調性があるかどうかという点である．咳嗽が続く患者や，起坐呼吸のある患者は体動制限という点から適応にならない．

### (2) MACのための鎮静方法
・鎮痛薬，催眠薬，健忘効果のある薬物などを，単体あるいは組合せて用いる．これらの薬物は，心血管系の抑制状態が遷延しないこと，迅速で確実な覚醒が得られることと，術後，嘔気，嘔吐の頻度が少ないことなどが条件となる．そのため，ベンゾジアゼピン（ジアゼパム，ミダゾラム），プロポフォールによるconscious sedationが推奨されている．
・米国では，アルフェンタニル，スフェンタニルなどの調節性

のよいオピオイドが使用できるため，鎮痛作用はこれらのオピオイド，鎮静作用は他の催眠作用や健忘作用を有している薬物（プロポフォール，ミダゾラム）を用いたバランス意識下鎮静（balanced conscious sedation）も用いられている．
・術中の疼痛や不安が強いと患者の興奮度は増すが，その要因として**表1**のようなものがあげられる．

### (3) MACでのモニタリング

アメリカ麻酔学会（ASA）による基本的な術中モニタリングの基準は，MACを含むすべての麻酔管理に適応となるといわれている．すなわち，

**基準1：麻酔担当者はすべての全身麻酔，局所麻酔，MACの間，その室内にいるべきである．**

・患者の状態の変化は急速であるため，この事項の遵守は最も重要である．放射線照射などの遠隔的患者観察が必要になる場合は，ある種のモニタリングの準備が必要となる．

**基準2：患者の酸素化，換気，循環，体温を持続的に評価すべきである．**

・血圧，心拍数を少なくとも5分毎に測定し評価する．
・開始から終了まで連続的に心電図を観察する．
・パルスオキシメータで血液の酸素化を評価する．皮膚の色を評価するため適切な照明のもとで患者を露出させておく必要がある．
・換気に関しては，MACの場合は，機器を用いなくても，少なくとも臨床徴候の持続的観察により換気の適正さを評価する．
・体温を連続測定する装置を利用する．

表1 MAC下で患者の興奮する要因

■疼痛や不安
■重篤な病態
・低酸素血症，低換気
・局所麻酔薬中毒初期
・脳血流低下
■その他の予測できる因子
・膀胱充満
・低体温または高体温
・そう痒
・嘔気
・体位による苦痛
・酸素マスク，経鼻カニューレによる不快感
・点滴漏れによる痛み
・術者による患者の圧迫
・長時間駆血

（花岡一雄監訳：臨床麻酔実践ハンドブック，原書第3版，p597，南江堂，1996．を一部改変）

# V 全身麻酔

# 1．臨床麻酔のための薬の知識

## 1）吸入麻酔
### (1)導入と覚醒

吸入麻酔薬の体内摂取は拡散と溶解によって行われる．肺胞気中の麻酔濃度が上昇すると麻酔薬は肺胞を取り巻く血液に移行し，中枢の組織に運ばれる．吸気中，肺胞気中，血液中，組織中の麻酔薬濃度が平衡に達するまでを導入(induction)という．

また麻酔状態を保つ過程を維持(maintenance)，麻酔状態から脱却する過程を覚醒 (emergence) という．

①導入を促進する因子

a．肺胞気中の麻酔薬濃度

呼気中の麻酔ガス濃度が高いほど，肺胞気中の濃度は上昇する（濃度効果）．また，2つのガスを混合して吸入させた場合，第1のガスが高濃度であるほど，第2のガスの吸収も速くなる（二次ガス効果）．

b．分時有効肺胞換気量

これの増大に伴って，肺胞気中の濃度は上昇する．

②導入を遅らせる因子

a．機能的残気量

これの多い患者では，肺胞気中のガス交換が遅くなる．

b．血液への溶解度

血液への溶解度が大きいほど，麻酔薬の血液への取り込みが多く，平衡状態に達するのに時間がかかる．

c．心拍出量

心拍出量が多いほど，肺胞気中の麻酔薬は速やかに血液によって運び去られ，平衡状態になかなか達しない．

d．肺胞・混合静脈血麻酔薬分圧較差

この較差が大きいほど麻酔薬は血液中にたくさん取り込まれ，肺胞内麻酔薬濃度の上昇が遅れる．

③覚醒に影響を与える因子

吸入麻酔薬は主に肺から排出されるので，過換気を行えば早く覚醒するといえるが，組織への溶解度が高い麻酔薬は過換気にしても思ったほど覚醒は早まらない．血液への分配係数が小さい麻酔薬は，血液から肺胞への移行が容易なので換気の影響

---

**機能的残気量**
呼吸の基準位において肺内に存在する肺気量

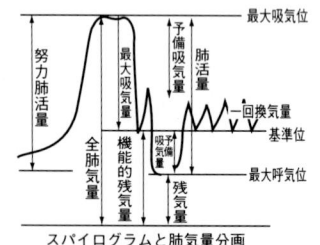

スパイログラムと肺気量分画

**溶解度**（血液／ガス分配計数）
平衡に達したとき気相と液相に分配される麻酔ガスの割合

| | |
|---|---|
| 笑気 | 0.47 |
| ハロタン | 2.3 |
| エンフルラン | 1.8 |
| イソフルラン | 1.4 |
| セボフルラン | 0.49 |

を受けにくい．

### (2)麻酔の深度

麻酔の深度と生体の徴候については，前投薬を行わないエーテル麻酔時の Guedel の麻酔深度表にまとめられている．これらの徴候は薬剤，換気の方法，動脈血分圧などによって影響を受けるが，中枢神経の抑制過程の基本的変化として参考になる（図1）．

### (3)麻酔作用の強さの評価

吸入麻酔薬の強さは通常 MAC で表される．これは，皮膚切開などの侵襲を加えたとき，50％のヒトが体動しないときの1気圧における吸入麻酔薬の最小肺胞濃度（minimum alveolar concentration）を％で示したものである（表1）．

歴史的には95％のヒトに有効な濃度 $AD_{95}$ が有用である．

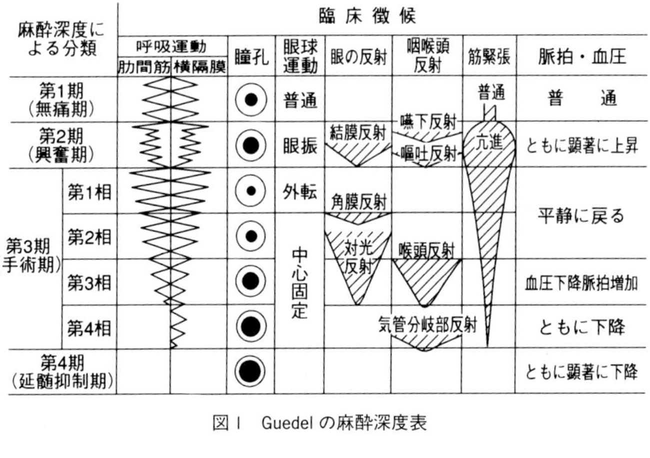

| 麻酔深度による分類 | 臨床徴候 ||||||||
|---|---|---|---|---|---|---|---|---|
| | 呼吸運動 || 瞳孔 | 眼球運動 | 眼の反射 | 咽喉頭反射 | 筋緊張 | 脈拍・血圧 |
| | 肋間筋 | 横隔膜 | | | | | | |
| 第1期<br>(無痛期) | | | ● | 普通 | | | 普通 | 普通 |
| 第2期<br>(興奮期) | | | ● | 眼振 | 結膜反射 | 嚥下反射<br>嘔吐反射 | 亢進 | ともに顕著に上昇 |
| 第3期<br>(手術期) | 第1相 | | ● | 外転 | 角膜反射 | | | 平静に戻る |
| | 第2相 | | ● | 中心固定 | 対光反射 | 喉頭反射 | | |
| | 第3相 | | ● | | | | | 血圧下降脈拍増加 |
| | 第4相 | | ● | | | 気管分岐部反射 | | ともに下降 |
| 第4期<br>(延髄抑制期) | | | ● | | | | | ともに顕著に下降 |

図1　Guedel の麻酔深度表

表1　吸入麻酔薬の強さ（％）

| | 笑気 | イソフルラン | エンフルラン | ハロタン | セボフルラン |
|---|---|---|---|---|---|
| MAC (in $O_2$) | 105 | 1.28 | 1.58 | 0.75 | 1.71 |
| MAC (in 70％ $N_2O$) | — | 0.56 | 0.57 | 0.29 | 0.66 |
| $AD_{95}$ | — | 1.68 | 1.88 | 0.90 | 2.07 |

①MAC-awake

覚醒時に呼びかけに応じて開眼する肺胞内濃度をいう．MACの約1/2の濃度である．

②MAC-intubation

気管内挿管時に体動や咳嗽反射がみられない肺胞内濃度で，MACの1.2倍の濃度である．

③MAC-BAR

皮膚切開を加えたとき，血中のカテコールアミンが上昇しない(block of adrenal response)肺胞内濃度で，MACの1.5倍．

### (4)吸入麻酔薬の種類

①ガス麻酔薬

#### a．亜酸化窒素（笑気）

**nitrous oxide（$N_2O$）**

| | |
|---|---|
| 分子量 | 44.0 |
| 沸点 | −88.5 |
| 蒸気比重（空気=1） | 1.53 |
| 液化臨界温度 | 36.5℃ |
| 蒸気圧 20℃ | 39,800 |
| (mmHg) | |
| 25℃ | 44,840 |
| 37℃ | 54,200 |
| 気化潜熱 cal/g | 89.5 |

**分配係数**

| | |
|---|---|
| Water/Gas（37℃） | 0.47 |
| Blood/Gas | 0.47 |
| Oil/Gas | 1.40 |
| Fat/Gas | 1.22 |
| MAC % | 101 |
| 臭気 | 僅かに甘い |
| 爆発性 | − |
| ソーダライムとの反応 | − |

**使用濃度（%）**

| | |
|---|---|
| 麻酔 | 〜80 |
| 呼吸停止 | (−) |

甘い匂いのする無色，非刺激性の無機ガスである．被爆発性，不燃性であるが，燃焼物質に対して助燃性がある．ボンベ内では9割が液体，1割が気体となるよう充填されているが，一部でも液化していれば内圧は20℃で51 kg/cm²と一定である．

約8割を消費すると，ボンベ内の笑気はほとんど気体となり，使用につれて内圧は急激に減少する．

なお減圧弁に液体が流入しないようボンベは必ず立てておく．

a）生体への影響

ⓐ循環系

循環器系への影響は少ないが交感神経刺激作用があり，血圧，心拍数，心拍出量をわずかに増加させる．

ⓑ呼吸系

気道刺激作用，呼吸抑制作用はないが容量依存性に換気回数が増加する．低酸素換気応答を抑制する．自発呼吸で放置しても$Paco_2$を増加させないが，二酸化炭素換気応答を抑制する（0.1 MACではほとんど抑制されない）．

ⓒ中枢神経系

脳血流を増加させ，頭蓋内圧を上昇させる．脳血管の二酸化炭素反応は保たれており，脳血流の自己調節能も保たれる．

b）笑気の問題

通常の麻酔程度の短時間の吸入では問題にならないが，3〜4日以上の長時間の曝露では神経障害，流産，骨髄造血機能抑制，肝臓障害，腎臓障害などが問題となる．ビタミン$B_{12}$を不活性化させる．

ⓐ 体内閉鎖腔内圧上昇, 容積拡張

腸閉塞, 気胸, ブラ (bulla) などの閉鎖空間がある場合, この空間のガス組成の大半は窒素である. 笑気の血液/ガス分配係数は 0.47 と麻酔薬の中では小さいが, 窒素の血液/ガス分配係数 0.014 と比較すると 34 倍ある.

したがって, 笑気を用いた麻酔を行うと閉鎖空間から血中への窒素が移行するより大量の笑気が閉鎖空間に移行し, その空間の容量が増大し内圧を上昇させる. 上顎洞や中耳の空間にも通常空気が入っているが, ここにも笑気は移行する.

しかしここは硬い骨で囲まれているので, 容量が増大できない分大きな圧の上昇となって表れる. 耳管閉鎖時の中耳内圧上昇による鼓膜破裂や, ブラ破裂による気胸の危険性がある. 気管内チューブのカフを空気で膨らませて笑気を使用するとカフの内圧が上昇するが, 最近, 笑気併用時にも内圧が上昇しないカフが開発されている.

ⓑ 拡散性低酸素症

高濃度の笑気を用いて麻酔を行った後, 笑気の吸入を中止して空気を吸入させると, 笑気の血液/ガス分配係数は窒素のそれの 34 倍あるので, 窒素が肺胞から血中へ移行するより大量の笑気が血中から肺胞に排泄される.

その結果, 肺胞内の酸素濃度が低下して酸素不足症が生じる. 50％以下の笑気濃度では拡散性低酸素症は起きないといわれているが, 少なくとも 50％以上の笑気を用いた場合は, 笑気吸入中止後 5 分間は 100％の酸素で笑気の体内からの洗い出しを行う.

ⓒ 助燃性

引火爆発性はないが, 450℃以上の高温では $N_2$ と $O_2$ とに分解され燃焼を補助する. 高濃度酸素下に笑気を併用してレーザーを気道の手術に用いると, 気道熱傷の危険性がある.

ⓓ 催奇形成

動物では高濃度の笑気に長時間さらすと, 卵の孵化する数の減少や孵化する時間の延長がみられたり, 胎児の骨の異常や生下時体重の減少がみられるとの報告があるが, ヒトの場合, 通常の手術に用いる濃度と時間ではほとんど危険はないと考えられている.

**halothane** 1,1,1-tri-
fluoro-2 bromo-2-
chloroethane

| | |
|---|---|
| 分子量 | 197.4 |
| 沸点 | 50.2 |
| 蒸気比重（空気＝1） | 6.9 |
| 液体比重 | 1.86 |
| 蒸気圧　20℃ | 243 |
| (mmHg)　25℃ | 290 |
| 　　　　　37℃ | 480 |
| 気化潜熱 cal/g | 35.0 |

**分配係数**

| | |
|---|---|
| Water/Gas (37℃) | 0.7 |
| Blood/Gas | 2.3 |
| Oil/Gas | 224 |
| Fat/Gas | 185 |
| MAC % | 0.75 |
| 臭気 | 甘い |
| 爆発性 | — |
| ソーダライムとの反応 | ± |

使用濃度（%）

| | |
|---|---|
| 麻酔 | 0.8～1.2 |
| 呼吸停止 | 3.6～4.0 |

1.5 MACの麻酔下で50%の患者に心室性不整脈を起こす粘膜下エピネフリン量（μg/kg）

| | |
|---|---|
| ハロタン | 2.1 |
| イソフルラン | 6.7 |
| エンフルラン | 10.7 |
| 小児 | 7.8～10 |

②揮発性吸入麻酔薬

**a．ハロタン**

ハロゲン化炭化水素化合物で強力な麻酔作用を有する．

a）循環系への作用

心筋収縮力の低下による心拍出量の減少のため，用量依存性に血圧が低下する．特に循環血液量が減少している場合は血圧低下が著しい．心拍数の変化は少ない．脳，皮膚の血管に対して強い血管拡張作用を有している．

冠血流量は減少させるが，同時に心筋の酸素消費量も減少させるので心筋の酸素受給バランスは保たれる．

心筋のエピネフリン感受性を高め，心室性不整脈の発生閾値を低下させる作用が強い．リドカインを同時投与すると，不整脈を起こすエピネフリン粘膜下投与量は2倍になる．ハロタンでは，0.5～2.0%の肺胞濃度の間で濃度に関係なく心室性不整脈が起きるとされるので，不整脈が起きた場合はハロタン濃度を0.5%以下にすると同時にリドカインを投与する．

b）呼吸系への作用

用量依存性に1回換気量が減少するが，呼吸数は増加するので分時換気量はあまり減少しない．二酸化炭素換気応答，低酸素換気応答を抑制する．気管支平滑筋が弛緩し分泌抑制作用があるので肺の動的コンプライアンスは増大する．慢性閉塞性呼吸疾患者の麻酔に適している．

c）脳，中枢神経系への作用

脳血流量増加と頭蓋内圧上昇がみられる．

d）骨格筋への作用

脱分極性，非脱分極性筋弛緩薬の作用を増強する．

e）肝臓，腎臓への作用

ハロタン麻酔では，総肝血流量は減少する．麻酔中の低酸素が麻酔後の肝機能異常の発生と無関係ではないので，肝への酸素供給を保つためにも肝血流を十分維持する．ハロタン麻酔後の肝障害には，GOT，GPTなどの上昇のみがみられるものと，広範な肝細胞壊死を起こすものがある．臨床的にはこれらの障害の発生頻度は低いが，短期間の反復投与は避けるべきである．

用量依存性に腎血流量，糸球体濾過量，尿量を減少させるが，麻酔前の十分な輸液管理で対応しうる．

f）その他の問題点

悪性高熱症は，遺伝的背景のもとにすべての揮発性麻酔薬が誘因となりうる．

### b．エンフルラン

ハロゲン化炭化水素で麻酔力はハロタンの約1/2である．

a）循環系への作用

心収縮力低下と血管拡張とが主な原因で用量依存性に血圧が低下する．心拍数はやや増加する．エピネフリンによる心筋の感受性はハロタンやイソフルランと比較して低く，したがって心室性不整脈発生頻度はこれらより少ない．

b）呼吸系への作用

用量依存性に呼吸数が増し，1回換気量が減少する．二酸化炭素応答は用量依存性に抑制され，自発呼吸下では $Paco_2$ は上昇する．手術侵襲のない状態で同一麻酔深度ではエンフルランがもっとも $Paco_2$ を上昇させ，ついでイソフルラン，ハロタンの順である．笑気は $Paco_2$ を増加させないので併用する揮発性吸入麻酔薬の呼吸抑制を減弱させる．呼吸抑制減弱作用の効果はエンフルランを併用したとき最もよく現れる．

低酸素換気応答も抑制する．

気管支拡張作用と気管支収縮抑制作用があるので，喘息患者の麻酔に適している．

c）脳，中枢神経系への作用

2MAC以上の高濃度で痙攣発作を起こすことがある．音声刺激や過換気は痙攣発作を起こしやすくする．

脳波に異常をもつ患者に対して，必ずしも痙攣発作の誘因になる明確な証拠はないので禁忌とはならないが，一般的には避けたほうが無難である．脳血管抵抗の減少により脳血流量は増加するがその程度はイソフルランより多く，ハロタンより少ない．

d）骨格筋への作用

中枢性の筋弛緩作用がある．脱分極性，非脱分極性筋弛緩薬の作用を増強する．

e）肝臓，腎臓への影響

総肝血流量，腎血流量，糸球体濾過量，尿量を減少させるが，適切な輸液管理で対応しうる．肝・腎障害は少ない．

---

enflurane 1,1,2-trufluoro -2- chloroethyl difluro-methyl ether

| | |
|---|---|
| 分子量 | 184.4 |
| 沸点 | |
| 蒸気比重（空気＝1） | |
| | 56.5 |
| 液体比重 | 6.4 |
| 蒸気圧 20℃ | 175 |
| (mmHg) 25℃ | 225 |
| 37℃ | 356 |
| 気化潜熱 cal/g | 37.5 |

**分配係数**

| | |
|---|---|
| Water/Gas (37℃) | |
| | 0.8 |
| Blood/Gas | 1.9 |
| Oil/Gas | 98.5 |
| Fat/Gas | 105.0 |
| MAC % | 1.68 |
| 臭気 | 軽いエーテル臭 |
| 爆発性 | ― |
| ソーダライムとの反応 | ― |

使用濃度（％）

| | |
|---|---|
| 麻酔 | 2～3 |
| 呼吸停止 | 3～4 |

isoflurane 1-chloro-2,2,2-trifluoroethyl-difluoro-methyl ether

| | |
|---|---|
| 分子量 | 184.4 |
| 沸点 | 48.5 |
| 蒸気比重（空気＝1） | 6.4 |
| 液体比重 | 1.49 |
| 蒸気圧　　20℃ | 250 |
| (mmHg)　25℃ | 295 |
| 　　　　　37℃ | 460 |
| 気化潜熱 cal/g | 36.0 |

**分配係数**

| | |
|---|---|
| Water/Gas (37℃) | 0.61 |
| Blood/Gas | 1.4 |
| Oil/Gas | 97.8 |
| Fat/Gas | 94.5 |
| MAC % | 1.15 |
| 臭気 | 軽い刺激臭 |
| 爆発性 | — |
| ソーダライムとの反応 | — |

使用濃度（％）
　麻酔　　1.5〜2.5
　呼吸停止　2.5〜3.0

## c．イソフルラン

エンフルランの異性体である．肝・腎障害がほとんどなく，生体内代謝率が0.2％以下で化学的に安定した物質である．

### a) 循環系への作用

末梢血管拡張作用による全末梢血管抵抗の減少で用量依存性に血圧を低下させるが，ハロタンやエンフルランと異なり心拍出量は良好に維持する．

冠血管拡張作用がある．ニトログリセリンが太い冠血管を拡張するのと対照に，細い冠動脈を拡張する．このため，非虚血部の血流を増加させ，虚血部の血流を減少させる冠盗血現象を起こすことが示されているが，イソフルランを冠状動脈バイパス患者に使用しても周術期の死亡率が高くなったり，術後に心筋梗塞を起こす確率が高くなったりすることはないという．頸動脈洞圧受容体反射がよく保たれているので，血圧が低下すると心拍数は増加する．若い患者ではこの傾向が強く，アトロピンやパンクロニウムなどの迷走神経遮断作用のある薬剤を同時投与すると，さらに増強される．高齢者や麻酔前に麻薬を投与されている患者では心拍数の反応は鈍い．

### b) 呼吸系に対する作用

1 MACまでは，用量依存性に呼吸数は増加するがそれ以上では増加しない．1回換気量は減少する．二酸化炭素換気応答と低酸素換気応答は抑制される．気管支拡張作用と気管支収縮抑制作用があるが，その刺激臭は気道を刺激することがある．

### c) 脳，中枢神経系への作用

揮発性吸入麻酔薬は脳酸素消費量を減少させるが，その程度はイソフルラン，エンフルラン，ハロタンの順である．一時的な局所脳虚血に対してサイオペンタールと同様，脳保護作用があるとされている．頭蓋内圧は軽度亢進させるが，過換気にするとさらに頭蓋内圧上昇が緩和される．

### d) 骨格筋への作用

中枢性の筋弛緩作用がある．脱分極性，非脱分極性筋弛緩薬の作用をハロタンより強く増強する．

### e) 肝臓，腎臓への影響

総肝血流としてはあまり減少しない．腎血流量は減少するが，血圧低下による灌流圧の低下によるものなので，麻酔中止後尿量は回復する．

### d．セボフルラン

わが国で，1990年に臨床使用が認められた揮発性吸入麻酔薬である．MACはエンフルランとほぼ同じである．血液/ガス分配係数が笑気に近い値で揮発性吸入麻酔薬のうち最も小さいので，導入覚醒は速やかである．

a）循環系への作用

末梢血管抵抗の減少による血圧低下がみられるが，心筋収縮力の抑制作用は少なく，後負荷を軽減することにより左室機能を良く維持する．心拍数の有意な増加はみられない．エピネフリンによる不整脈誘発閾値はセボフルラン＞イソフルラン＞エンフルラン＞ハロタンの順で，内因性・外因性エピネフリンに対しても安全性が高い．

b）呼吸系への作用

1回換気量の減少はハロタンと同程度であるが，呼吸数増加作用が弱いので，分時換気量は小さく，$Paco_2$は高くなる．

気道刺激が極めて少ないうえに，導入覚醒が速い．このことはマスクによる緩徐導入を行うことの多い小児麻酔で有利な点である．また，早期に覚醒させることが必要な外来麻酔に適している．二酸化炭素換気応答の抑制はハロタンより小さい．

c）脳，中枢神経系への作用

脳波はエンフルランのそれと類似していて高濃度で高振幅波が認められ，痙攣を起こしうると考えられるが，実際はエンフルランに比べて起こしにくい．脳血流増加作用は小さい．

用量依存性に頭蓋内圧を上昇させるが，1～2MACの麻酔深度ではハロタンより小さい．頭蓋圧上昇，脳代謝減少はイソフルランと同程度である．

d）肝臓，腎臓への影響

エンフルランと同程度か，やや少なめに用量依存性に肝血流を減少させる．肝動脈代償機構もよく維持される．麻酔後の重篤な肝障害の報告は現在少ない．

腎障害に関与する血清フッ素イオン濃度は，エンフルランのそれと同程度である．

e）その他の問題点

ソーダライムと反応して分解産物が生成される．しかし，セボフルランのソーダライムへの吸着は，ソーダライムとの化学反応を含め，半閉鎖循環式麻酔回路で行うかぎり通常の臨床麻酔の範囲でほとんど問題はない．

sevoflurane 1,1,1,3,3,3-hexafluoro-2-propylfluoro-methyl ether

| | |
|---|---|
| 分子量 | 200.1 |
| 沸点 | 58.6 |
| 液体比重 | 1.53 |
| 蒸気圧 20℃ | 157 |
| (mmHg) 25℃ | 197 |
| 37℃ | 317 |
| 気化潜熱 cal/g | 39.5 |

**分配係数**

| | |
|---|---|
| Water/Gas (37℃) | 0.356 |
| Blood/Gas | 0.63 |
| Oil/Gas | 53.9 |
| Fat/Gas | 48.7 |
| MAC % | 1.71 |
| 臭気 | 芳香性 |
| 爆発性 | ― |
| ソーダライムとの反応 | ＋ |

使用濃度（%）

| | |
|---|---|
| 麻酔 | 2～3 |

## 2) 静脈麻酔薬

### (1) バルビツレイト

① 作用時間による分類

a. 超短時間作用
 a) チオペンタール
  ラボナール®, チオパール®
 b) チアミラール
  イソゾール®, チトゾール®
b. 短時間作用
 a) ペントバルビタール
  ネンブタール®

② 特徴

a. 循環系への作用

心筋抑制による心拍出量の低下と,末梢血管抵抗減少のため血圧は低下する.高血圧患者,レセルピン療法を受けている患者,心疾患患者,循環血液量が減少している患者に用いると血圧低下は著しい.心疾患患者,高齢者,プアリスク患者には試験量として50 mgを静注して血圧の低下の程度をみて少なめに投与する.血中カテコーラミンを増加させないが,カテコーラミンによる心の被刺激性を増強させる.

b. 呼吸系への作用

直接延髄を抑制して,呼吸数と一回換気量が減少する.高用量を高速で投与すると無呼吸になる.副交感神経刺激作用とヒスタミン遊離作用により気管支痙攣・喉頭痙攣をきたしやすい.二酸化炭素に対する換気応答はよく保たれる.

c. 脳,中枢神経系への作用

チアミラールは脂溶性が高いので,遊離型で非イオン型のものは速やかに中枢神経へ取り込まれる.脳内の血中濃度が急速に低下するとともに麻酔状態は2〜3分で消失し,傾眠・鎮静状態を経て覚醒する.代謝速度は緩やかなので反復投与や大量投与で覚醒遅延を起こしやすい.脳挫傷や脳低酸素後の脳浮腫に対して,脳代謝を抑え,頭蓋内圧を下げるなどの脳保護作用がある.強い抗痙攣作用がある.

d. 肝臓,腎臓への影響

直接的な影響は少ない.肝疾患患者や広範な肝臓の切除術を受ける患者,急性腎不全の患者では麻酔効果の長い持続と覚醒の延長がみられる.

---

**バルビツレイト (barbiturates)**

尿素とマロン酸が結合したマロニル尿素をバルビタール酸という.バルビタール酸の各種の基を置換したものがバルビツレイトであり,この構造を持つものは prymidine 誘導体と呼ばれる.

**チオペンタール (thiopental) とチアミラール (tyiamylal)**

チオペンタールは 5-ethyl-5(1-methyl-butl)2-thiobarbiturate で,ethyl が allyl にかわったのがチアミラール.チアミラールの方が麻酔作用はやや強いが薬理作用はほとんど差がない.

e．その他の問題点

2.5％溶液は強アルカリ性なので，血管外に漏れると激しい炎症を起こす．このような場合はその局所へ0.5％リドカインを5〜10 m$l$ 注入してバルビツレイトを希釈する，該当区域の交感神経をブロックするなどがすすめられる．動脈内に誤注入すると，そこから末梢の組織は壊死を起こす．

筋弛緩作用はほとんどない．

容易に胎盤を通過するので妊婦への作用は注意する．

f．禁忌

ポルフィリン症，筋ジストロフィー，重症心不全，喘息発作時，尿毒症

g．使用法，使用量

導入にはチアミラール 4〜6 mg/kg を 10〜20 秒で静注する．睫毛反射の消失をもって入眠とする．舌根沈下，呼吸抑制がおき，急速注入で無呼吸になるので，気道を確保し陽圧換気する．陽圧換気が自発呼吸と合わないとしゃっくりを誘発する．このようなときにエアウェイを挿入したり咽喉頭部に不必要な刺激を加えると喉頭痙攣を起こす．あまり緩徐に静注すると麻酔が深くならない．

(2)ケタミン

視床，新皮質を抑制し，大脳辺縁系を賦活するという脳波上解離のみられる麻酔薬である．

①循環系への作用

交感神経活動を亢進させ，心拍数の増加，血圧の上昇，肺動脈圧の上昇が起こる．心臓の興奮作用は心筋酸素消費量を増やし，心仕事量も増やすので，虚血性心疾患患者への使用は注意を要する．しかし，循環血液量が減少している患者では低血圧を起こさせないので有利である．

②呼吸系への作用

呼吸抑制は少ないが急速投与により一過性に呼吸抑制をみることがある．舌根沈下を起こしにくく，上気道の反射も比較的保たれているが，気道確保には留意する．気道分泌物が増加するのでアトロピンで前処置する必要がある．交感神経活動の亢進により気管支拡張作用があるため気管支喘息患者の麻酔に適している．

③脳，中枢神経系への作用

頭蓋内圧，脳血流量，脳酸素消費量を増加させるので，脳浮

腫や脳出血のある患者には用いない．てんかん患者に用いた場合，脳波上でてんかん波の発生頻度は増加しないし，痙攣も起こさないが，発作を誘発させるので避けたほうがよいという意見もあるので，慎重に投与する．

④肝臓，腎臓への影響

肝・腎に対して毒性がないのでくり返し投与できる．

⑤その他の問題点

麻酔覚醒時に幻覚や不快な夢をみ，錯乱をもたらすことがある．発生頻度は5〜30％で成人に多く，小児や高齢者では少ない．反復使用すると発生頻度は減少し，症状は軽くなる．この不快な症状を防ぐには，ベンゾジアゼピン系の薬剤を前投薬で用いるか，手術終了前にこの薬剤を静注する．また，チアミラールを終了時に静注してもよい．完全に予防することはできないが，この反応が長時間持続したり精神障害を残したりはしない．

体性痛に対しては強力な鎮痛効果があるが，内臓痛に対してはそれほど強くない．

導入後一過性に咬筋の緊張が増し，開口困難をきたすことがある．筋弛緩作用はない．

開眼したまま入眠し，眼振が現れる．眼圧が上昇する．

⑥禁忌

絶対禁忌ではないが，避けたほうがよいと思われるのは，てんかん，脳血管障害，虚血性心疾患，幻覚のある患者などである．眼科の麻酔にも適していない．

術後の悪心，嘔吐が多い．

⑦使用法，使用量

a．静脈内投与

0.5〜2.0 mg/kg 静注すると1〜2分で入眠し，手術が可能となる．手術侵襲に対して完全に麻酔状態を保つのは静注後10分間である．それ以上続くときは初回投与量の半分ずつを追加する．あるいは6 mg/kg/hを点滴静注し，30分経過したら3 mg/kg/hにし，手術終了30分前には投与を中止する．

b．筋肉内投与

5〜10 mg/kg 筋注すると2〜4分で入眠する．筋注後10分で手術が可能になり，30分この状態が続く．追加投与するときは静注する．

バイアルで静注用10 mg/mlと筋注用5 mg/mlがあるので表示をよくみて間違わないよう使用する．

### (3)プロポフォール

プロポフォール (propofol)

1974年に静脈麻酔薬として開発され，1986年にイギリスで全身麻酔薬として臨床使用が承認され，1996年よりわが国で使用されるようになった．化学名は 2・6-diisopropylphenol．大豆油，濃グリセリン，精製卵黄レシチンを溶媒とする等浸透圧の白色の乳濁液で独特の匂いがある．

①循環系への作用

バルビツレイトより程度が大きい血圧低下は，主として脳幹の心血管中枢抑制による交感神経活動の減少による．心筋抑制作用や末梢血管の直接拡張作用は弱い．

②呼吸系への作用

導入量で呼吸抑制が強く，無呼吸の時間も長い．

気道反射の抑制が強いので，ラリンゲルマスクの挿入にも適しており，喉頭痙攣も起こしにくい．気管支平滑筋を用量依存性に弛緩するので喘息患者にも適応できる．

③脳，中枢神経系への作用

脳酸素消費量，脳血流量を減らし，頭蓋内圧を減少させる．抗痙攣作用がある．

④肝臓，腎臓への影響

肝摂取率が高く，急速に代謝されるため蓄積性が低く，麻酔の維持にも用いられる．質の良い速やかな覚醒が得られる．肝・腎への悪影響はない．

⑤その他の問題点

静注時に血管痛はあるが，静脈炎を起こすことはまれである．

溶媒であるイントラリピッド® には抗菌薬が含まれていないので無菌的操作を心がけた上，開封後は早めに使い切る．

術後の悪心，嘔吐が少ない．

筋弛緩作用はない．

眼内圧は低下する．

ヒスタミン遊離作用はない．

悪性高熱症は誘発させない．

鎮痛作用はなく，健忘効果も弱い．

⑥禁忌

ショック，循環不全の患者．

気道確保が困難な患者．

妊婦・小児（3歳以下）での使用の安全性が確立されていない．

大豆，卵，プロポフォールに対するアレルギー患者．

⑦使用法，使用量
 a．単回注射

10 mg/ml の溶液を成人には 100〜200 mg（2.0〜2.5 mg/kg），40〜50 秒かけて静脈内の点滴ルートの 3 方活栓から注入する．睫毛反射が消失し麻酔状態は 6〜10 分間続く．必要に応じて追加量を分割投与する．引き続きプロポフォールを用いる場合はここから持続注入に切り替える．

 b．持続注入

4〜10 mg/kg/hr が標準だが，実際は成人では最初の 10 分間は 10 mg/kg/hr の速さで，次の 10 分間は 8 mg/kg/hr，6 mg/kg/hr といった具合に注入していく．油性剤のため点滴ができないのでボーラス投与や自動投与ができる専用のシリンジポンプによる注入が便利である．

全身麻酔に用いる主な静脈内投与薬剤

| 一般名 | 商品名 | 容量 | 導入量 | 維持量 |
|---|---|---|---|---|
| バルビツレイト チオペンタール  チアミラール | ラボナール チオゾール  イソゾール | 500 mg/20 ml アンプル | 3〜5 mg/kg 1,000 mg まで | 適応なし |
| プロポフォール | ディプリバン | 500 mg/50 ml バイアル 200 mg/20 ml アンプル | 2〜2.5 mg/kg | 6〜10 mg/kg/hr |
| ケタミン | ケタラール | 筋注用 500 mg/10 ml アンプル 静注用 200 mg/20 ml バイアル | 5〜10 mg/kg 筋注 1〜2 mg/kg 静注 | 10〜30 $\mu$g/kg/min 点滴静注 0.5 mg/kg ずつ静注 |
| ベンゾジアゼピン ミダゾラム | ドルミカム | 10 mg/2 ml | 0.1〜0.2 mg/kg | 適応なし |

### 3）筋弛緩薬

神経筋接合部に作用して横紋筋の収縮を遮断する薬物を筋弛緩薬という．中枢的抑制から筋弛緩状態をもたらす薬剤は含まれない．

### (1)筋収縮の機序（図2，3）

①安静時には神経—筋接合部後膜は外側が（＋）に，内側が（－）に分極している．

②活動電位が運動神経終末に達すると$Ca^{++}$が神経末端に流入してシナプス小胞を移動させて，小胞と神経膜が融合してアセチールコリン（ACh）がシナプスに放出される．

③AChは筋の終板の受容体と結合して$Na^+$チャネルを開く．

④$Na^+$が筋細胞内へ流入し終板に脱分極が起きる．

⑤脱分極によって細胞内に$Ca^{++}$が流入し，$Ca^{++}$が筋小胞体上のリアノジン受容体と結合し，筋小胞体から$Ca^{++}$を放出させる．

⑥$Ca^{++}$が収縮蛋白アクチンの構造をトロポミオシンを介して変化させ，収縮蛋白ミオシンと結合させてアクチン—ミオシン結合が生じ，筋収縮が起こる．

⑦AChは終板襞にあるコリンエステラーゼによってただちにコリンと酢酸に分解される．

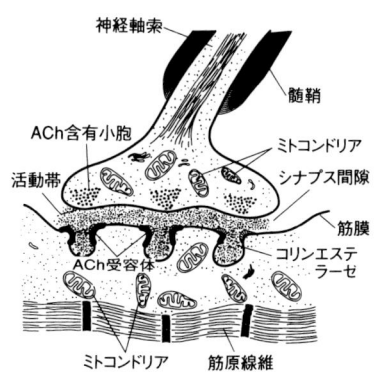

(松木明知，石原弘規編：臨床麻酔科学，第2版，p.72，文光堂，1999．より引用)

図2　神経筋接合部の模式図

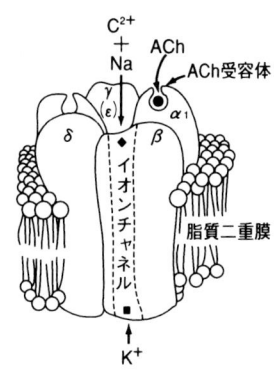

(後藤文夫著：麻酔科ガイドブック，第3版，1944，真興交易㈱医書出版部，2000．より引用，著者改変)

図3　Ach受容体とイオンチャネル

(2)筋弛緩薬の作用機序
　①脱分極性筋弛緩薬：ACh受容体の両αサブユニットと結合してイオンチャネルを開口させて脱分極を起こす．コリンエステラーゼによって加水分解されないために筋弛緩状態が持続する．
　②非脱分極性筋弛緩薬：ACh受容体のαサブユニットの一方または両側に結合するためにAChによるイオンチャネルの開口を阻害し，筋弛緩が起こる（競合的拮抗）．
　③非脱分極性筋弛緩薬の拮抗薬：非脱分極性筋弛緩薬は作用持続時間が長いので短時間内に手術が終了した場合や，回復が遷延した場合に拮抗薬を投与する．これをリバースという．
　リバース：ACh分解酵素の阻害薬（抗コリンエステラーゼ剤（抗ChE剤）；ネオスチグミン，エドロホニウム）を用いてAChの分解を抑制させる．抗ChEによってAChの分解が抑制されてAChが増して濃度が高まると，ACh受容体にAChが再び結合することができるようになり，筋収縮が起こる．AChの作用には，終板において運動神経をつかさどるニコチン様作用のほかに，終板以外のACh受容体に結合して生じるムスカリン様作用がある．これは，副交感神経刺激症状（徐脈，血圧低下，気道・消化器系分泌物増加）を引き起こすので，アトロピンを用いて部分的に拮抗させなければならない．

> リバースで欲しい効果はニコチン様作用のみである．しかし，ムスカリン様作用が付録についてきてしまう．「ニコチン欲しい」と覚えると良い．

(3)筋弛緩薬の適応
①手術操作を容易にする．
②気管内挿管を容易にする．
③自発呼吸を停止させたい時（人工呼吸にする時）．
④体動やバッキングを急いで止めたい場合．
⑤全身痙攣（局所麻酔薬中毒など）を止めたい場合．
⑥声門痙攣を止めたい場合．

(4) 筋弛緩薬各論
①脱分極性筋弛緩薬：サクシニルコリン（塩化スキサメトニウム）(SCC, SCh)
・構造的にはAChが2個結合したジアセチルコリン．
・血清中の偽（プソイド）コリンエステラーゼ（PChE）によって，サクシニルモノコリンとコリンに分解される．前者はさらにコハク酸とコリンに分解される．
　異型PChE血症ではSChの分解能が弱い（日本人には少ない）．

- 現在臨床で用いられている唯一の脱分極性筋弛緩薬．
- 静注後に筋線維束性収縮（攣縮，fasciculation）が生じる．横紋筋の線維束が頭側から末梢側へ一過性に起こす細かな痙攣．この後，数分間の筋弛緩状態（＝ACh不応期）がある．
- 作用発現は1分と速やかで，作用持続は5分．
- 半減期4～5分
- 大量使用によってPhase II block（第II相遮断：非脱分極性筋弛緩薬と同様な状態）へ移行する場合がある．
- 副作用；超短時間作用性である点は変えがたい魅力であるが，副作用が多い．

  筋肉痛・高K血症
  　対策：pre-curalization；SCh投与前に少量の非脱分極性筋弛緩薬を先行投与し，SChによる筋線維束性収縮を弱め，筋肉痛，高K血症などの副作用を減少させるテクニック．

  頻脈・血圧上昇
  　反復使用によって徐脈が生じることがある（特に小児）．
  横紋筋融解症：サクシニルコリンによる筋損傷や筋細胞膜の透過性亢進によって横紋筋融解症を起こす場合がある．ミオグロビンの血中濃度が20,000 ng/m$l$程度以上でミオグロビン尿症（尿が赤褐色を呈する）を発症する．ミオグロビン尿症は小児に多い．多くは一過性だが，腎不全を起こすこともある．輸液を行い，利尿を図る．
  悪性高熱症：全身麻酔中に高熱を発し，筋強直，頻脈，不整脈などの代謝亢進症状を示す．数万例に1例の稀な遺伝性筋肉疾患．発症例の80％でSChを使用していたとされる．ハロセンとの併用時に多い．ダントロレンが特効薬である．1960年代には死亡率は70～80％であったが，現在は10％程度である．問診時に血縁者に全身麻酔時に高熱などの異常を起こした者がいないか確認する．
  悪性症候群と熱中症：悪性高熱症と類似の高熱症状を示し，致命的な経過をとる場合のある疾患に悪性症候群と熱中症がある．悪性症候群は抗精神病薬によって誘発され，遺伝性ではなく，主に中枢神経系に異常が存在する．熱中症とは激しい運動や高温多湿環境によって高熱を発する疾患であるが，激しい運動で発症したものを労作性熱射病という．労作性熱射病患者の約1割で筋検査によって悪性高熱症の遺伝的素因があったとする報告があ

る．問診では本人と血縁者の熱中症についても尋ねることが必要である．歯科治療時の過度の緊張と興奮から熱中症を起こしたと思われる症例もある．

②非脱分極性筋弛緩薬

　a．アルクロニウム（ディアルフェリン®）
- dTcから合成された化合物．
- 筋弛緩作用はやや強く，作用時間は短い．
- 半減期は200分．
- 弱い血圧低下とヒスタミン遊離作用がある．
- ほとんど分解されず，腎より排泄される．
- 現在はほとんど使用されない．

　b．パンクロニウム（ミオブロック®［1 A：4 mg/2 m$l$］）
- 中心にステロイド核を持つ．
- 迷走神経遮断作用があり，頻脈・血圧上昇を起こす場合がある．
- ヒスタミン遊離作用はほとんどない．
- 胎盤をほとんど通過しない．
- 効果発現時間4分．
- 半減期76分．
- 75％ブロック回復時間45分．
- 腎からの排泄率が60～85％と高く腎機能障害患者では効果が遷延する可能性がある．

　c．ベクロニウム（マスキュラックス®［1 A：4 mg/2 m$l$］）
- 本邦で現在もっとも多く使用されている．
- 中心にステロイド核を持つ．
- 循環器系への影響がない．
- ヒスタミン遊離作用はほとんどない．
- 胎盤をほとんど通過しない．
- 効果発現時間3分．
- 半減期11分と短い．
- 75％ブロック回復時間22分と短い．
- 肝と腎からの排泄率は50％ずつ，肝機能障害時には半減期は延長する．

**d-ツボクラリン**
(dTc，クラーレ)
(アメリゾール®)
1942年に初めて臨床で使用された筋弛緩薬．現在は使われていない．クラーレは南米原住民の使っていた矢毒の総称．

## (5)非脱分極性筋弛緩薬の作用に影響を与える因子(表3)

非脱分極性筋弛緩薬は作用持続時間が長いので種々の薬剤や年齢,疾患の影響を受けやすい.SCh(脱分極性筋弛緩薬)は作用時間が短く,影響を受けにくい.

**治験中の筋弛薬**

本邦では,現在,ピペクロニウム(効力が強く,作用持続時間が120分と長い)やロクロニウム(効果発現が1〜2分と速く,効果持続時間が5〜7分と短く,SChに代ることが期待される)などの非脱分極性筋弛緩薬性の治験が行われている.

表3 非脱分極性筋弛緩薬の効果に影響を与える因子

| 吸入麻酔薬 | 作用増強 | セボフルラン>エンフルラン,デスフルラン,イソフルラン>ハロタン>笑気 |
|---|---|---|
| 血管拡張薬 | 作用増強 | トリメタファン<br>パンクロニウムの作用をニトログリセリンは特異的に増強させる |
| 抗不整脈薬 | 作用増強 | プロカインアミド,キニジン,Ca拮抗薬,$\beta$遮断薬 |
| 抗 菌 薬 | 作用増強 | ネオマイシン,ストレプトマイシン,カナマイシンで強い<br>ゲンタマイシン,ポリミキシン,リンコマイシンで弱い |
| 疾 患 | 作用増強<br>作用減弱 | 重症筋無力症(ACh受容体の数の減少による)<br>熱傷・火傷(ACh受容体の数の増加による?) |
| 電 解 質 | 作用減弱<br>作用増強<br>作用減弱 | $K^+\uparrow$ (脱分極性筋弛緩薬では作用増強)<br>$Mg^{++}\uparrow$ (脱分極性筋弛緩薬には影響せず)作用<br>$Ca^{++}\uparrow$ |
| 年 齢 | 作用増強<br>作用増強 | 乳幼児 (脱分極性筋弛緩薬には感受性低い)<br>高齢者 |

### 4）麻薬性鎮痛薬・非麻薬性鎮痛薬
#### (1)麻薬性鎮痛薬と拮抗薬（表4）
①フェンタニル（フェンタネスト® [1 A：100 μg/2 ml]）
- 導入時に静脈麻酔薬に併用して1～2 μg/kg 静注．
  大量フェンタニル麻酔で単独で50～150 μg/kg/min
  NLAで3～10 μg/kg 静注（体重50 kgで1.5 A～5 A）後，
  1～2 μg/kg，30～60分毎に追加．
- 強力な鎮痛薬（ペチジンの500倍，モルヒネの100倍）．
- 効果発現は2～3分と速やか，作用持続時間は30～60分．
- 排泄半減期は4～5時間．
- フェンタニルは持続投与による体内蓄積性が高く，投与時間が2時間以内であれば短時間作用性であるが，2時間以上になると長時間作用性となる．
- 呼吸抑制作用が強い．呼吸数減少が1回換気減少よりも優位．
- 急速静注によって頸部から胸腹部にかけて筋強直をきたす（鉛管現象 lead pipe phenomenon）．
- 軽度の心筋抑制作用があり，血圧は軽度に低下する．
- 迷走神経刺激によって脈拍数は減少する．
- 循環抑制は軽度であり高齢者や心臓手術の麻酔に適している．

②塩酸モルヒネ［1 A：10 mg/1 ml］
- 疼痛時 1/2～1 A を筋注
  心筋梗塞・肺水腫1 Aを緩除に静注（心筋梗塞時の第一選択）
  硬膜外投与1～3 mgを生理的食塩水5～10 mlに混ぜて投与
  （クモ膜下投与はその1/2～1/5）．
- 鎮静作用，多幸感．
- 作用持続時間は4～6時間．
- 過量で呼吸抑制，$CO_2$換気応答低下，呼吸数減少．
- $CO_2$蓄積により頭蓋内圧亢進があり，頭蓋内圧亢進患者には使わない．

表4　静脈内投与時の効果

|  | 最大効果時間 | 効果持続時間 |
|---|---|---|
| フェンタニル | 5～15 分 | 30～60 分 |
| アルフェンタニル | 1～2 分 | 10～15 分 |
| スフェンタニル | 3～5 分 | 20～45 分 |

(Omoigui A：The Anesthesia Drugs Handbook, Mosby, 1995.)

アルフェンタニルとスフェレタンは本邦では臨床使用されていない．

- ヒスタミン遊離による静脈拡張により血圧は低下する．
- 平滑筋の緊張を高め，悪心・嘔吐を誘発する．
- 気管支喘息，胆道疾患患者には禁忌．
- 心筋抑制は軽度であり心臓手術の麻酔に適している．
  ③オピスタン（メペリジン®，ペチジン®［1 A：35 mg/1 ml，50 mg/1 ml］）
- 前投薬　50〜75 mg を筋注（全身麻酔導入の 0.5〜1.5 時間前）．
- 鎮静作用，多幸感．
- 鎮痛効果はモルヒネの 1/10．
- 作用持続時間は 2〜3 時間．
- 平滑筋弛緩・気管支拡張作用があり気管支喘息患者に適する．
- 呼吸抑制作用が強いが，モルヒネより軽度．
- 心筋被刺激性を減少させ，心室性不整脈を予防する．
- アトロピン様作用があり，頻脈を生じる．
  ④ナロキソン［1 A：0.2 mg］
- 麻薬拮抗薬（オピオイドレセプターで競合的に拮抗）．
- 麻薬使用後の呼吸抑制や覚醒遅延に用いる．
- 0.1 mg ずつ静注し，効果がなければ 1 mg まで追加する．
- 構造はモルヒネに似るが依存性はない．
- 半減期が短く，効果持続時間は 40 分．
- 呼吸循環への直接的作用は少ない．
- 全身麻酔からの覚醒時に投与すると，疼痛の増強，血圧上昇，悪心，嘔吐，肺水腫，不整脈をきたすことがある．
- 亜酸化窒素（笑気）の鎮痛効果に大量で拮抗する．

**ナロキソンによる拮抗**
ナロキソンはブプレノルフィン以外の非麻薬性鎮痛薬にも拮抗する．ブプレノルフィンはナロキソンで完全に拮抗できない．ブプレノルフィンによる呼吸抑制にはドキサプラムを用いるが，アミノフィリンが有効な場合もある．

**(2) 非麻薬性鎮痛薬（麻薬拮抗性鎮痛薬）**
①ペンタゾシン（ペンタゾシン®，ソセゴン®［15 mg/1 ml，30 mg/1 ml］）
- 疼痛時　15〜30 mg を筋注または静注（筋注の半分量）．
  NLA 変法　0.5〜1.5 mg/kg を筋注．
- 麻薬拮抗薬であるが作用は弱く，鎮痛薬として使用される．
- 麻薬と異なり，依存や耽溺を生じない．
- 鎮静効果は弱く，多幸感はない．
- 作用時間は筋注で 3〜4 時間．
- 軽度の呼吸抑制がある．
- 血圧は上昇し，頻脈も生じるので高血圧症や虚血性心疾患患者には注意．頭蓋内圧亢進，気管支喘息患者には禁忌．

**NLA変法**

ブトルファノールとブプレノルフィンは鎮静法にベンゾジアゼピン系薬物と併用して用いられる場合がある．ブトルファノールは0.01〜0.02 mg/kgを少量ずつ投与する．ブプレノルフィンは1〜2 μg/kgを少量ずつ投与する．しかし，作用持続時間はブトルファノール3〜4時間，ブプレノルフィン6〜8時間と長いので，覚醒遅延を生じやすい．

②ブトルファノール（スタドール® ［1 A：1 mg/1 m$l$, 2 mg/1 m$l$］）

・疼痛時　0.02〜0.04 mg/kgを筋注または静注（筋注の1/2）．
　前投薬　1 mgを筋注．
　NLA変法　0.04 mg/kgを静注．
・呼吸抑制と覚醒遅延に注意する．
・鎮痛作用はモルヒネの5〜7倍で，ペンタゾシンよりも強い（ペンタゾシン15 mgがブトルファノール1 mgに相当する）．
・ペンタゾシンのような頻脈や血圧上昇は少ない．
・呼吸抑制作用がありナロキソンで拮抗される．
・悪心，嘔吐，発汗などが生じる場合がある．
・静注では鎮静作用もあり，急速または大量使用は注意．

③ブプレノルフィン（レペタン® ［1 A：0.2 mg/1 m$l$, 0.3 mg/1.5 m$l$］）

・疼痛時　0.2〜0.3 mg/kgを筋注．
　NLA変法　4〜8 μ/kgを静注．
　心筋梗塞時　0.2 mgを緩徐に静注．
　硬膜外投与　2〜4 μg/kgを生理的食塩水5〜10 m$l$に混ぜて投与（坐剤［0.2 mg, 0.4 mg］術後疼痛に使用　8〜12時間毎）．
・鎮痛作用はモルヒネの30〜50倍．
・呼吸抑制作用が強いが，循環器系への作用は少ない．
・悪心，嘔吐が生じる場合がある．
・ナロキソンで完全拮抗できない．

（→ナロキソンのサイドメモ参照）

## 5）循環作動薬
### ⑴昇圧薬（表5）
①エフェドリン（エフェドリン®［1 A：40 mg/1 m$l$］）
- $\alpha_1$, $\beta_1$, $\beta_2$ 受容体に間接的に作用.
- 1 A（40 mg/1 m$l$）を 10 m$l$ に希釈して，1〜2 m$l$（4〜8 mg）ずつ静注，昇圧効果は 3〜10 分持続．または，1/2 A（20 mg）筋注後，残 20 mg を希釈して，4〜8 mg ずつ静注，昇圧効果は 60 分程度持続．

②エチレフリン（エホチール®［1 A：10 mg/1 m$l$］）
- $\alpha_1$, $\beta_1$ 受容体に作用．
- 1 A（10 mg/1 m$l$）を 10 m$l$ に希釈して，1〜2 m$l$ ずつ静注．または，1/2 A（20 mg）筋注後，残り 5 mg を希釈して，1〜2 mg ずつ静注．

③フェニレフリン（ネオシネジン®［1 A：1号 1 mg/1 m$l$, 2号 5 mg/1 m$l$］）
- $\alpha_1$ 受容体に作用し，末梢血管を収縮させる．
- 0.1 mg/m$l$ に希釈して 1〜2 m$l$ ずつ静注．

表5 $\alpha$, $\beta$ 受容体の刺激薬と遮断薬

|  | $\alpha_1$ | $\alpha_2$ | $\alpha_1 + \alpha_2$ |
|---|---|---|---|
| 作　用 | 内臓・皮膚動脈収縮 | 交感神経末端からのノルエピネフリン遊離 |  |
| 刺激薬 | エフェドリン<br>エチレフリン<br>フェニレフリン<br>ドパミン | クロニジン | ノルエピネフリン<br>エピネフリン |
| 遮断薬 | プラゾシン | ヨヒンビン | フェントラミン<br>フェノキシベンザミン |

|  | $\beta_1$ | $\beta_2$ | $\beta_1 + \beta_2$ |
|---|---|---|---|
| 作　用 | 心筋収縮力増強 | 気管・血管・子宮の平滑筋弛緩 |  |
| 刺激薬 | エチレフリン | メチルノルエピネフリン<br>サルブタモール | エフェドリン<br>エピネフリン<br>ドパミン<br>ドブタミン<br>イソプレナリン |
| 遮断薬 | アセブトロール |  | プロプラノロール |

　エピネフリンは少量で $\beta$ 作用，大量で $\alpha$ 作用が出現する．
　ノルエピネフリンは $\alpha$ 作用が強い．
　$\alpha$, $\beta$ 受容体以外にドーパミン受容体が中枢神経，腎・腸管動脈に存在する．

- $\beta$作用はなく，腎動脈を収縮させ，腎血流を減少させる．
- 反射性徐脈を起こすので発作性上室性頻拍の治療に用いる．
  ④ドパミン（イノバン® [1 A：100 mg/5 m$l$]）
- $\alpha_1$, $\beta_1$, $\beta_2$, $\gamma$（ドパミン）受容体に作用．
  0.5〜3 $\mu$g/kg/min　ドパミン受容体作用，腎血流上昇．
  3〜10 $\mu$g/kg/min　$\beta_1$, $\beta_2$受容体作用，心収縮力増強．
  10〜　$\mu$g/kg/min　$\alpha_1$受容体作用，末梢血管収縮．
- （シリンジ投与の場合）（体重×3）mg/50 m$l$ に希釈すると
  　　　　　　　　　　　　1 m$l$/hr＝1 $\mu$g/kg/min になる．
  （微量点滴）　輸液剤500 m$l$ に3 Aを希釈すると
  　　　　　　　　　　10 $\mu$g/kg/min＝体重（kg）滴/min になる．
- 投与中止後10分以内に効果は消失する．
- 10 $\mu$g/kg/min 以上の投与によって狭心症患者で冠動脈スパスムスを誘発する場合がある．$\alpha_1$作用が強い場合は血管拡張薬を併用する．
- 投与は20 $\mu$g/kg/min までとし，昇圧作用が弱い場合はステロイドを併用する．
  ⑤ドブタミン（ドブレックス® [1 A：100 mg/5 m$l$]）
- $\beta_1$, $\beta_2$受容体作用．
- 3〜10 $\mu$g/kg/min で投与する．
- 心筋収縮力を増強し，体血管抵抗を低下させ，心拍出量を増加させるが，血圧・心拍数の変化は少ない．
  ⑥イソプレナリン（イソプロテレノール）（プロタノール® L [1 A：0.2 mg/1 m$l$]）
- $\beta_1$, $\beta_2$刺激薬で$\alpha$作用はない．
- 10 m$l$ に希釈して1 m$l$（0.02 mg）ずつ静注，1 A（0.2 mg）筋注．
  （シリンジ）0.01 $\mu$g/kg/min で投与を開始し，最大0.5 $\mu$g/kg/min までとする．
- 心拍数増加を目的として用いる場合が多い．
- 徐脈性不整脈にも用いられる．
- 気管支拡張作用がある．
  ⑦エピネフリン（ボスミン® [1 A：1 mg/1 m$l$]）
- $\alpha_1$, $\beta_1$, $\beta_2$, $\gamma$（ドパミン）受容体に作用．
- 心停止時に0.5〜1 m$l$ 静注．
- 心停止が確認されて静注不能時に1 m$l$ 心腔内投与．
- 持続投与では0.02 $\mu$g/kg/min 以下で$\beta_{1+2}$作用，0.1 $\mu$g/kg/min 以上で$\alpha$作用が主になる．

- アナフィラキシーショック時に 0.5〜1 ml 筋注．
- 気管支喘息時 0.3〜0.5 mg 皮下注．
   高血圧・心疾患患者には使わない．

### (2)降圧薬（血管拡張薬）（表6）

　降圧薬には，Ca 拮抗薬と亜硝酸薬(ニトログリセリン，硝酸イソソルビド)とがある．Ca 拮抗薬は $Ca^{++}$ の細胞内流入を阻害することで，血管平滑筋と心筋 Ca イオンチャネルを抑制させ，血管拡張(主に動脈)，冠血管拡張，心筋収縮力抑制，洞結節・房室伝導抑制を示す．吸入麻酔薬との併用によって，相加相乗的に作用し心筋抑制や各種ブロックを起こすことがある．血管拡張薬は肺内シャントを増加させ，$Pao_2$ を低下させる（HPV［低酸素性肺血管攣縮反応］を抑制させるため）．

①ニカルジピン（ペルジピン®［1 A：2 mg/2 ml］）
- Ca 拮抗薬．
- 手術時の異常血圧上昇に用いられる．
- 1/4〜1/2 A（0.5〜1 mg）をボーラス静注する．
- ボーラス静注した場合の持続時間は5分前後で使いやすい．
- 術中低血圧麻酔（微量点滴）2〜10 µg/ml/min で投与．

②ニフェジピン（アダラート®［1 Cap：5 mg，10 mg］）
- Ca 拮抗薬．
- カプセルは舌下用だが，内容は液状なので，カプセルを破り，舌下または鼻腔内に投与，舌下と鼻腔内併用しても良い．
- 効果が強いので，5 mg ずつ投与する．
- 作用は 5〜10 分で発現し 1〜2 時間持続する．

表6　Ca 拮抗薬の作用の比較；降圧効果の強いものと刺激伝導系抑制効果の強いものがあるので，特徴を生かして投与する．ニフェジピンは降圧効果が強いので，血圧を下げ過ぎないように注意する．ベラパミルは不整脈や虚血性心疾患を有する患者に適している．

|  | ニフェジピン | ニカルジピン | ジルチアゼム | ベラパミル |
|---|---|---|---|---|
| 血管拡張効果 | ＋＋＋＋ | ＋＋＋ | ＋＋ | ＋ |
| 心拍出量増加 | ＋＋＋＋ | ＋＋ | ＋ | ＋ |
| 心筋収縮抑制 | － | －or＋ | ＋ | ＋＋ |
| 心拍数 | 増加 | 増加 | 減少 | 減少 |
| 刺激伝導系抑制 | － | －or＋ | ＋＋ | ＋＋ |
| 主な治療対象 | 血圧上昇 冠攣縮 | 血圧上昇 | 上室性不整脈 血圧上昇 | 上室性不整脈 |

（奥平卓己ほか：Verapamil，臨床麻酔，9：1533〜1535，1985，
高崎真弓：イラスト麻酔科，P.135，文光堂，より引用，著者改変）

③ジルチアゼム（ヘルベッサー®［1 A：10 mg，50 mg，250 mg］）
- Ca 拮抗薬．
- 冠動脈攣縮抑制作用がある．
- （シリンジ）
  冠動脈攣縮予防　　　　　0.5〜5 μg/kg/min
  術中血圧上昇・低血圧麻酔　5〜15 μg/kg/min

④ニトログリセリン（TNG，ミリスロール®）［5 mg/10 ml］
- NO 基を遊離することによって静脈系を拡張させる．
- 術中血圧上昇　0.2〜5 μg/kg/min
  低血圧維持　　1〜5 μg/kg/min
- 冠動脈攣縮時には 5 mg を 100 倍希釈して 1 ml ずつ投与．
- 作用の発現と消失が早い．
- 大量（3 μg/ml/min）では動脈系も拡張させる．
- 頭蓋内圧亢進やメトヘモグロビン血症を起こす場合がある．
- パンクロニウムの効果を特異的に遷延させる．
- 塩化ビニールに吸着するので，非吸着性（ガラス，ポリエチレン，ポリプロピレン製）の製品を使用する．

⑤プロスタグランジン $E_1$（$PGE_1$，プロスタンジン 500®）［500 μ/V］
- 血管平滑筋に直接作用して強い拡張作用を示す．
- 血圧異常上昇時　0.1〜0.2 μg/kg/min
  低血圧維持　　　0.05〜0.2 μg/kg/min
- 投与量の増加によって頻脈を起こす．
- 腹部内臓血流は増加，維持される．
- 肺で分解され，作用時間はきわめて短い．
- 効果には個人差が大きく，血圧の頻回のモニターが必要．
- 高価である．

### (3)冠血管拡張薬

降圧薬（血管拡張薬）である Ca 拮抗薬と亜硝酸薬（ニトログリセリン，硝酸イソソルビド）が冠血管拡張作用を示す．

①Ca 拮抗薬（前項参照）
②亜硝酸薬（前項参照）
③ニコランジル（シグマート®［1 A：2 mg/V，12 mg/V］）
- 生食または 5 ％ブドウ糖で 0.01〜0.03 ％に溶解し，2 mg/hr から開始し，最高 6 mg/hr で持続的に投与する．

- 冠動脈の平滑筋に作用し，cGMP産生作用とKチャネル開口によって，冠血管拡張作用と冠血管攣縮改善作用を示す．

### (4)抗不整脈薬（表7）

　心室性不整脈にはリドカインが用いられる．徐脈に対しては硫酸アトロピンとイソプレナリンを投与し，奏効しない場合は緊急にペーシングを行う．頻脈にはベラパミル，ジソピラミド，プロカインアミド，プロプラノロールなどが用いられる．

　①リドカイン（キシロカイン®［1 A：100 mg/5 ml］）
- 1 mg/kgを静脈内投与する．
- 不整脈が消失しないか，不安定な場合は1～4 mg/kg/hrで点滴静注する．投与速度が速過ぎると心筋抑制作用が現れ，血圧低下を生じたり，局所麻酔薬中毒を起こす．

　②ベラパミル（ワソラン®［1 A：5 mg/2 ml］）（**表2**）
- Ca拮抗薬．
- 希釈して1 A緩徐に静注（0.05～0.1 mg/kg）．
  効果が得られない場合に2 Aまで投与．
- 降圧作用もある．
- 房室ブロックを生じる場合があるので心電図モニターを行いながら静注する．

　③ジソピラミド（リスモダン［1 A：50 mg/5 ml］）
- 心筋のNa$^+$チャネルを抑制し，高濃度ではCaチャネルも抑制する．$\alpha \cdot \beta$作用はない．
- 1～2 mg/kgを5～10分かけて静注する．

表7　抗不整脈薬の分類

|  | 作用と薬剤名（一般名） | 商品名 |  |
| --- | --- | --- | --- |
| Ⅰa群 | 心筋活動電位持続時間延長<br>プロカインアミド<br>ジソピラミド | アミサリン<br>リスモダン | 10～20 mg/kg　静注<br>1～2 mg/kg　静注 |
| Ⅰb群 | 心筋活動電位持続時間短縮<br>リドカイン<br><br>メキシレチン | キシロカイン<br><br>メキシチール | 1 mg/kgを静注<br>　　持続投与は2 mg/min<br>1 mg/kgを静注<br>　　持続投与は0.5 mg/min |
| Ⅱ群 | β受容体遮断<br>プロプラノロール | インデラル | 0.5～4 mgを緩徐に静注 |
| Ⅲ群 | Kチャネル遮断 | － | （静注薬はない） |
| Ⅳ群 | Caチャネル遮断<br>ベラパミル | ワソラン | 0.5～5 mgを緩徐に静注 |

- 間接的に抗コリン作用（口渇，尿閉，頻脈）をもつ．
- 房室ブロックに注意．

  ④プロカインアミド（アミサリン®［1 A：100 mg/1 m$l$］）
- 2 mg/kg を希釈してゆっくり静注する．
- 最大投与量 600 mg まで．

  ⑤プロプラノロール（インデラル®［1 A：2 mg/2 m$l$］）
- $\beta_1$，$\beta_2$ 遮断薬．
- 20 m$l$ に希釈して 1～2 m$l$ ずつを静注する．
- 降圧効果もあり，降圧のためには 2～4 m$l$ ずつ静注する．
- 最大投与量 5 mg まで．
- 血圧低下，房室ブロックに注意．
- 肺水腫，気管支痙攣に注意．
- 慢性閉塞性呼吸器疾患，気管支喘息，心不全，高度の徐脈，房室ブロック，高度の低血圧には禁忌．

  ⑥デスラノシド（セジギラニド®，ジギラノーゲンC®［1 A：0.4 mg/2 m$l$］
- 初回 0.4～0.6 mg，以後 0.2 mg を 2～4 hr 毎に静注．
- 極量は 1.6 mg/day．
- ジギタリス製剤であり，強心薬としても用いられる．
- 禁忌；肥大型心筋症，II度以上の房室ブロック，SSS（洞不全症候群），低K血症，高Ca血症

### (5)歯科臨床における降圧薬と昇圧薬の使い方

近年の亜硝酸塩製剤と Ca 拮抗薬の発展を背景として，歯科治療時の血圧の管理が容易になった．歯科治療時に降圧処置を必要とする規準を**表8**に具体例の1例を**図4**に示した．

表8　血管拡張薬の適応

1. 処置前
   - 高血圧症で，侵襲の大きい処置を行うために血圧上昇が予測される場合
   - 術前血圧　収縮期血圧＞180 mmHg
   　　　　　　拡張期血圧＞100 mmHg

2. 処置中
   - 収縮期血圧が処置前の 20～30％以上上昇
   - RPP＞15,000
   - 処置中に心臓に虚血性変化がみられた場合（前胸部痛，心電図でST低下）

①降圧薬(図4,5,表8)
 a. 亜硝酸塩の皮膚または口腔粘膜貼付薬

降圧効果の発現までに時間がかかるので,高血圧症患者や血圧上昇が予測される処置前に予防貼付する.

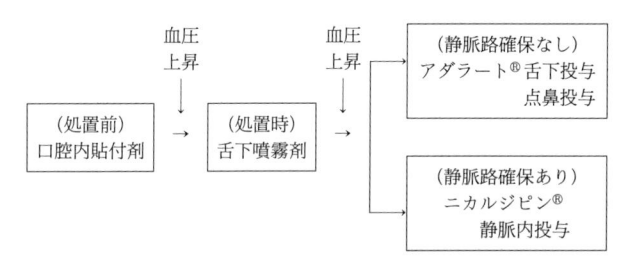

```
                 血圧               血圧      ┌─────────────┐
                 上昇               上昇      │(静脈路確保なし) │
                  ↓                  ↓       │ アダラート®舌下投与│
┌─────────┐      ┌─────────┐             │   点鼻投与    │
│(処置前)  │  →  │(処置時)  │  →        └─────────────┘
│口腔内貼付剤│      │舌下噴霧剤 │           
└─────────┘      └─────────┘             ┌─────────────┐
                                              │(静脈路確保あり) │
                                              │ ニカルジピン®  │
                                              │   静脈内投与   │
                                              └─────────────┘
```

図4 歯科処置時の降圧対策の具体例の1例

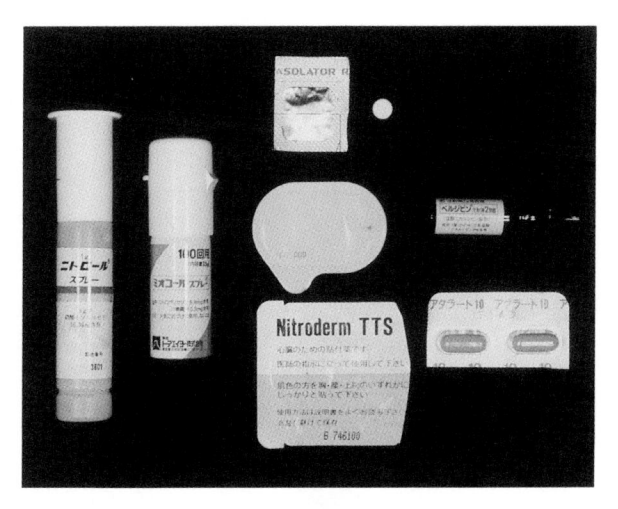

図5 歯科臨床で使用しやすい降圧薬
 a. 舌下噴霧剤(硝酸イソソルビド製剤,ニトログリセリン製剤)
 b. 口腔内貼付剤(ニトログリセリン製剤)
 c. 皮膚貼付剤(ニトログリセリン製剤)
 d. Ca拮抗薬アンプル(静脈内投与薬)
 e. Ca拮抗薬カプセル(点鼻・舌下投与)

a）皮膚貼付剤
(a)硝酸イソソルビド（フランドル® ［1枚：40 mg］）
(b)ニトログリセリン（ニトロダーム TTS® ［1枚：25 mg］）
・胸部，上腹部，背部皮膚に貼付するテープ製剤．
・効果発現までに30分必要．
・内科的には虚血性心疾患患者に貼付される（1～2枚/日）．

b）口腔粘膜貼付剤（図3）
ニトログリセリン（バソレータ® 徐放剤［1T：2.5 mg］）
・口腔粘膜に貼付するので，歯科医師が使用しやすい．
・効果発現まで10分であり，皮膚貼付剤よりも速効性である．

b．亜硝酸塩の舌下噴霧剤，または舌下錠
処置中の血圧上昇に対処できる．
・噴霧剤：1，2回舌下に噴霧する．効果は舌下錠よりも速効性だが，一過性である．
・舌下錠：ニトログリセリンは硝酸イソソルビドよりも速効性だが，効果持続時間は15～30分と短い．
　　　　　硝酸イソソルビドは効果続時間は1～2時間と長いが，効果発現がやや遅い．

(a)硝酸イソソルビド
噴霧剤：ニトロール®　［1噴霧 1.25 mg］
舌下錠：ニトロール®　［1T：5 mg］

(b)ニトログリセリン
噴霧剤：ミオコールスプレー®　［1噴霧：0.3 mg］
舌下錠：ニトログリセリン®　　［1T：0.3 mg］

c．点鼻薬
ニフェジピン（アダラート®[1Cap:5mg, 10mg]）．
急激な低下を避けたい場合には点鼻と舌下に分けて投与する．

d．静脈内投与薬
静脈路が確保されている場合にはCa拮抗薬の静脈内投与が効果的，速効的であり，第一選択である．糖尿病合併患者や動脈硬化の強い患者では処置前に静脈路の確保をしておく．

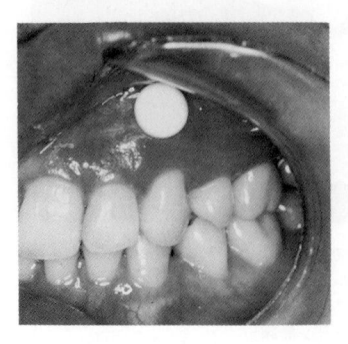

図6　口腔内貼付ニトログリセリン剤を貼付したところ

Ca拮抗薬：ニカルジピン（ペルジピン® [1 A：2 mg/2 ml]）

血圧上昇時に0.5 mgをボーラス静注し，不効の場合にはさらに0.5 mgを追加する．ボーラス静注した場合の持続時間は5分前後であり，再上昇した場合には同量を追加する．

②昇圧薬
・血圧低下のために昇圧薬を必要とする症例は多くはない．
・迷走神経による血圧低下と徐脈に対して硫酸アトロピン(0.5 mg)の静脈内投与によって，脈拍増加とともに血圧も上昇する場合が多い．
・持続する血圧低下に対してはエフェドリンかエチレフリンが適している．
　a．エフェドリン（エフェドリン [1 A：40 mg/1 ml]）
　b．エチレフリン（エホチール® [1 A：10 mg/1 ml]）
・1 Aを10 mlに希釈し，1〜2 mlずつ静注．
・静脈路が確保できない場合には1 Aを5 mlに希釈し，1〜2 mlずつ筋注してもよい．

## 2．麻酔の準備

### 1）モニタリングの知識

#### (1)パルスオキシメーター

指尖容積脈波法により動脈血流を，分光法により酸素飽和度（$Spo_2$：percutaneous saturation of oxgen）を測定するものである．

650 nm の赤色光は，酸化ヘモグロビンを容易に通過させるが還元ヘモグロビンは通過しにくい．一方，805 nm 以上の赤外光では還元ヘモグロビンの方が酸化ヘモグロビンよりも通過しやすくなる．本装置は発光部より赤色光と赤外光のそれぞれの波長を交互に発光させ，これらの光が拍動部位を通過する際の赤外光に対する赤色光の脈波の振幅比率を測定し，血液の酸素飽和度を測定するものである．

① $Spo_2$ 低下の原因
a．吸入酸素濃度の低下
b．低換気
c．呼吸回路やベンチレーターの異常
d．気道の狭窄
e．肺水腫
f．無気肺
g．気胸
h．肺塞栓症

② $Spo_2$ が実際より低く表示される場合
a．末梢動脈の拍動が小さい
b．血管圧迫による血流低下
c．ショック状態
d．末梢循環不全
e．血管内色素注入
f．爪のマニキュア（青系統）

③アーチファクトが混入する場合
a．痙攣
b．シバリング
c．電気メス使用時

麻酔・手術中の低酸素血症は致命的な合併症であり，早期発見と迅速処置が要求される．パルスオキシメーターは，非侵襲的かつ連続的に動脈血酸素飽和度をモニターできるので，全身管理には必須のものである（**表1**）．

表Ⅰ　動脈血の酸素飽和度と酸素分圧の関係

| $Spo_2$ (%) | $Pao_2$ (mmHg) |
|---|---|
| 50 | 27 |
| 60 | 31 |
| 70 | 37 |
| 75 | 40 |
| 80 | 45 |
| 85 | 50 |
| 90 | 58 |
| 91 | 60 |
| 92 | 63 |
| 93 | 66 |
| 94 | 69 |
| 95 | 75 |
| 96 | 81 |
| 97 | 92 |
| 98 | 110 |
| 99 | 170 |

温度 37℃　pH 7.40　BE：0

## (2) 自動血圧計

間接的血圧測定法を自動化したものである．カフ内に自動的に送気，脱気し，コロトコフ音を認識し，その時のカフ圧をトランスデューサで測定して内蔵のコンピュータで処理し，血圧値の表示と記録を行うものである．マイクロフォンはカフ内に内蔵され装置のコンピュータに接続されるタイプとカフからゴム管を伝わってくる音を認識するタイプとがある．

①血圧を測定するにあたって

血圧異常を察知するために，血圧測定は術中モニターとして欠かすことのできない最も重要なものである．

手術中の血圧測定は迅速に行うことを旨とし，異常値がでたら再度測定し直すと同時に患者の動脈（橈骨動脈，頸動脈など）を必ず触知する．細かい数値にとらわれるのではなく，推移を追うことが大切である．5分おきに測定するのが原則であるが，循環系が不安定なときは頻回に測定する（**表2**）．

②血圧とは

血圧とは，心臓から駆出された血液が血管壁に及ぼす圧力のことである．心臓が収縮したときの血圧を最高血圧（最大血圧，収縮期血圧）といい，拡張したときの血圧を最低血圧（最小血圧，拡張期血圧）という．最高血圧と最低血圧との差を脈圧という．また，動脈血圧の波形を時間積分し，一心周期で割ったものを平均血圧といい簡略的に次の式で求められる．

$$平均血圧 = \frac{(収縮期血圧) + 2 \times (拡張期血圧)}{3}$$

平均血圧は組織灌流に対する有効な圧力を表す重要な指標である．また（動脈血圧）＝（心拍出量）×（全末梢血管抵抗）の関係式が成立すると考えられるので，血圧の変動がどのような原因か知ることは処置治療の面で重要である（**表3**）．

表2　間接的血圧測定法の誤差原因とその対策

| 誤差原因 | 最高血圧 | 最低血圧 | 対　　策 |
|---|---|---|---|
| カフ幅が狭すぎる | ↑ | ↑ | 腕の太さの1.2〜1.5倍のカフを使う |
| 　　　　広すぎる | ↓ | ↓ | |
| カフの巻き方がゆるい | ↑ | ↑ | 指が1〜2本入る程度に巻く |
| 　　　　　　きつい | → | ↓ | |
| 測定場所心臓より高い | ↓ | ↓ | 測定場所（カフを巻く場所）を心臓と同じ高さにする |
| 　　　　　　低い | ↑ | ↑ | |

表3 血圧に影響する因子

|  |  | 最高血圧 | 最低血圧 | 脈圧 |
|---|---|---|---|---|
| 血液量 | 増加 | ↑↑ | ↑ | ↑ |
|  | 減少 | ↓↓ | ↓ | ↓ |
| 心収縮力 | 増加 | ↑↑ | ↑ | ↑ |
|  | 減少 | ↓↓ | ↓ | ↓ |
| 心拍数 | 増加 | ↑ | ↑↑ | ↓ |
|  | 減少 | ↓ | ↓↓ | ↑ |
| 末梢血管抵抗 | 増加 | ↑ | ↑↑ | ↓ |
|  | 減少 | ↓ | ↓↓ | ↑ |
| 動脈伸展性 | 増加 | ↓ | ↑ | ↓ |
|  | 減少 | ↑ | ↓ | ↑ |

(3) 心電計

手術中は通常II誘導をモニターする．心筋虚血の察知にはV5誘導を併用する．これにより不整脈の種類と心筋虚血が診断できる．心電図モニターはR波を自動的にカウントして心拍数として表示する．麻酔開始前に記録紙に描記しておく（図1，表4）．

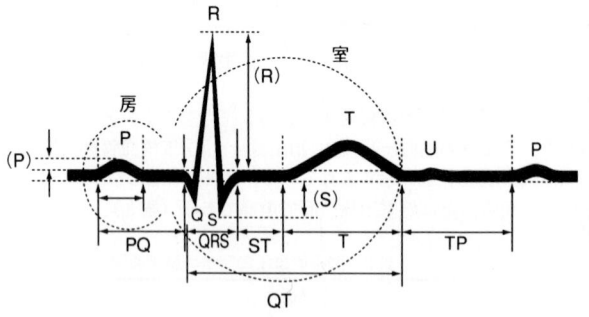

P：心房の収縮
QRS：心室の収縮
T：再分極

図1 心電図模式図（II誘導）

表4　心電図の成分

| 名称 | 電圧(mV) | 時速時間(秒) | 備考 |
|---|---|---|---|
| P | 0.2以下 | 0.06～0.10 | aVR以外は陽性 |
| QRS | 0.5～1.5 (～5) | 0.08～0.10 | |
| T | 0.2以上 | 0.2～0.6 | aVR：陰性，Ⅰ.Ⅱ.aVL.V5：陽性 |
| PR(PQ) | | 0.12～0.20 | |
| ST | 基線上にあるのが原則 | 0.1～0.15 | |
| QT | | 0.3～0.45 (心拍数増せば減少) | RR間隔の約1/2と考える |

①不整脈

ａ．期外収縮　RR間隔が突然短縮

ａ）QRSの波形がほぼ変わらない．

ⓐ接合部性期外収縮　逆行性P波伴う．
（重なって見えないこともある）

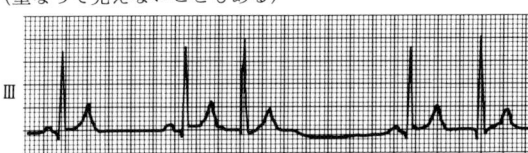

Ⅲ

ⓑ心房性期外収縮　P波は先行T波に重なっていることが多い．

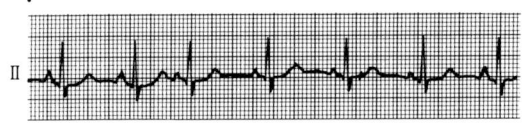

Ⅱ

ｂ）QRSの波形が幅広になったり形状が変わる．

ⓐ心室性期外収縮　幅広のQRSにP波が先行しない．

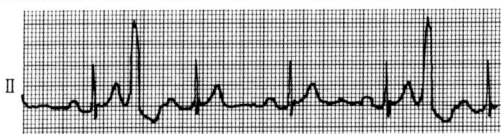

Ⅱ

ⓑ心室内変行伝導を伴う心房性期外収縮
R：規則的な洞性伝達
W：心室性期外収縮に似た波形
　　早期に起こる心房群が先行し，正常P波とは異なる．

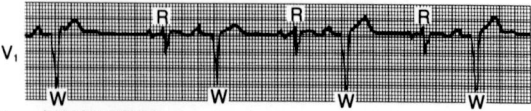

b．頻脈性不整脈

ⓐ上室性頻拍　陰性P波がQRSに重なっている．ORSは幅狭い．RR間隔一定

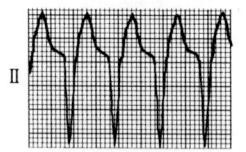

ⓑ発作性心房性頻拍

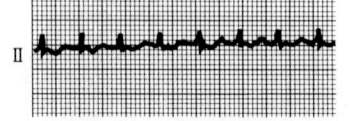

ⓒ心室頻拍　P波なし．幅広QRSの連続出現

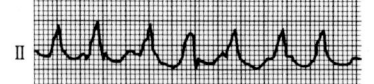

ⓓ心室細動　形状不定幅広QRS，RR間隔不定

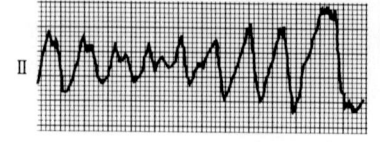

②伝導障害
a．房室ブロック PQ＞0.21
ⓐⅠ度房室ブロック　PとQRSは1対1
ⓑMorbitz Ⅰ型
　PQ間隔の漸次延長後QRS消失
　(Wenckebach型)

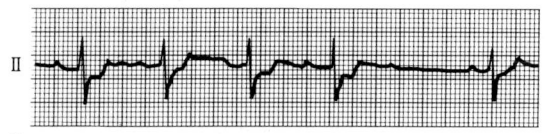

Ⅱ

ⓒMorbitz Ⅱ型
　PQ間隔一定突然QRS消失

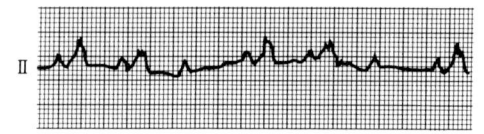

Ⅱ

b．脚ブロック　QRS＞0.12
ⓐ左脚ブロック　aVL，V5でQRS上向き，T波陰性

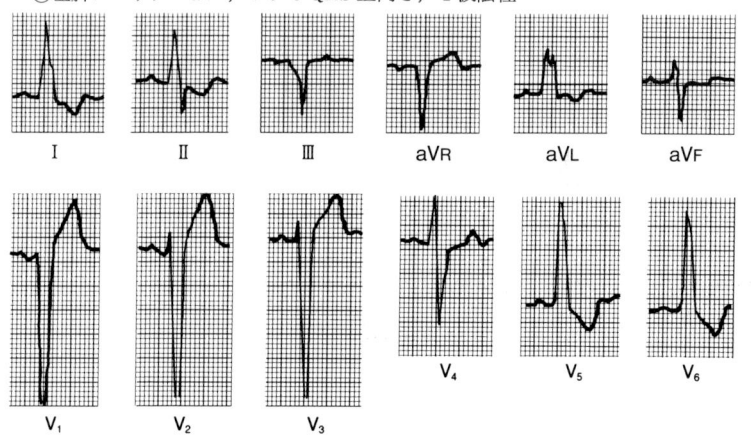

Ⅰ　　Ⅱ　　Ⅲ　　aVR　　aVL　　aVF

V₁　　V₂　　V₃　　V₄　　V₅　　V₆

③虚血性の変化

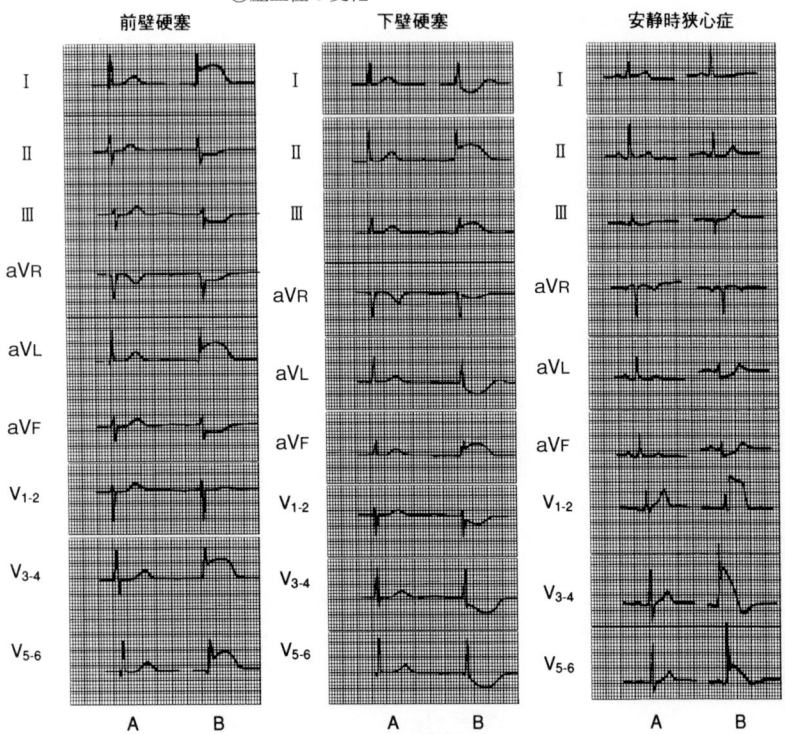

前壁硬塞　　　　　下壁硬塞　　　　安静時狭心症

（心電図波形：I, II, III, aVR, aVL, aVF, V1-2, V3-4, V5-6　各 A, B）

図2　心筋虚血あるいは梗塞を示唆する心電図
A：正常
B：ごく初期（硬塞数時間後）狭心症発作時

(4)カプノメータ

　終末呼気炭酸ガス濃度とともに炭酸ガス曲線（カプノグラム）を表示するものである．非侵襲的，連続的にさまざまの情報を得ることができる．換気が正常に行われているかを客観的かつ迅速に評価できるので今や必須のモニターである．

　カプノメータは，鼻カニューレなどに利用することによって気管内挿管されていない症例にも適用できる．静脈内鎮静法ではパルスオキシメータとともに用いると換気の状態がよくわか

| 正常波形 | 呼気時の凹み |
| --- | --- |
| | 自発呼吸の出現 |

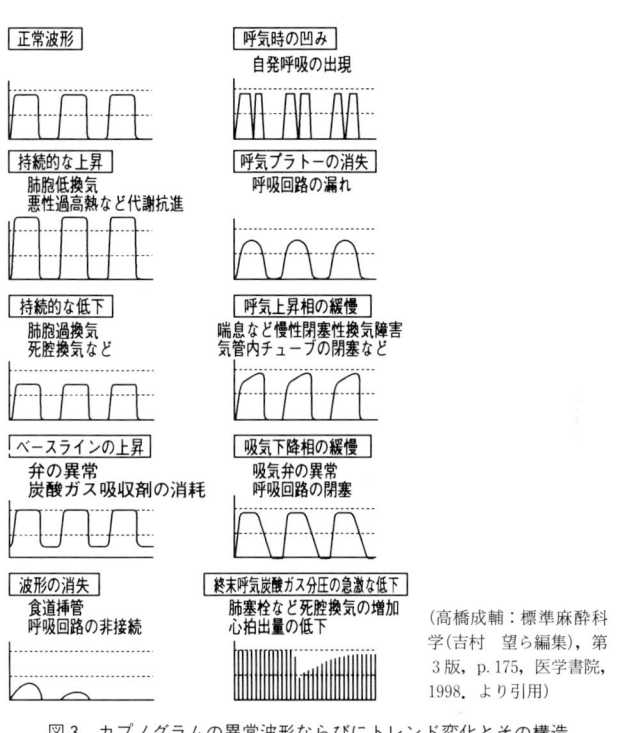

| 持続的な上昇 | 呼気プラトーの消失 |
| --- | --- |
| 肺胞低換気<br>悪性過高熱など代謝亢進 | 呼吸回路の漏れ |

| 持続的な低下 | 呼気上昇相の緩慢 |
| --- | --- |
| 肺胞過換気<br>死腔換気など | 喘息など慢性閉塞性換気障害<br>気管内チューブの閉塞など |

| ベースラインの上昇 | 吸気下降相の緩慢 |
| --- | --- |
| 弁の異常<br>炭酸ガス吸収剤の消耗 | 吸気弁の異常<br>呼吸回路の閉塞 |

| 波形の消失 | 終末呼気炭酸ガス分圧の急激な低下 |
| --- | --- |
| 食道挿管<br>呼吸回路の非接続 | 肺塞栓など死腔換気の増加<br>心拍出量の低下 |

(高橋成輔:標準麻酔科学(吉村 望ら編集),第3版, p.175, 医学書院, 1998. より引用)

図3 カプノグラムの異常波形ならびにトレンド変化とその構造

り,安全管理に有用である.

カプノグラムからわかる呼吸回路の気道の狭窄・閉塞,自発呼吸の再開,バッキングの有無を示す(図3).

(5)筋弛緩薬モニター

一定以上の電気刺激(最大刺激45〜55 mA)を与えたときの筋収縮力の低下率を,筋弛緩の程度として評価する.

実際は前腕部尺骨神経の電気刺激により誘発される母指内転筋の収縮力を,母指の内転力としてトランスデューサーを介して機械的に記録し評価する.

図 4 神経刺激法と収縮反応

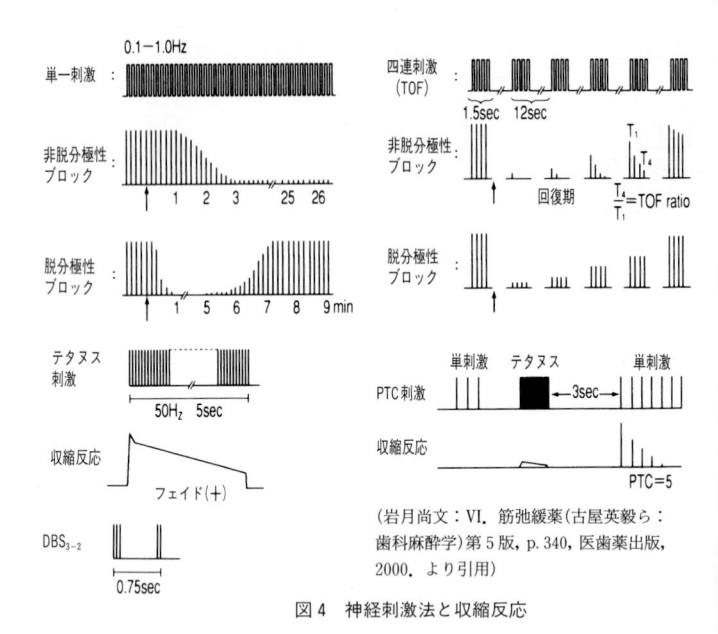

(岩月尚文：Ⅵ．筋弛緩薬(古屋英毅ら：歯科麻酔学)第 5 版，p.340，医歯薬出版，2000．より引用)

## 効果判定法（図 4）

①神経の電気的刺激による判定

a．単一刺激：0.1〜1 Hz の刺激を与える．脱分極，非脱分極性遮断で減少，消失する．

b．4 連刺激比（TOFR；train of four ratio）：尺骨神経を 2 Hz で 4 連続刺激し，第 1 収縮の高さと第 4 収縮の高さの比（$T_4/T_1$）をみるもの．TOFR は正常では 100 ％であり，非脱分極性筋弛緩薬で TOFR は低下するが，脱分極性筋弛緩薬では TOFR は不変である．残存効果判定法として鋭敏であり，よく使用される．

c．テタヌス刺激：5 秒間 50 Hz の刺激を与えて，減衰（フェイド）をみるもの．非脱分極性筋弛緩薬では強直収縮（テタヌス）を維持できず減衰する．

d．post-tetanic count 法：非脱分極性筋弛緩薬でテタヌス刺激後 3 秒間休止期をおいた後に，単刺激を与え，何回収縮が得られてから消失したかカウントする．PTC 10 で TOFR の $T_1$ が出現する．

表5 臨床症状とTOFRの関係

| 臨床症状 | TOFR(%) |
|---|---|
| 開眼 | 51 |
| 舌突出 | 54 |
| 咳嗽 | 60 |
| 最大吸気量($>-25\,\mathrm{cmH_2O}$) | 75 |
| 肺活量($>15\,\mathrm{mL/kg}$) | 76 |
| 上肢挙上($>10$秒) | 83 |
| 頭部挙上($>5$秒) | 89 |

(嶋 武ほか:麻酔,1977,26:155, Ali H et al:Anesth-analg, 52:740, 1973.)

e. double-burst stimulation (DBS) 法:$DBS_{2-2, 3-3, 3-2}$
2または3連刺激を与え0.75秒後に再び同様な刺激を与えて2収縮間の減衰をみるもの.例えば,$DBS_{3-2}$で減衰がなければTOFR>75％である.

②臨床所見による判定(表5)

臨床的には臨床所見から筋弛緩の残存効果をみることが多い.筋弛緩モニタがない場合にも臨床所見が重要である.最も確実なのは5秒間以上,頭部挙上ができることである.握手させた場合の握力も筋収縮回復の目安にしやすい.TOFRが75％以上あれば抜管できる.

③実際の方法

a.麻酔導入前に前腕尺骨神経走行部皮膚をアルコールでよく拭き,刺激電極を貼付する.

b.患者が就眠した後,筋弛緩薬投与前に1Hzの単一刺激で最大上刺激レベルを決定する.

c.筋弛緩薬投与後,1HzまたはTOF刺激で反応が完全に消失した20〜30秒後に気管内挿管する.

d.TOF刺激において,T4が出現したら筋弛緩薬を追加投与する.

e.拮抗薬はTOF反応がすべて出現してから投与する.

f.ダブルバースト刺激において2つの反応に差がなくなったら,麻酔薬の影響が残っているかを考慮した上で抜管する.

表6 各測定法での利点と考慮すべき点

| | 利点 | 考慮すべき点 |
|---|---|---|
| 直腸温 | 腹部内蔵の温度を反映 | 腸内ガス,便の影響あり<br>粘膜損傷,穿孔の危険性 |
| 食道温 | 心臓付近の温度反映 | 気道のガス交換の影響あり<br>粘膜損傷,穿孔の危険性<br>食道静脈瘤には禁忌 |
| 鼓膜温 | 脳近くに核体温に近似 | 覚醒時の痛み,不快感<br>鼓膜損傷 |
| 膀胱温 | 食道温に近い | 尿路感染 |
| 肺動脈温 | スワンガンツカテーテル挿入により測定容易 | 長期留置で敗血症の危険性 |

### (6)体温

体温調節中枢は視床下部にあるとされている.ここを流れている血液温度が設定温度と考えられ,深部体温または核体温と呼ばれている.

深部体温には頭蓋腔温(鼓膜温),腹腔内温(食道温,直腸温,膀胱温),肺動脈温などがある.身体の表層の温度は外郭温でこれには皮膚温がある(**表6**).

### (7)体温異常

ヒトはほぼ一定の体温で平均 36.89±0.34℃に保たれている.

しかし,手術室のなかでの空調,覆布などや手術部位,麻酔薬などによって体温の異常が起きることがある(**表7**).

①体温低下の防止

a.術野以外の露出部位をアルミホイルまたは加温ドレープで覆う.

b.体表面加温(ブランケット,赤外線ウォーマー,など)

c.麻酔回路の加温

d.輸液,輸血の加温

②体温上昇の原因

a.シバリング

b.加温しすぎ

c.鬱熱

d.悪性高熱症

③体温上昇時の対処法
 a．体表面冷却（アルコール散布，氷のう，ブランケット）
 b．体腔内冷却（胃，膀胱，直腸）
 c．解熱薬（インドメタシン坐薬など）
 d．鎮静薬（ジアゼパム，クロールプロマジン，フェノバールなど）
 e．輸液の冷却

表7 安全な麻酔のためのモニター指針

---
1. 現場に麻酔を担当する医師がいて，絶え間なく監視すること．
2. 酸素化のチェックについて
   皮膚，粘膜，血液の色などを監視すること．
   パルスオキシメータを装着すること．
3. 換気のチェックについて
   胸郭や呼吸バッグの動きおよび呼吸音を監視すること．
   全身麻酔ではカプノメータを装着すること．
   換気量のモニターを適宜使用することが望ましい．
4. 循環のチェックについて
   心音，動脈の触診，動脈波形または脈波のいずれか一つを監視すること．
   心電図モニターを用いること．
   血圧測定を行うこと．
     原則として5分間隔で測定し，必要ならば頻回に測定すること．
     観血式測定は必要に応じて行う．
5. 体温のチェックについて
   体温測定を行うこと．
6. 筋弛緩のチェックについて
   筋弛緩モニターは必要に応じて行う．
---

（日本麻酔学会：安全な麻酔のためのモニター指針，1993．より引用）

## 2) 麻酔装置の知識

### (1) ガス供給装置

#### ①高圧ガス容器 (図5)

高圧ガス容器とは、ガスを高圧状態で貯蔵している金属製の容器で、ボンベと呼ばれている。酸素はガスの状態で最高充填圧 150 kgf/cm(35℃)で充填されている。笑気は充填圧 51 kgf/cm(20℃)で液体の状態で充填されており、内部が気体となってから消費されるにつれて圧が減少する。容器の性能については、充填されるガスの種類や圧力などに対応するように、法令上の規格が定められている。容器の色は、酸素が黒、医療用笑気が上部1/3青:下部2/3灰色、炭酸ガスが緑となっている。

#### ②ピンインディクスシステム (図6)

麻酔器に小型医療用ボンベを接続する際、異種のボンベを連結できないようにするための規格である。

ボンベ側のヨークにはガスの種類により決まった部位に穴が2つあいている。麻酔器側のボンベの取り付けヨークには、これに見合うピンがでていて連結過誤を防ぐようになっている。

#### ③減圧弁

ボンベ内のガスを、麻酔器に安定した圧に減じて供給するためにボンベ側に取り付けるものである。麻酔器に取り付けるときは、減圧弁は麻酔器に内蔵されたものを用いる。

減圧弁の取り付けには可燃性の油脂、ゴム、パッキングを用いてはならない。

笑気は気化熱のため冷えて、減圧弁に水滴がつき、流量が不安定になることがある。

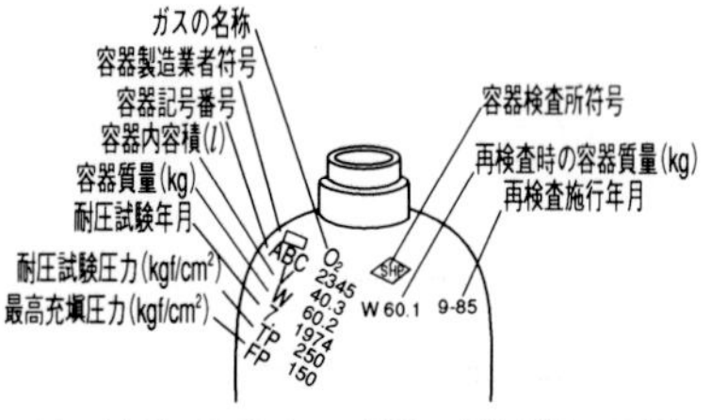

(角谷千代松:医療ガスの概要、病院設備、23(3):200, 1985. より引用、一部改変)

図5 高圧ガス容器の刻印

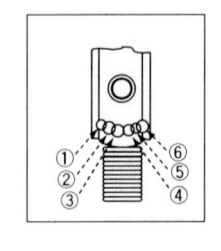

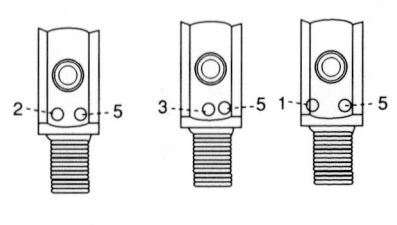

酸 素　　笑 気　　空 気

図6

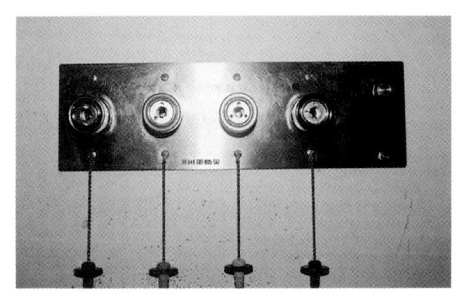

酸素　笑気　圧縮空気　吸引

図7

④中央配管システム（図7）

酸素，笑気，窒素，医療用空気は使用現場と異なる場所にまとめて設置し，使用圧力に減圧調整した後，パイプラインを通して供給する配管システムである．吸引も配管されている．

配管端末器（アウトレット）は壁や天吊りのパイプに取り付けられている．麻酔器からのパイプの接続器とはピンインデックス方式や口径差があることで連結過誤を防いでいる．

### (2)半閉鎖循環式麻酔器（図8，9）

①流量計

ニードルバルブを介して必要な流量（$l$）を測定して，麻酔回路内に供給する装置である．

②気化器

揮発性麻酔薬を気化させる装置で，調節性に富み精度の高い回路外気化器が一般的である．毛細管現象により灯芯に麻酔薬を吸い上げ，その表面にガスを流し気化させる灯芯型の気化器が広く使用されている．内蔵するバイメタルにより温度補正を行い，気化器を流れるガス流量を自動的に調整している．

③炭酸ガス吸収装置

カニスターと呼ばれる容器の中に，炭酸ガス吸引剤であるソーダライムやバラライムを入れ，呼気中の炭酸ガスを除去し，ガスを再利用するための装置である．

ソーダライムはまめに交換することが望ましい．1 $l$ のソーダライムに対し，10時間を交換の目安にする．

④酸素フラッシュ弁

流量計や気化器を経由せずに大量の酸素を迅速に呼吸回路に供給するためのもので,ボタンを押したりレバーを引くことでフラッシュする.

⑤ポップオフ弁

呼吸回路内ガスをスプリング圧や孔の大きさを変えることでガス流量と排出ガスのバランスをとり,バッグ内のガス量を一定に保つ.

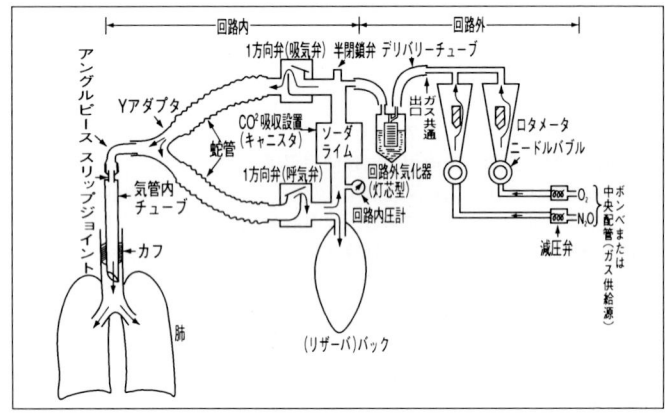

(下地恒毅編:アトラス麻酔科学,第1巻,p.58,金原出版,1989.より引用)

図8 循環式麻酔器の構造

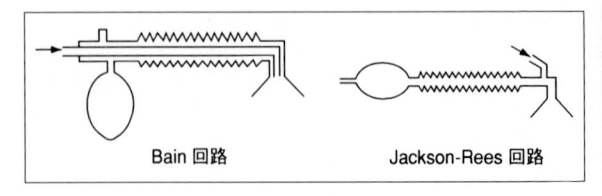

図9 麻酔回路の種類

(3)麻酔付属器具

①マスク

マスク部分は死腔となるので，できるだけ小さくかつ口と鼻を十分覆うことができ，患者の顔面によく適合するものを選択する．無歯顎や顔面が変形している場合は，麻酔導入前にマスクの適合を確認しておく．人工換気をしてから不適合に気付くこともあるので，サイズや種類は準備しておくとよい(図10)．

②エアウェイ

舌根沈下による上気道閉塞を解消するためのもので，経口用と経鼻用とがある．麻酔深度が十分でないとかえって喉頭痙攣や嘔吐反射などのトラブルを招くので注意を要する．経口用エアウェイは先端を口蓋に沿って滑らせ，咽頭部まで挿入したら180°回転させると舌を咽頭側に押し込まずにすむ(図11)．

③蛇管

麻酔器と気管内チューブの間を接続する管で，水分が貯留したり屈曲しても内腔が狭窄しないように蛇腹になっている．

④呼吸バッグ

呼吸回路のガスのリザーバとしての，また用手的に陽圧換気を行う道具としての役目を持つ．

⑤ラリンゲルマスク

気管内チューブの先端にマスクを取り付けたものである．マスクの部分を盲目的に喉頭まで挿入し，喉頭蓋を含めた喉頭部分をマスクで覆い，適量の空気をカフに注入し固定する(図12)．

⑥バイトブロック

経口挿管用チューブを歯で噛んで閉塞させないよう，気管内チューブより太めの弾力性のある肉厚の管である(図13)．

⑦ヘッドバンド

マスクを顔面に密着させるゴム製のバンドである(図14)．

(4)気管内挿入に必要な器具

①喉頭鏡

電源（電池）が内蔵されたハンドルと，舌を圧排し喉頭展開するためのブレードからなる．ブレードの光源には，豆電球がついているものとファイバーにより光を導くものがある．ブレードの形には直型と曲型があり，直型は直接喉頭蓋を先端部分で挙上し，曲型は喉頭蓋谷に先端を挿入しハンドルを上方に引き上げて喉頭蓋を挙上する．これを喉頭展開と呼んでいる．最

近では喉頭展開困難症例に，ブレードの先端部分が内方に折れ曲がるもの（マッコイ®）や声帯へのチューブ挿入をみることができる内視鏡型喉頭鏡（ブラード喉頭鏡®）が開発されている（図15）．

②気管内チューブ

気道確保を目的として気管内に挿入する可塑性，弾力性の管である．経口用チューブ，経鼻用チューブ，気管切開用チューブがある．材質はポリ塩化ビニールやシリコンラバーなどである．気管内チューブの太さは内径（mm）で表示するのが一般的である．2.0〜10.0 mm（0.5 mm刻み）が市販されている．気管壁と気管内チューブの間を気密にするためのカフが付いているもの（カフ付き）と付いていないもの（カフなし）がある（図16）．

③気管内挿管用鉗子

経鼻挿管時，口腔内でチューブの先端を把持して気管内まで誘導するためのものである（図17）．

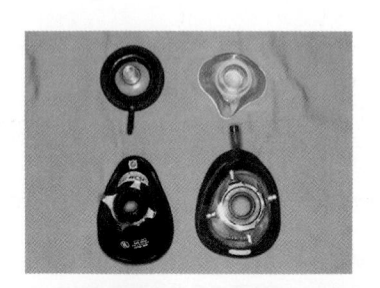

図10　マスク

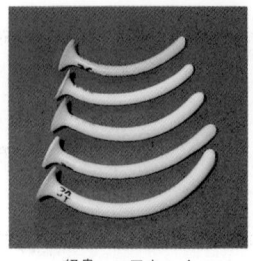

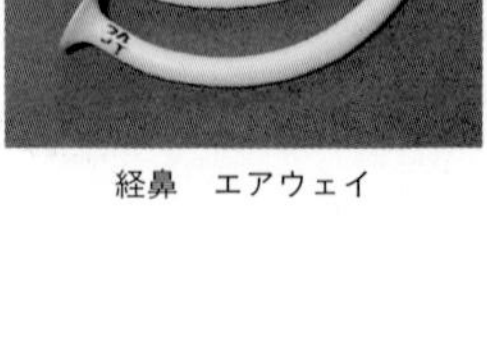

経鼻　エアウェイ　　　　　経口　エアウェイ

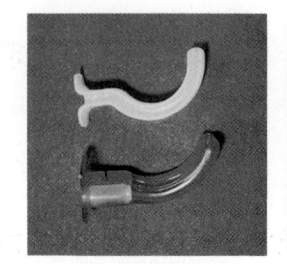

図11

マギル鉗子
④スタイレット
　気管内チューブの中に挿入し，挿管しやすくなるような形にするための可塑性の細い棒で，挿管後はチューブから引き抜く．

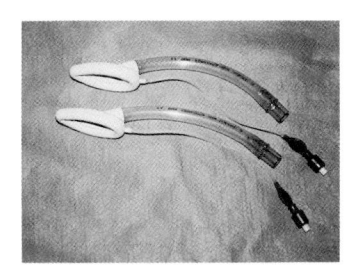

図12　ラリンゲルマスク

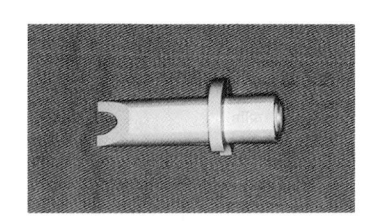

図13　バイトブロック

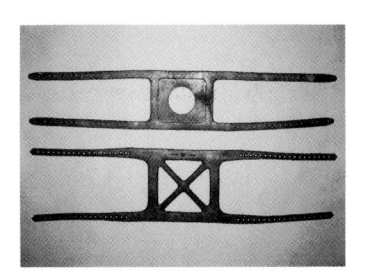

図14　ヘッドバンド

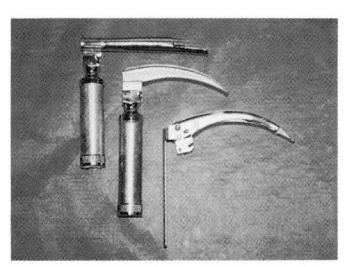

L型，マッキントッシュ，マッコイ®
図15　喉頭鏡

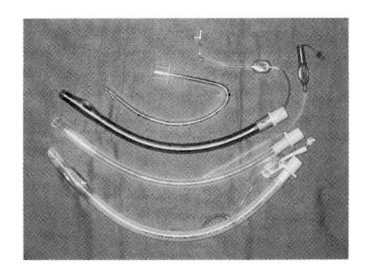

図16　各種気管内チューブ

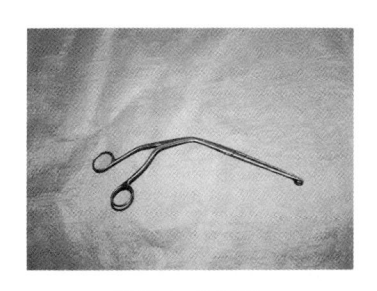

図17　マギル鉗子

## 3）術前管理

### (1)麻酔前診察

#### ①目的

a．患者について情報を得て，麻酔計画をたてる

カルテと検査結果を参考にし，既往歴と現病歴を把握後，診察を行い，患者の全身状態を把握する．

b．麻酔について信頼を得て，同意を得る

患者に麻酔について説明し，麻酔に対する不安を取り除くとともに，同意を得る．

c．事故を防止する

患者の取り違え事故などの事故を防止する．

#### ②診察前にカルテで把握する項目

a．基本的項目
- 患者の年齢（生年月日），性別，身長，体重，肥満度（Body Mass Index：BMI, Broca 係数）
- 既往歴（特に手術歴），全身麻酔歴，家族歴
- アレルギー
- 常用薬
- 手術の対象となった疾患の病歴

b．検査項目（**表8**）

検査に不足や異常値があれば再検査をするか，新項目の追加検査を行う．再検査や追加検査の必要のある項目がないか，考えながら診査を行う．

- 一般血液検査
- 生化学・電解質検査
- 感染症
- 尿検査
- 理学的所見
    胸部X線写真
    呼吸機能検査
    心電図
        追加；心エコー検査，負荷心電図，ホルター心電図

#### ③患者の診察時に把握する現症

a．基本的項目
- 顔貌，顔色
- 現在の状態の把握：体力の予備能力，運動能力
- 精神状態：知的なレベル，性格傾向の把握
- 嗜好：喫煙者には禁煙を指示する

---

**Body Mass Index（BMI）**：肥満度を反映する指数．体重(kg)を身長(m)の2乗で除した値で，28以上は肥満，35以上は病的肥満と判定する．

**Broca 係数**：(体重−標準体重)/標準体重×100(％)で表す．20〜40％で ASA 分類の II 度，40％以上ではIII度といわれている．

**喫煙者への対処**

喫煙をしていると，術後，気道分泌物が粘稠になることや肺炎を起こしやすいことなどを，なるべく具体的に説明をすると，患者に禁煙を納得させやすい．

**表8　基本的な検査項目**

- 一般血液検査
  - 赤血球数
  - 白血球数
  - 血色素量
  - ヘマトクリット
  - 血小板数
  - 出血時間
  - 凝固時間
  - ＊PT，％PT，APTT
  - 血液像
  - 血糖値
  - 血沈（1時間）
- 生化学・電解質検査
  - 総タンパク
  - アルブミン
  - A/G比
  - TTT
  - ZTT
  - 総ビリルビン
  - 直接ビリルビン
  - 総コレステロール
  - アルカリフォスファターゼ
  - GOT
  - GPT
  - ＊γ-GTP
  - LDH
  - CPK
  - コリンエステラーゼ
  - 尿素窒素
  - クレアチニン
  - Na
  - K
  - Cl
  - Ca
  - ＊無機リン
- ＊動脈血血液ガス
- 感染症
  - 肝炎
    - B型肝炎抗原
    - C型肝炎抗体
  - 梅毒定性
  - ＊HIV
- 尿検査
  - 色調
  - 混濁
  - 比重
  - pH
  - タンパク
  - 糖
  - ケトン体
  - ウロビリノーゲン
  - 潜血

＊：必要に応じて行う

b．理学所見：患者を診察して，直接，所見を得る．
- 血圧，脈拍，呼吸数，体温の測定
- 呼吸状態の観察
  - 呼吸停止時間（息ごらえ時間）の測定
  - 胸部聴診：呼吸音，左右差，心音
- 気道の確保や気管内挿管が円滑に行われるかをみる
- 静脈路の確保に適している静脈を調べておく

④注意すべき常用薬剤

常用薬剤の中には相互作用に注意する必要のある薬剤がある．精神神経疾患に対する薬物は副作用が重篤なものが多いの

で注意が必要である．

　a．降圧薬，β遮断薬

以前は常用降圧薬投与の影響によって術中の血圧が修飾されるので，中止すべきとされてきた．しかし，休薬すると血圧が乱高下しコントロールが難くなるので，休薬しない傾向にある．降圧利尿薬内服者では血清電解質，特に$K^+$濃度が低下している場合がある．筋弛緩薬に影響する薬剤もあるので注意が必要である．

β遮断薬長期内服者ではβ受容体の数が増加しており，カテコラミン感受性が増大しているとされる．休薬によって不整脈・頻脈・心筋虚血が誘発される危険があり，休薬しない場合が多い．休薬しない場合には血圧低下に注意する．

　b．抗凝固薬

抗凝固薬は心筋梗塞・脳梗塞・心臓弁置換術・人工透析の患者などに，血栓形成の予防の目的で投与されている．脊椎麻酔，硬膜外麻酔，多量出血のおそれがある手術などが予定されている場合には，凝固系パラメータを参考にしながら，投与量の減量や休薬を行う．

　c．インスリン

インスリンが投与されている糖尿病患者では，術前に長時間作用型インスリンから短時間作用型のものに変えて，容易に血糖値がコントロールできるようにする．

　d．ステロイド薬


### (2)総合評価（表9）

診察の結果を総合的に評価し，患者の全身状態をアメリカ麻酔学会（ASA）リスク分類によって評価する．

①循環器系疾患

　a．高血圧症

高血圧症患者では脳血流の低下をきたしやすい．過換気や血圧低下による脳虚血に注意する．

　b．心臓の予備力

ニューヨーク心臓協会（New York Heart Association, NYHA）の心機能分類に基づいて評価する（**表10**）．

　c．虚血性心疾患

心筋梗塞の患者では術後1週間以内，特に3日目に再梗塞の発生率が高いとされる．全身麻酔については原則として最近6カ月以内に心筋梗塞の既往のある患者は避ける．

表9 アメリカ麻酔学会（ASA）の全身状態評価：緊急手術では Eをつける．「2E」など

| クラス | 全身状態と疾患例 |
|---|---|
| 1 | 全身的疾患がないもの |
| 2 | 軽度の全身的疾患があるもの<br>高血圧，心疾患，慢性気管支炎，糖尿病，貧血など |
| 3 | 中等度から高度の全身的疾患があり，日常活動が制限されているもの<br>重症糖尿病，重症心疾患，中等度〜高度の肺機能障害 |
| 4 | 生命をおびやかす高度の全身的疾患があるもの |
| 5 | 24時間以内に死亡すると思われる瀕死の状態のもの |

表10 ニューヨーク心臓協会（New York Heart Association, (NYHA)）の心機能分類

| クラス | 身体活動制限 | 日常生活活動による疲労・動悸・息切れ・狭心症症状 |
|---|---|---|
| 1 | な　し | なし |
| 2 | 軽　度 | 安静時にはないが，日常生活活動で生じるもの |
| 3 | 中等度〜高度 | 日常生活活動を軽度に制限しても生じるもの |
| 4 | 高度（安静） | 日常生活活動を強度に制限しても心不全症状が生じる |

d．不整脈

管理上，軽症なものと注意を要するものがある．不整脈だけで評価することなく，それをひき起こした背景因子に注意を払う．特に最近発生した不整脈は原因を精査する必要がある．

②呼吸器系疾患（図18，表11）

肺機能検査で異常の有無と程度を確認し，ヒュー・ジョーンズの呼吸困難の分類によって障害の程度を臨床的に評価する．特に閉塞性肺疾患患者で危険性が高い．

③肝機能（表8, 12）

肝臓で代謝される薬物（ベクロニウム，バルビツレイト，麻薬など）の作用が遷延する．末期では出血傾向や，低タンパク血症から肺水腫などを生じやすい．揮発性麻酔薬としては生体内代謝率の低いイソフルレンが好ましい．術中の血圧低下と低酸素血症は，肝機能障害を増悪させるので注意する．

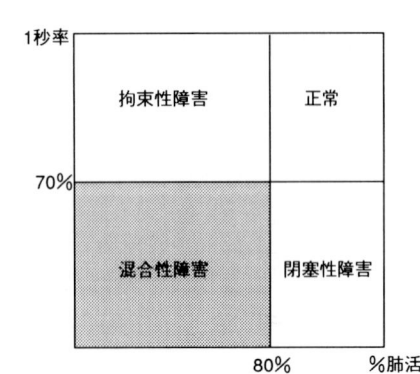

図18 呼吸器機能検査．％肺活量と一秒率の組合せによる検査法

％VCが80以下を拘束性障害，一秒率70％以下を閉塞性障害とする．拘束性障害は胸郭変形，肺切除術後などで生じ，閉塞性障害は気管支喘息，肺気腫などで生じる．

表11 ヒュー・ジョーンズ（Hugh-Jones）の呼吸困難の分類

| 分類 | 程度 | 呼吸困難の状態 |
|---|---|---|
| I | 正常 | 同年齢の健康人と同様に仕事ができ，歩行，坂，階段の昇降も変わらない |
| II | 軽度 | 平地では同年齢の健康人と同様に歩行できるが，坂や階段は健康人なみには昇れない |
| III | 中等度 | 平地でも健康人なみには歩けないが，自分のペースでなら1km以上歩ける |
| IV | 高度 | 休み休みでないと50mも歩けない |
| V | きわめて高度 | 話したり，着物を脱いでも息切れがする．息切れのために外出できない |

表12 チャイルド（Child）の肝機能予備能力の分類

| 障害の程度 | 軽度(A) | 中等度(B) | 高度(C) |
|---|---|---|---|
| 血清ビリルビン(mg/％) | 2.0以下 | 2.0〜3.0 | 3.0以上 |
| 血清アルブミン(g/％) | 3.5以上 | 3.0〜3.5 | 3.0以下 |
| 腹水 | なし | 制御可能 | 制御不能 |
| 神経症状 | なし | 軽症 | 昏睡 |
| 栄養 | きわめて良好 | 良好 | 不良 |

各項目ごとにA群1点，B群2点，C群3点として合計し，8点以上は手術不可とされる
（平澤博之：合併症をもつ患者の術前・術中・術後の管理，p.75, 医学書院，1988．より引用）

④腎機能

尿素窒素 100 mg/d$l$ 以上,クレアチニン 8.0 mg/d$l$ 以上,K$^+$ 6.0 mEq/$l$ 以上,PSP 排泄試験 15 分値 10 ％以下,2 時間値 40 ％以下は機能低下が著しい.パンクロニウムでは腎から排泄の低下による作用遷延に注意する.

### (3)麻酔法の選択（図 19）

以上の評価を総合的に判断して麻酔計画を立てる.

**麻酔法の選択**

麻酔科医が患者の呼吸循環系の機能について内科専門医に評価を依頼すると,「問題無し」とコメントが戻ってくる場合がある.麻酔医は麻酔や外科的侵襲による負荷,あるいは術後の心筋虚血や不整脈発生の危険について考えるが,内科医が診断するのはストレスフリーの状態の患者である.最終的な評価は麻酔科医が行うと心得ることが必要である.

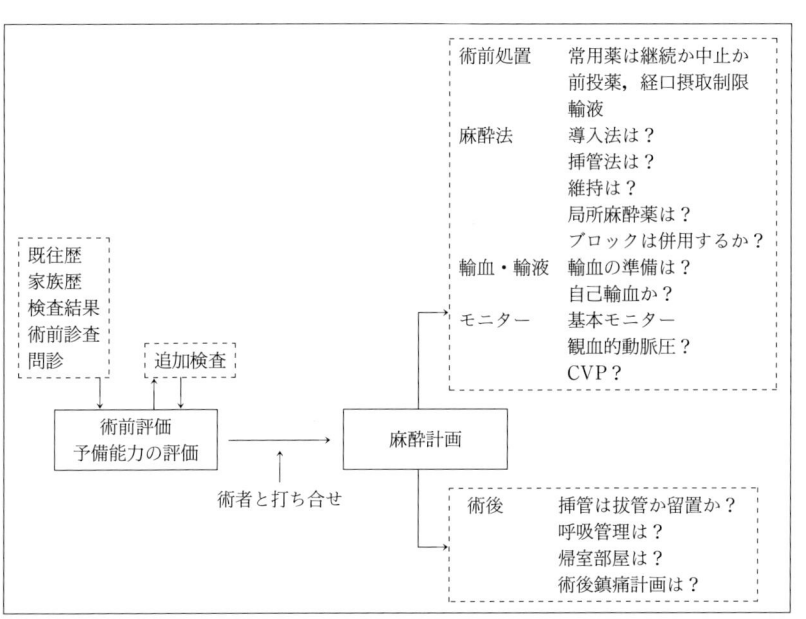

図 19　麻酔計画
術前評価に基づいて麻酔計画を立てる.

### 4）麻酔前投薬

麻酔を円滑に行うために麻酔開始前に各種薬剤を投与する．

#### (1)麻酔前投薬の目的

①抗不安・鎮静・健忘（緩和精神安定薬・バルビツレイト，麻薬）
- 恐怖感や不安感を除去し，不快な記憶を残さないため，鎮静状態にする．
- 鎮静状態にすることによって代謝を低下させ，麻酔薬の投与量を減量する．

②鎮痛（麻薬・拮抗性鎮痛薬）
- 麻酔や手術に伴う痛みを軽減させ，麻酔を安定させ，麻酔薬の使用量を減量させ，術後痛も軽減させる．

③迷走神経刺激抑制（抗コリン作用薬（ベラドンナ剤））
- 気道分泌物や唾液が多いと喉頭痙攣・気管支痙攣などの原因となるので，分泌を抑制させる．
- 麻酔薬や手術操作によって引き起こされる，徐脈などの迷走神経反射を抑制させる．

④胃液 pH の上昇（$H_2$ 遮断薬）
- 胃液 pH を上昇させておくことで，肺内誤引が生じた場合に，肺炎に移行させにくくする．

#### (2)前投薬の種類（表 13, 14）

①ベンゾジアゼピン系薬物
- 抗不安・鎮静・健忘の目的で最も多用される．
- 呼吸機能低下患者では高炭酸血症を生じる場合がある．
- 重度の心疾患者では血圧低下，圧反射による調節性の低下をきたす場合がある．
- 高齢者・肝不全・腎不全患者では作用が遷延する場合がある．
- 中枢性筋弛緩作用があるので，重症筋無力症患者には禁忌．
- ブロアゼパムは座剤があり，経口内服が難しい小児や障害者に適している．

②バルビツレイト（ペントバルビタール）
- ペントバルビタールは内服後 1 時間で効果が発現する．
- 短時間作用性であるが代謝半減期は 50 時間と長く，覚醒遅延を起こす場合がある．
- 鎮痛効果が期待できず，副交感神経機能を亢進させる．
- 大量投与で呼吸・循環抑制を生じる．

表13 前投薬に用いられる代表的薬剤の投与量と投与法（成人常用量）

| 薬剤分類 | 薬剤名 | 商品名 | 投与量・投与法 |
|---|---|---|---|
| ベンゾジアゼピン系薬物 | ジアゼパム | セルシン，ホリゾン | 経口 5〜10 mg |
| | | ダイアップ（座剤） | 経腸 6 mg |
| | ミダゾラム | ドルミカム | 筋注 2〜5 mg |
| | ニトラゼパム | ネルボン，ベンザリン | 経口 5〜10 mg |
| | フルニトラゼパム | サイレース，ロヒプノール | 経口 0.5〜2 mg |
| | ブロチゾラム | レンドルミン | 経口 0.25〜0.5 mg |
| | メキサゾラム | メレックス | 経口 0.5〜1 mg |
| | ブロマゼパム | セニラン（座剤） | 経腸 3 mg |
| バルビツレイト | ペントバルビタール | ラボナ | 経口 50〜100 mg |
| ジフェニールメタン系薬物 | ヒドロキシジン | アタラックスP | 筋注 25〜100 mg |
| ブチロフェノン誘導体 | ドロペリドール | ドロレプタン | 筋注 2.5〜5 mg |
| ベラドンナ | アトロピン | 硫酸アトロピン | 筋注 0.3〜0.5 mg |
| | スコポラミン | ハイスコ | 筋注 0.3〜0.5 mg |
| 麻薬 | オピスタン | ペチジン | 筋注 35〜100 mg |
| | モルヒネ | 塩酸モルヒネ | 筋注 5〜10 mg |
| | フェンタニル | フェンタネスト | 筋注 0.05〜0.1 mg |
| 拮抗性鎮痛薬 | ペンタゾシン | ペンタジン，ソセゴン | 筋注 15〜30 mg |
| | ブトルファノール | スタドール | 筋注 0.5〜1 mg |
| $H_2$遮断薬 | ラニチジン | ザンタック | 経口 150 mg　静注 50 mg |
| | ファモチジン | ガスター | 経口 20〜40 mg　静注 20 mg |
| | ロキサチジンアセテート | アルタット | 経口 150 mg　静注 75 mg |
| | シメチジン | タガメット | 経口 200〜400 mg　筋注 200 mg |

表14 前投薬の1例

| 前夜就寝時 | | メレックス® | 1 mg | 経口 |
|---|---|---|---|---|
| | | アルタット® | 75 mg | 経口 |
| 当日 | 朝 | 禁食禁水 | | |
| | 7時 | セルシン® | 10 mg | 経口 |
| | | アルタット® | 75 mg | 経口 |
| | 8時30分 | スタドール® | 1 mg | 筋注 |
| | | 硫酸アトロピン | 0.5 mg | 筋注 |
| | 9時 | 手術室入室 | | |

表 15 アトロピンとスコポラミンの薬理作用の比較

| ベラドンナ | 分泌抑制 | 鎮静効果 | 循環系 | 基礎代謝 |
|---|---|---|---|---|
| アトロピン | 強い | なし<br>延髄を刺激 | 頻脈 | 亢進 |
| スコポラミン | 非常に強い | あり<br>皮質を抑制 | 不変 | 不変 |

副交感神経遮断作用はアトロピンがスコポラミンより強いが，分泌抑制はスコポラミンの方が強い．スコポラミンは高齢者で譫妄，覚醒遅延を起こす場合がある．

③抗ヒスタミン剤（ヒドロキシジン）
・ヒドロキシジンは抗ヒスタミン作用，鎮静作用，制吐作用，弱い鎮痛作用がある．
・麻酔導入 30～60 分前に筋肉内投与する．
・小児では溶血やミオグロビン尿症の報告がある．

④ブチロフェノン誘導体（ドロペリドール）

⑤ベラドンナ剤（硫酸アトロピン，スコポラミン）（表 15）
・抗コリン作用を有し，アセチルコリンのムスカリン様作用に拮抗し，副交感神経遮断作用（気道分泌抑制）を表す．
・0.01 mg/kg を目安に最大 0.5 mg を麻酔導入 30 分前に筋肉内投与する．
・狭隅角緑内障，甲状腺機能亢進症の患者には慎重投与する．

⑥麻薬
・少量で鎮静，多幸感，鎮痛が得られ，中枢神経系全般の抑制に最も効果的である．
・術前から痛みのある場合の鎮痛や術後痛の軽減も期待できる．
・導入維持の麻酔薬の必要量も減少できる．
・副作用：
  1. 呼吸抑制，$CO_2$ 蓄積による頭蓋内圧亢進（頭蓋内圧亢進患者には禁忌）
  2. 血圧低下などの循環抑制
  3. 悪心・嘔吐（延髄嘔吐中枢刺激による）
・筋注による作用持続時間はフェンタニル 1～2 時間，モルヒネ 4～6 時間，オピスタン 2～3 時間．

⑦拮抗性鎮痛薬
- 筋注による作用持続時間はペンタゾシン3〜4時間，ブトルファノール5〜8時間，ブプレノルフィン8〜12時間．

⑧ $H_2$ 遮断薬
- 胃粘膜のヒスタミン $H_2$ 受容体を遮断して胃酸分泌を抑制し，胃液分泌を抑制させ，胃液pHを上昇させる．
- 胃内容物の排泄時間は延長させるので，胃内容量を減少消失させておくことが必要．
- シメチジンは肝におけるチトクロームP-450系酵素を抑制させ，多くの薬物の代謝を遷延させるので，注意が必要．肝血流量も25％低下させる．横紋筋融解症も報告されている．
- 内服は1回投与法よりも，前夜と当日の2回に分けて投与する方が効果的とされる．

　　所定量を，手術前日就寝前と当日導入2時間前の2回に分服させて内服させることが多い．1回法では手術前日就寝前に内服させる．筋静注は導入1時間前に行う．

### 5）歯科麻酔と上気道

歯科麻酔の領域は，上気道と術野を共有することが大きな特徴である．麻酔や手術の影響で上気道が閉塞すると換気不足による呼吸性アシドーシス，低酸素症を招く．したがって，上気道の解剖と生理を知ることは歯科領域の麻酔，施術を行う上で必要不可欠である．

#### (1) 上気道の解剖と生理

気道は，鼻腔，口腔，咽頭，喉頭までを上気道，気管，左右気管支，葉気管支，区域気管支，終末気管支，呼吸細気管支，肺胞を下気道という．上気道の主な役割は吸気の加温・加湿と異物の除去である．気道内で吸入気が体温と等しくなり，相対湿度が飽和する境界は通常では気管分岐部の直下といわれている．また，意識下では咳嗽反射や嚥下反射により，気管内に異物が侵入しないようになっている（図20, 21）．

①鼻腔

外界に通ずる孔を外鼻腔，咽頭腔に通ずる孔を後鼻腔といい，鼻中隔によって左右半分に分けられている．鼻腔の外壁側には上鼻甲介，下鼻甲介が内腔に向かって突出している．鼻腔を取

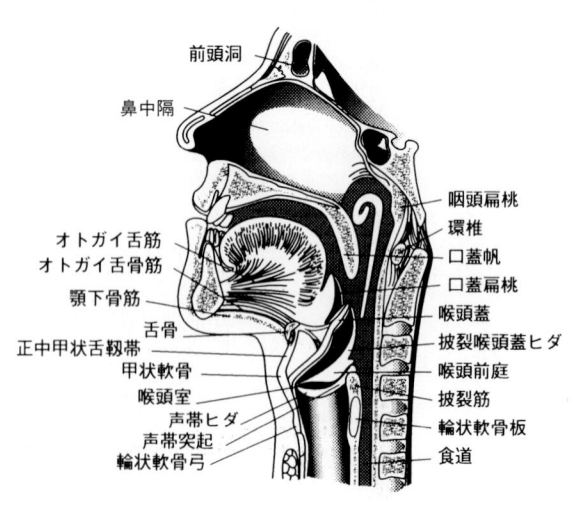

図20　鼻腔，口腔，咽頭および喉頭の矢状断

り巻く骨の中にある空所を副鼻腔といい，篩骨洞，前頭洞，蝶形骨洞，上顎洞の4つの洞があり，鼻腔と連絡している．

②口腔

下壁は舌，上壁は口蓋，前方と両側壁は歯槽突起および歯列弓，後方は口峡から咽頭に連なる．

舌は，口底後部から突出したオトガイ舌筋，舌骨舌筋などの舌筋群の高まりで，オトガイ舌骨筋や顎舌骨筋にささえられている．

口蓋は，口蓋突起と口蓋板があるために硬い硬口蓋と，横紋筋を有し内部に骨を欠く軟口蓋とに分けられる．口底の粘膜は薄く軟らかで，歯槽突起の後面から舌の下面に移る舌小帯がありその両側の舌下小丘に顎下腺と耳下腺が開口している．

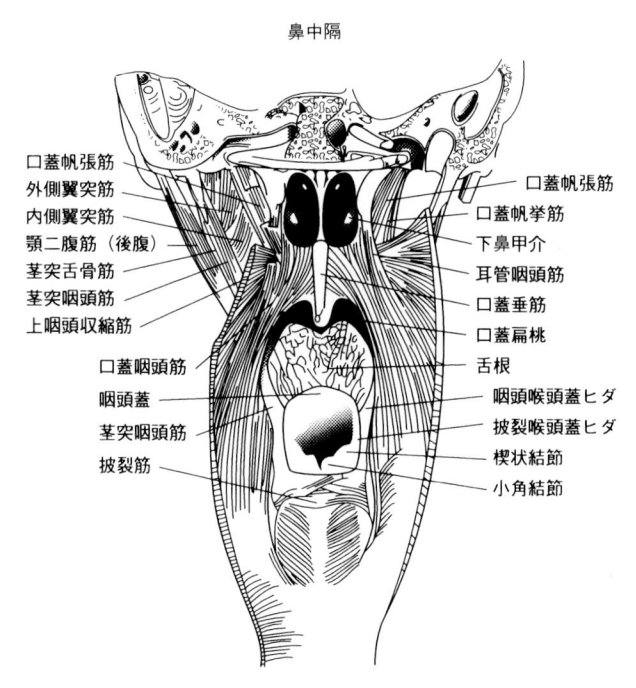

鼻中隔

口蓋帆張筋
外側翼突筋
内側翼突筋
顎二腹筋（後腹）
茎突舌骨筋
茎突咽頭筋
上咽頭収縮筋
　口蓋咽頭筋
　咽頭蓋
　茎突咽頭筋
　披裂筋

口蓋帆張筋
口蓋帆挙筋
下鼻甲介
耳管咽頭筋
口蓋垂筋
口蓋扁桃
舌根
咽頭喉頭蓋ヒダ
披裂喉頭蓋ヒダ
楔状結節
小角結節

図21　口蓋筋と咽頭筋(咽頭後壁を正中面で開き,粘膜を剝いで筋を示す)

口峡は口腔と咽頭の境で，上壁は軟口蓋の後部にある口蓋帆でその中央には口蓋垂が突出している．口蓋帆から外下方に向かう側壁は口蓋舌弓および口蓋咽頭弓と呼ばれ，両弓の陥凹に口蓋扁桃がある．
　③咽頭
　鼻腔および口腔と食道および喉頭との間にある嚢状の管で，その内腔を咽頭腔という．長さ約12 cmで，上端は後頭骨体の下面に接し，下方は細くなって第6頸椎の下縁の前で食道に連なる．前後の方向に扁平で，側面には頸動脈が接している．咽頭腔は鼻部，口部，咽頭部に分かれ，軟口蓋が上に上がって咽頭後壁に接すると，鼻部は口部以下から遮断される．
　④喉頭
　喉頭は気管の上端に位置し，その内部は喉頭腔といい，壁には多くの喉頭軟骨が関節や靱帯によって結合している．喉頭の入り口は喉頭口といい，咽頭下部の前壁にある．後面の凹んだサジ状を呈し舌根の後から上方に突出して喉頭口の前壁をなすものは喉頭蓋で，飲食物が喉頭に入るのを防いでいる．喉頭腔のほぼ真中に外側壁から内腔に向かって1対の声帯ヒダがある．その縁を声帯唇といい，これらは声門裂をはさんでいる．声門裂と声帯ヒダを合わせて声門と称する．喉頭筋のうち，輪状甲状筋は上咽頭神経，他の筋はすべて反回神経につづく下喉頭神経に支配されている．

### (2) 口腔外科手術と上気道

　口腔外科領域では上気道に病巣があり，ここが手術野となる．口腔外科手術の特性は麻酔管理を行う上で多くの問題を抱えている（**表16**）．
　①気道と手術部位が同一である．
　術中の気道の維持・管理のためには，全身麻酔を用い気管内挿管を行うのがベストの方法である．気管内挿管を行っていない場合は，血液，分泌物，唾液，消毒液などが気道を閉塞しないよう細心の注意を払わなければならない．鎮静法を用いている場合，鎮静薬の過量投与により，意識レベルが低下したり，舌根沈下が起きたりすると余計気道閉塞を助長してしまうので注意する必要がある．
　②気管内挿管困難症例が多い．
　腫瘍，炎症，外傷，口唇の瘢痕拘縮，顎関節の可動制限などによる開口障害，頸部の皮膚瘢痕拘縮による頸部伸展困難，口

底部，舌根部の瘢痕拘縮による喉頭展開困難，先天性奇形を伴った小顎症，短頸などは気管内挿管を著しく困難にする．

③気道確保部位から離れて麻酔管理をしなければならない．

術野を提供するためにはやむを得ないことであるが，できる限り患者のバイタルサインを直接感知できる場所が望ましい．近年，悪性腫瘍手術において即時再建術が行われるようになり，術野が気道だけでなく上下肢におよぶ症例も少なくない．安全な麻酔管理が行えるよう，モニターだけに頼るのではなく状態観察を十分に行うことが肝要である．気管内挿管を行っていない場合は，気道確保がすぐできる位置にいる必要がある．

④術後に気道閉塞，呼吸器合併症を起こす危険性が高い．

浮腫や血腫は時間とともに増大するので，手術侵襲の部位，範囲をよく見定めなければならない．早めの対処が何よりも大切であるから，気道閉塞の可能性があるならば，気管内チューブを留置するか気管切開をする．

嚥下機能に関与している部位の手術では，嚥下障害が起きることがある．障害が起きると誤嚥（誤引）する可能性が高くなるので誤嚥性肺炎を起こす可能性も十分考えておく．

⑤口腔腫瘍，囊胞，炎症などの口腔外科疾患は上気道の閉塞を起こしやすいものが多い．

a．口底部の腫脹

腫瘍，囊胞，炎症などの存在により口底部が腫脹すると，舌の挙上により気道は狭くなる．口底部は下顎骨と舌骨の間の左

表16 上気道閉塞，狭窄の原因と対策

| | 原　因 | 対　策 |
|---|---|---|
| 異　物 | 咽頭部や気管内異物の存在<br>分泌物貯留 | 吸引<br>ファイバーによる除去 |
| 腫　瘤 | 腫瘍，膿瘍の存在<br>術後の浮腫，血腫 | 気道確保<br>エアウェイ，気管内挿管，気管切開 |
| 舌根沈下 | 意識低下とともに咽頭筋が弛緩し，舌が咽頭後壁に接して気道を狭くする． | 気道確保<br>気管内挿管 |
| 喉頭痙攣 | 麻酔深度が浅いとき，気道に刺激が加わって起こる． | 100％酸素マスクで陽圧<br>サクシニルコリン静注 |
| 声門浮腫 | アレルギー性反応<br>反回神経麻痺<br>機械的圧迫 | 酸素吸入，加湿<br>ステロイド薬投与<br>エピネフリン気管内スプレー<br>細めのチューブ挿管 |

右の顎舌骨筋が口底部をつくり，舌下部と顎下部とに分けている．さらにオトガイ舌筋，オトガイ舌骨筋や顎二腹筋などの筋が存在し，これらの間には疎性結合識からなる舌下隙，顎下隙，オトガイ下隙，舌下筋間腔の4つの隙が存在する．これらの隙は炎症の好発部位で，化膿巣が疎性結合識および間隙をぬって広く蔓延し蜂窩識炎を起こしやすい．そうなるとさらに気管を圧迫して気道を狭くする．また，縦隔洞炎という重篤な疾患へと移行する可能性がある．

　b．口峡，喉頭，咽頭部の腫脹

　腫瘍，囊胞，炎症などの存在は，呼吸道を直接狭くするものである．

　c．顎顔面外傷

　a）上気道を形成する軟骨組織の障害

　外見からそれほど大きな障害を受けていないように見えても軟骨組織の障害が大きいことがあり，気道閉塞の原因となる可能性を軽んじてはいけない．

　b）浮腫，血腫の増大

　時間の経過とともに増大するので，口底部や口峡部は特に注意を要する．

　c）血餅の存在

　口峡部の巨大な血餅は気道を閉塞させるし，飲みこめば，胃壁を刺激して嘔気，嘔吐を促す．

　d）義歯，歯の誤飲

　障害を受けたときに飲み込んでいるおそれがある．X線写真は時には，顎顔面だけでなく頸部，胸部もとる必要がある．

　e）下顎骨骨折

　時に舌根沈下を招く．舌に太い糸をかけていつでも気道が開通するようにしておく．

### (3)障害者歯科治療と上気道管理

①上気道と食物通過道の関係

　気道の入り口は食物摂取のための消化器の入り口でもある．障害者の中には摂食機能の障害があるために，呼吸に大きな影響を受けるものも少なくない．

　外気は呼吸運動に伴って上気道を通過し，気管より肺に入る．呼吸の調節は中枢神経により自動的に行われているが，自由意志によってもある程度コントロールができる．また，動脈血の$P_{O_2}$，$P_{CO_2}$，pHの変化にも影響を受ける．

一方,食物はいったん口に取り込まれると,咀嚼,嚥下されて口腔,咽頭,食道を経て胃腸管で消化吸収される.咀嚼とは,咀嚼筋の働きで顎運動により,食物を咬み取り,咬み砕き,唾液と混和して適当な大きさで水分を含んだ塊を作って飲み込みやすくするなどの過程のことである.これには,口唇,舌,頬が一緒に働く.食塊が口腔,咽頭,食道を通過して胃に送り込まれる過程を嚥下という.食物が通過する道と気道とが交叉するところが咽頭腔で,食物を円滑に食道に送り込むために,咽頭部の口腔,鼻腔,喉頭腔,中耳腔への開口部は一時的に遮断される.食塊が咽頭腔に入るまでは随意運動であるが,食塊の移動により咽頭後壁,舌根,口蓋垂などの粘膜が刺激されると反射が起きる.舌の後部が挙上して軟口蓋につくと咽頭腔と口腔は遮断され,軟口蓋と口蓋垂が後上方に上がり咽頭後壁が前方に出てきて,咽頭腔と鼻腔は遮断される.ついで,喉頭が前上方に引き上げられ喉頭蓋が下方に回転して喉頭入口に被さることにより咽頭腔と喉頭の間が遮断される.同時に咽頭下部が拡げられて食道の入り口が開き,食塊は咽頭下部から食道に送り込まれる.このとき,呼吸運動と咀嚼運動は一時停止する.

　②障害別の上気道の問題点
　a．脳性麻痺
　脳性麻痺の患者は上気道に大きな問題のある場合が多い.
　a）口腔諸器官に不随意の運動がある.
　下顎,舌,口唇に不随意の運動がみられる.充塡物,補綴物の誤嚥,誤飲に注意する.
　b）原始反射が残っている.
　顔を正面に向けようとしたり,仰伏位にしたり,突然,音,光,摂食などの刺激を与えたりすると,とたんに開口できなくなったり,緊張して全身を硬直させて身体を突っ張って反り返ったりする.充塡物,補綴物の誤嚥,誤飲に注意する.
　c）催吐反射や嘔吐が起こりやすい.
　吸引チップや歯鏡の操作に注意する.
　d）気道分泌量が多い.
　治療中は頻回に吸引する.
　e）鼻呼吸がうまくできないものがいる.
　舌根沈下が起きないよう体位を工夫する.
　b．てんかん発作
　治療中に発作が起きた場合は,まず誤嚥,誤飲されないよう口腔内の器具を素早く取り除き,治療台から転倒しないように

体を支える．発作終了直後は中枢神経が著明に抑制され気道閉塞を起こしやすい．気道確保と酸素吸入を施す．

　c．筋ジストロフィー症

　嚥下機能障害を起こしていることがある．また，咳嗽反射も低下しているので誤嚥に注意する．

　d．脊髄損傷

　第1～4頸髄損傷患者では肋間筋と横隔膜の麻痺のため，呼吸障害と喀痰排出能低下が起きている．坐位で治療を行い，誤嚥に注意する．

　e．慢性関節リウマチ

　頸椎関節が障害されている場合は，無理な後屈は避けなければならない．気道確保が困難なことが多い．開口障害がある．

　f．脳卒中

　嚥下障害が問題となるが，脳卒中のなかで嚥下障害を起こすものは，1．意識障害があるもの，2．仮性球麻痺と呼ばれる症状を呈するもの，3．嚥下中枢の存在する延髄が障害され球麻痺と呼ばれる症状を呈するものなどである．

### (4)鎮静法と上気道管理

　歯科・口腔外科施術の特性は気道と術野が同一であることから，特別な注意を払わなければならないことはすでに述べてきた．気道確保の点からいえば，全身麻酔を用いて気道内挿管するのが一番確実な上気道管理法といえるが，全身麻酔が適応とならない症例も少なくない．一方，口腔内の施術は患者にストレスを与えることも多く，全身疾患を有している場合はこれを増悪させる恐れも出てくることから，ストレス軽減のために鎮静法が用いられる．しかし，鎮静法では，気道の確保は確実ではないので，上気道管理は十分注意して行わなければならない．

　①吸入鎮静法における上気道管理

　a．管理の要点

　鼻閉のある患者には吸入鎮静法は適応でないことは周知の事実であるが，吸入前に上気道に問題のある場合も適応とならない．しかし，これらは吸入鎮静法として効果がないということで適応とならないのであって，生命の危険を脅かすものであるからという理由ではない．したがって，上気道の管理を上手に行うことができれば，吸入鎮静法の効果が上がることになる．まず，患者に無理のない範囲で，頭部後屈，頸部伸展，下顎挙上の姿勢を取らせる．治療台のヘッドレストを少し下げ，肩の

下にタオルなどを敷いて，顎を突き出すようにしてもらうだけでも気道は開通する．常に呼吸バッグを観察して，バッグの動きが止まったときは鼻からの呼吸を促す．息ごらえをしたり，鼻からの吸入が止まるのは，痛いときや，口腔内に水や血液，分泌物がたまっているときなので，局所麻酔で痛みを取り，口腔内の吸引を上手にとることが大切である．それをしないで笑気濃度を上げたり，鼻呼吸を頻回に促すと，意志の疎通ができなくなったり，過換気発作を誘発してしまうことがあるので注意する．

b．問題が起きたときの対処法

まずは笑気の吸入を中止し，取りあえず，酸素の吸入を行い，状態を観察しバイタルサインをみる．

過換気発作を起こしている場合は，速やかに酸素を中止して，袋で鼻と口をすき間のないよう覆い，呼気を再吸入させる．

②静脈内鎮静法における上気道管理

a．管理の要点

上気道に問題のある場合は静脈内鎮静法は禁忌である．

この方法は，上気道管理を上手に行うことが安全な全身管理の鍵である．

まず，鎮静法を行う前に，モニターを装着する．モニターはパルスオキシメーター，血圧計は必須である．必要に応じて，心電計を装着する．ついで静脈路を確保し，パルスオキシメーターは点滴をしている側の手の指に装着する．

鎮静薬は，バイタルサインと意識状態をみながら緩徐に投与する．吸入鎮静法の項で述べたようにあらかじめ無理のない範囲で気道が開通しやすいような姿勢をとらせるとよい．また，パルスオキシメーターの数値が下がったり舌根沈下が起きたときは下顎を突き出して呼吸するよう指示するが，意識が消失している場合は，全身管理をしているものが下顎を挙上しなければならない．したがって，意識を消失させないのが静脈内鎮静法の基本であり，術者が全身管理者を兼ねないことが鉄則である．

また，術前から鼻腔カニューレより酸素を1〜3 $l$/分投与する方法があるが，鼻腔カニューレには呼気ガスの濃度と換気曲線を同時にモニターできるものがある．笑気吸入鎮静法を併用すれば，酸素を投与できるし鎮静薬の量を減らすことができる．患者が不穏な動きをした場合は，むやみに鎮静薬や鎮痛薬を追加静注するのを避け，原因をよく見極めることが大切である．

b.問題が起きたときの対処法

一番の問題点は上気道の閉塞であろう.パルスオキシメーターの数値が下がったり舌根沈下が起きたことでわかる.ただ,同時に酸素を投与している場合はパルスオキシメーターの数値にすぐ現れないので注意が必要である.

意識がある場合は,下顎を突き出すようにして呼吸を促す.意識がない場合は速やかに治療を中断し,気道確保を行う.呼吸がなければ直ちに人工呼吸を施す.したがって,常に,人工呼吸ができる装置と体制を備えていなければならない.

痛みがある場合は,局所麻酔を追加する.

### (5)挿管困難症例への対応

術前評価の際,大切なことは挿管困難を予測することである.マランパティのサインやコーマックの分類などが参考となるが,経験を積んだ麻酔医でも挿管が困難であるものを下記に列挙した(図22).

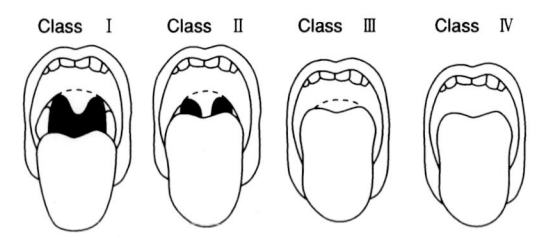

マランパティ(Mallampati)のサイン:最大開口時に舌を突出させたときの所見でClass Ⅲ,Ⅳは挿管困難としている.

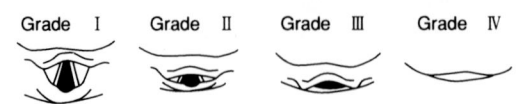

コーマック(Cormack)の分類:マッキントッシュ型のブレードを使用して喉頭展開したときの声門所見で,Gradeが上がるごとに挿管困難としている.

(杉岡伸悟,上田 裕:気管内麻酔,古屋英毅ら編,歯科麻酔学 第5版,p.314,医歯薬出版,1997.より引用)

図22 マランパティー(Mallanpati)のサインとコーマック(Cormack)の分類

①挿管困難の原因
 a．開口障害
 b．小顎症
 c．舌根，口底部瘢痕拘縮
 d．頸椎の可動制限
 e．短頸
 f．気管狭窄，走行異常
 g．喉頭，喉頭蓋の異常，腫瘤
 h．マスクによる気道確保困難

ブラード咽頭鏡

スタイレット

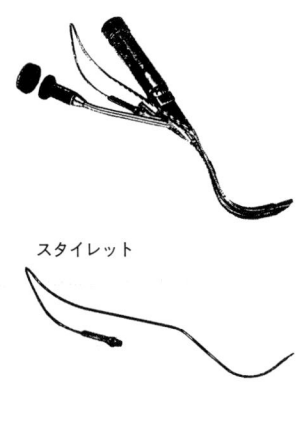

②挿管方法
挿管が困難と判断した場合は，次の方法を用いる．1つの方法で挿管が成功するとは限らないので，症例の状況に応じて常に複数の挿管方法を用意する．

 a．特殊な喉頭鏡を用いる方法

ファイバースコープと喉頭鏡，スタイレットが一体となったブラード喉頭鏡，ブレード先端の角度をハンドル部のレバーで調節できるマッコイ喉頭鏡，ブレードにプリズムを付けて間接的に声門を確認できる喉頭鏡などがある．

 b．スタイレットの使用

声門に到達しやすくするよう気管内チューブに湾曲をつける．

 c．ファイバーフコープを用いる方法

まず，鼻腔を清掃した後，鼻腔，咽頭，喉頭を可及的に表面麻酔する．鼻腔よりカテーテルを挿入して咽頭喉頭部の分泌物，血液を吸引しておいてから，気管内チューブにファイバースコープを通し，ファイバーを鼻腔より挿入する．室内を暗くして，喉頭付近に皮膚を通して灯が見えたらファイバーの先端が声門の近くにきているので覗いてみてファイバーを声門から挿入し，気管輪を確認しながら分岐部まで進める．分岐部を確認したらファイバーをそのまま留置し，これをガイドに気管内チューブを挿入していく（図23）．

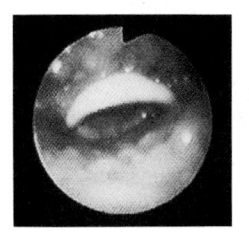

図23 ファイバースコープで観察した喉頭蓋と声門部

d．経気管逆行誘導性挿管

　挿管前の鼻腔，咽頭，喉頭に対する処置はファイバー挿管と同様である．ついで，輪状甲状軟骨の間の靱帯を浸潤麻酔し，2 ml 程度の生食を入れた注射筒に 20 G の針をつけ，ここより気管に穿刺する．抵抗がなくなったら針先は気管内にあるはずなので，内筒を引き気体が入ってくることを確認して針はそのままで注射筒をはずす．ここよりテグス（釣り糸）を挿入し，口腔内に出てきたところを患者に舌で口腔外に押し出すよう指示する．鼻腔よりネラトンカテーテルを口腔に挿入し，口腔外に出すよう指示する．テグスとネラトンカテーテルを結び，ネラトンカテーテルを引っ張ってテグスを鼻腔より出す．気管内チューブにテグスを通し，少しテンションをかけておいて，これをガイドに挿管する（図 24）．

　e．盲目的経鼻挿管

　気管内チューブを経鼻的に咽頭まで進めて，呼吸音が大きく聞こえるところで患者に下顎を突き出すように指示し，後頭部を持ち上げ，呼気に合わせて挿管する．

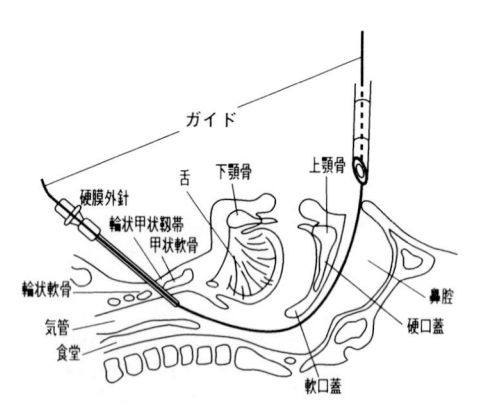

（古屋英毅：全身麻酔，久保田康耶ら編，歯科麻酔学第 4 版，p. 218，医歯薬出版，1989．より引用）
図 24　経気管逆行性誘導法による挿管

f．ラリンゲルマスク

　気道の密封性が不確実なので，フルスタマックのときは禁忌であるが，喉頭鏡を用いずに盲目的に挿入できるので緊急時の気道確保の方法として有用である．

　g．気管切開法

　輪状軟骨と胸骨頸切痕の間に 3〜5 cm の横あるいは縦に切開を行う．切開創を鉗子で縦・横軸方向に剝離し，気管軟骨を確認したら，気管を弁状に開窓するか，十字切開あるいは縦切開して気管切開用チューブを挿入する．

　緊急時は，輪状甲状軟骨の間の靱帯を切開する．

　h．気管穿刺法

　頸部を伸展させ，触診で甲状軟骨と輪状軟骨の間の陥凹した輪状甲状靱帯を確認し，ここに 12〜14 ゲージの太い針を穿刺する．

# 3．全身麻酔の実際

## 1）揮発性吸入麻酔薬を用いた麻酔法
### (1)麻酔導入

麻酔導入には，揮発性吸入麻酔薬をマスクにより吸入させる緩徐導入法と，静脈麻酔薬を用いる急速導入法とがある．

①緩徐導入法（slow induction）
・酸素と吸入麻酔薬をマスクで吸入させて，麻酔深度を気管内挿管が可能なレベルまで深くする．
・興奮症状が出ることがあり，適正な麻酔深度に至るまで時間がかかるが，循環器系や呼吸器系に急激な変化を起こすことなく導入が可能である．
・意識下で血管確保が困難な乳幼児，知的障害児（者），自閉症患者，静脈麻酔薬が使用できない患者，高血圧症患者，高齢者などが適応となる．

手　順

　a．血管確保とモニタ装着

すべての麻酔法に共通して行う．どうしても血管確保が困難な乳幼児や心身障害児（者）では，入眠後に確保する．

　b．脱窒素（denitrogenation）と酸素化（oxygenation）

麻酔器を半閉鎖回路にして酸素6〜8 L/分を流しマスクを顔にあてる．肺内には大量の窒素ガスが存在し，血中，組織中にも大量に含まれている．麻酔に際してこの窒素は麻酔ガス濃度や酸素を希釈するので，あらかじめ麻酔回路と気道の窒素濃度を下げるために高濃度の酸素で追い出す必要がある．これを，脱窒素と呼ぶ．呼吸機能が正常であれば，2〜3分で肺の窒素はほとんど排泄される．このように酸素化していると，約2分間は無呼吸でも低酸素状態にはならない．

　c．マスクによる吸入開始と揮発性吸入麻酔薬濃度の上昇

半閉鎖回路で，ガス流量6〜8 L/分，笑気濃度を50〜70％，酸素濃度を50〜30％にし，ハロタン，エンフルラン，イソフルラン，セボフルランなどの揮発性吸入麻酔薬を添加して，数呼吸ごとに濃度を上げていく．導入の初期は，自発呼吸にまかせるが，意識が消失し，呼吸抑制，舌根沈下が起これば，マスクフィティングをしっかりとして，補助呼吸，ついで調節呼吸に移行する（図1）．

　d．筋弛緩薬の投与

導入途中では呼吸は不規則で体動もあるが，次第に呼吸は規

---

**脱窒素は必要？**

リスクのよい患者においては，脱窒素，酸素化はあえて必要ないという意見もみられる．すなわち，空気による自発呼吸のまま入眠させ，筋弛緩薬投与後よりマスクを用いて酸素投与および調節呼吸を開始しても，入眠時の酸素分圧低下はみられない．また，調節呼吸を開始する以前に酸素を投与することは動脈血酸素分圧を上げ，バルビツレートによる呼吸抑制を助長するため，控える方が良いという逆の意見である．

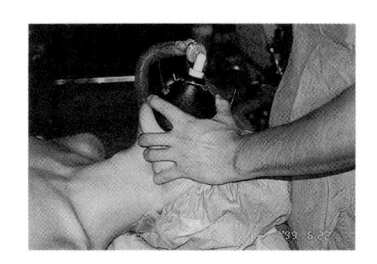

図1 マスクによる調節呼吸（マスクフィティングを示す）

則的となる．瞳孔も中央に固定し，ピンホール状になる．この時点で，筋弛緩薬を投与し，人工呼吸を続ける．筋弛緩薬は，脱分極性，非脱分極性薬剤によりオンセットタイムが異なることを念頭に置き，確実に効果が現れてから喉頭鏡を使用するようにする．

e．挿管操作

②急速導入法（rapid induction）

- 超短時間作用性のバルビツレートや静脈麻酔薬プロポフォール，塩酸ケタミンなどの静脈内投与によって行う導入．静脈麻酔薬は迅速に意識を喪失させるので，吸入麻酔薬を用いた緩徐導入のような導入期の興奮がない．
- 患者にマスクによる窒息感を与えることがなく不快感も少ない．
- 一般的に，吸入麻酔薬による緩徐導入に比べ循環抑制が強い．高齢者や poor risk の患者では投与量を注意する．
- 静脈確保が容易で，意識消失後の気道確保に問題のない症例，すなわち，リスクのない成人や静脈確保の容易な年長児が適応となる．

手　順

a．血管確保とモニタ装着

血管が確保されたら静脈注射用の三方活栓を介在させ，点滴製剤に接続する．

b．静脈麻酔薬の投与

脱窒素を行ったのち，2.5％溶液のチオペンタール 3〜5 mg/kg，あるいはプロポフォール 1〜2 mg/kg をゆっくりと静注する．静注後 20〜40 秒で意識消失，呼吸の停止を来す．この間，患者への呼びかけを続け，睫毛反射の消失などを観察する．

## 小児，乳幼児における緩徐導入

粗暴な導入操作は子供に心的外傷を残す．また，導入時にひどく泣かせると，泣きじゃくり（sobbing）呼吸が導入後にも残り，呼吸の型の判定が難しくなる．最初は，マスクを顔面に密着させないで，高流量，高濃度の笑気と低濃度の揮発性吸入麻酔薬を顔面に吹きつけるような位置におく．迷妄状態に入った時点からマスクを顔面に当て，吸入麻酔濃度を上げていく．麻酔深度が浅い間は，マスクを強く顔面に押しつけたり無理に頭部を後屈させるのはよくない．また，麻酔バッグをあまり早く加圧すると喉頭痙攣が生じるので，麻酔深度が安定するまで，強引に調節呼吸に移行しないようにする．

なお，これらの静脈麻酔薬は，循環抑制が強いので，症例によってはケタミン 1 mg/kg やジアゼパム 5〜20 mg，ミダゾラム 4〜10 mg などのベンゾジアゼピン系薬物を用いる．

c．筋弛緩薬の投与

意識消失を確認した後，筋弛緩薬（サクシニルコリン 1 mg/kg，またはベクロニウム 0.1 mg/kg）を静注して，マスクフィティングをしっかりと行い，6〜8 L/分の純酸素，あるいは 50 ％笑気＋50 ％酸素の混合気で調節呼吸を行う．

この間，生体内動態はダイナミックに変化しているので，特に循環動態の変動に注意する．

d．人工呼吸

換気が十分に行えるようになり，循環動態が安定すれば次の挿管操作に移る．

e．挿管操作

### (2)気管内挿管

気管内挿管は気道確保法の最も確実な方法で，歯科口腔外科手術における全身麻酔ではほぼ全例行われる．挿管経路，手技，意識の有無により**表1**のように分類される．

①必要な器具
- 気管内チューブ
- 喉頭鏡
- バイトブロック
- スタイレット
- マギル® の鉗子
- コネクタ（スリップジョイント）
- カフ用注射器
- エアウェイ
- 局所麻酔薬スプレー・ゼリー，鼻粘膜用血管収縮薬
- 絆創膏，綿棒

②経口挿管（orotracheal intubation）

口腔より咽頭を介して気管内に挿管する最も一般的な方法．経口挿管では口腔内の手術が行いにくいという理由から，歯科・口腔外科の手術術式によっては適応とならないこともある．

手　順

a．頭部の位置

仰臥位において，口腔軸，咽頭軸，喉頭軸の 3 軸の交差角度をできるだけ小さくした方が，喉頭鏡を用いた直視下での喉頭

表 1　気管内挿管法の分類

| 分　　類 | 特　　徴 | 適　　応 |
|---|---|---|
| 手技による分類 | | |
| 1．直視下（喉頭展開）挿管 | 所要時間短い<br>覚醒時反射強い | 一般的麻酔症例<br>蘇生時 |
| 2．盲目的挿管 | 所要時間長い<br>呼吸音を指標 | 喉頭展開不能症例 |
| 3．ファイバースコープによる挿管 | 自発呼吸下 | 挿管困難症例 |
| 4．経気管逆行性誘導法 | 自発呼吸下 | 挿管困難症例 |
| 挿管経路による分類 | | |
| 1．経口挿管 | 咽喉頭刺激強い<br>チューブ固定悪い<br>太いチューブ挿管可 | 一般的麻酔症例<br>蘇生時 |
| 2．経鼻挿管 | 咽喉頭刺激比較的少ない<br>鼻出血<br>固定良い | 歯科口腔外科手術<br>開口障害症例<br>長期人工呼吸 |
| 3．経気管切開孔挿管 | 外科手術必要<br>片側挿管に注意 | 口腔癌拡大手術<br>長期人工呼吸<br>重症の声門浮腫・麻痺 |
| 意識の有無による分類 | | |
| 1．意識下挿管 | 局麻薬，鎮痛，鎮静薬使用<br>自発呼吸下に施行 | poor risk 患者<br>full stomach 患者<br>挿管困難症例 |
| 2．全麻下挿管 | 手技容易<br>誤嚥の危険性 | 一般的麻酔症例 |

（恩地　裕監修，吉矢生人編：麻酔科入門，p.539，永井書店，1984．より引用を一部改変）

展開が容易となる．そのため，頭部を挙上して頸部を後屈させる（sniffing position）（**図2**）．頸椎損傷など運動制限がある場合は，この頭位がとれないので挿管困難となる．

　b．開口操作

　右手の拇指と示指を交差（scissors maneuver）させ，右口角から，拇指を下顎歯へ示指を上顎歯へ当て十分開口する．

　c．喉頭鏡の挿入

　左手に喉頭鏡をもち，右口角から舌を左へ圧排しながらブレ

ードを挿入していく．挿入時に喉頭鏡のハンドル部分が前胸部にあたるのは，頸部の後屈が不十分なためである．

　d．喉頭展開

　ブレード先端を舌の基底部と喉頭蓋（epiglottis）の間に滑り込ませる．この操作までは無理な力を加えない．ブレード先端が喉頭蓋谷（vallecula）中央部に挿入されたら，ハンドルを軸にして前上方に喉頭鏡を引き上げる．この操作で喉頭蓋が反転し声門が直視できるが，これを喉頭展開という（**図3**）．喉頭展開に際しては，決して上顎前歯をテコの支点としてはならない．

　e．局所麻酔薬の噴霧

　声門が見えたら，スプレー用ノズル付きの注射器に入れた局所麻酔薬を，気管内に注入する．

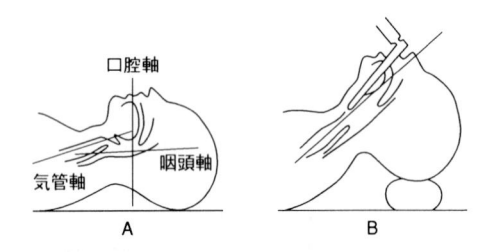

図2　挿管操作時の頭位

頭部を挙上して後屈させた方が挿管操作を行いやすい．
臭いを嗅ぐ姿勢（sniffing position）をとらせる．
A：枕なしの姿勢では口腔軸と気管軸の交叉角度が強い．
B：高い枕をすると口腔軸と気管軸が一直線上に近くなる．

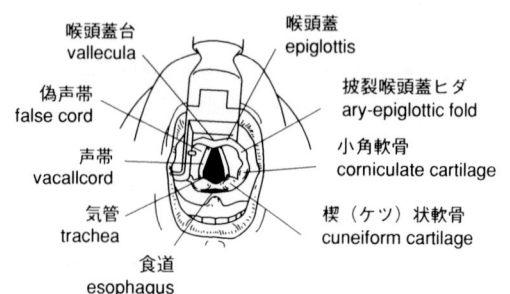

図3　喉頭展開

f．チューブの挿入

　局所麻酔薬ゼリーを塗布した気管内チューブを右手に持ち，右口角部から視野を妨げぬようチューブを進め気管内に挿入する．必ずカフ部分が完全に声帯を通過することを確認する．挿管ができると，喉頭鏡を抜く前にバイトブロックを上下歯列の間に入れ，チューブが噛まれるのを防ぐ．ただし，歯科・口腔外科手術では，術野を妨げるため，術中はあえてバイトブロックを装着しないことも少なくない．この場合は，手術終了直後の覚醒前に装着する．

　g．挿管の確認

　チューブを麻酔回路に接続し，バッグを加圧して両肺野の呼吸音を聴診して，片肺挿管でないことを確かめる．

　h．チューブの深さの確認とカフ膨張

　口唇からのチューブの深さを確認して，カフに漏れのない最小限の空気を注入する．

　i．チューブ固定

　チューブおよびバイトブロック（チューブのみの場合もあり）を確実に絆創膏で固定する．歯科・口腔外科手術においては，固定を確実にしないと，術中の気道トラブルの原因となるので慎重に行う．また，手術の種類によっては固定位置や方法などを工夫する必要がある．

　③経鼻挿管（nasotracheal intubation）

　鼻孔より鼻腔，咽頭腔を介して気管内に挿管する方法．歯科・口腔外科領域では口腔内の手術のみならず，顎骨骨折や外科的矯正手術など咬合関係をみる必要がある場合はよい適応となる．すなわち，術野を広く提供できること，開口・閉口操作を妨げないこと，チューブの固定が経口挿管に比較して確実であること，開口障害などで経口挿管が困難な症例でも本法で成功をもたらすことがある，などの利点が多い．一方，鼻粘膜を損傷する可能性がある，経口挿管にくらべてチューブサイズが小さくなる，挿管操作に時間がかかる，などの欠点もある．

手　　順

　a．頭部の位置

　経口挿管と同じ．鼻孔のチューブ挿入側は，術前に鼻閉感やX線検査による鼻中隔湾曲の検討から決めておく．挿入側の違いにより，チューブ先端のベベル面との関係が逆になることを心得ておく．

b．鼻粘膜の消毒と麻酔（図4）

　綿棒を用いて挿入側の鼻腔をポビヨンヨードなどで清掃・消毒し，不潔な粘液や細菌を気管内に押し込まないようにする．同時に，局所麻酔薬ゼリーや血管収縮薬を塗布し，鼻粘膜の収縮を図る．この時，綿棒の挿入方向や抵抗感を確認しておく．挿入部位は下鼻道とする．

　c．経鼻チューブの鼻腔挿入

　チューブは経口より1～2段階小さいサイズのものを選ぶ．局所麻酔薬のゼリーを塗布した気管内チューブを丁寧に鼻腔内に挿入し，咽頭腔に導く．この時，咽頭後壁部でチューブ先端がつかえることがあるが，強引に挿入すると粘膜損傷により思わぬ大出血を起こすことがある．反時計方向にチューブを回転すると，チューブ先端のベベル面を利用して滑ることになり，入りやすい．

　d．喉頭鏡の挿入と喉頭展開

　開口が可能な場合は，経口挿管と同様の要領で喉頭展開を行う．

　e．チューブの気管内への誘導

　喉頭鏡により喉頭展開が可能であれば，チューブ先端を声門に進めて気管内に挿管する．この際，チューブ先端の位置が左右にずれたり，鼻腔外でのチューブ操作だけでは先端を声門に誘導できないことも少なくない．この場合は，挿管用鉗子（マギル鉗子®）を使用してチューブ先端を把持し声門に導く（図5）．鉗子によりカフに損傷を与えないように注意する．チューブ先端が声門の入口にあるにもかかわらず，これより進まない場合は，喉頭展開の力を弱めると容易に進むことがある．これ

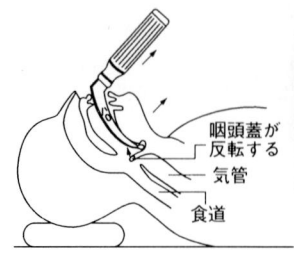

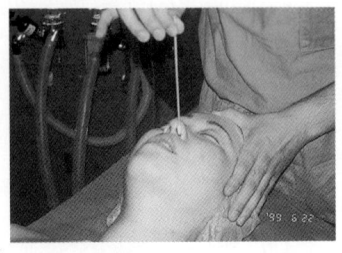

図4　綿棒を用いた鼻粘膜の消毒と麻酔
下鼻道を中心に消毒薬，局所麻酔薬，血管収縮薬などを塗布する

は，咽頭後壁に沿って入ってきたチューブ先端を，前上方へ持ち上げられた喉頭に導こうとすると気管前壁にあたるためである．持ち上げられた喉頭を頸椎方向へ下げることで解決することが少なくない．

　f．挿管の確認

挿管後は経口挿管と同様に，確認を行い，顔面皮膚にテープ固定を行う（図6）．

④経気管切開孔からの挿管（tracheostomy）

舌・口腔底軟組織を広範に切除して即時再建を行うような手術では，術直後に口腔機能が大きく損なわれる．このような場合は，同時に気道確保が困難なことが予測されるため，術後長期の呼吸管理を行いやすいように，あらかじめ気管切開を行っておく．

本法は，気管内分泌物の吸引が容易，呼吸抵抗が減少する，などの利点があるが，一方では，気管切開周囲からの感染，喀痰排出不全による肺合併症の発現，気胸，皮下気腫など合併症などの問題点もある．

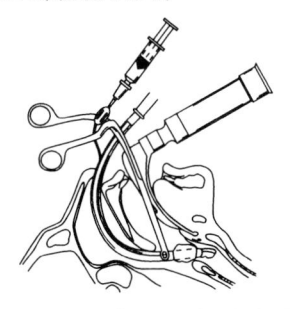

（丸川征四郎訳：エアウエイマネジメント―気管内挿管と気道確保―　第1版，p.125，総合医学社，1992.より引用）

図5　挿管用鉗子（マギル®鉗子）を使用した経鼻挿管

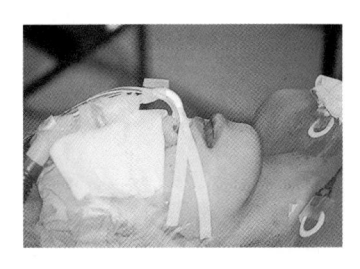

図6　経鼻挿管時のテープ固定

全身麻酔に関連する気管切開は，①麻酔・手術に先立って局所麻酔下で気管切開を行い，気管内チューブを挿入後に麻酔導入を行う，②前もって全身麻酔（経口挿管あるいは経鼻挿管）を行い，この状態で気管切開を行ってチューブを交換する，③ラリンゲルマスク®による全身麻酔下で気管切開を行い気管内チューブを挿入する，などの方法がある．

　⑤意識下挿管（awake intubation）

　患者を入眠させず，意識を残した状態で気管内チューブを挿管する方法である．意識レベルの保持は，気道反射，呼吸も抑制されていないことを意味する．導入時，全身麻酔薬や筋弛緩薬の使用が患者の状態に悪影響を及ぼすと考えられる場合，この方法を用いる．患者にとっては苦痛を伴うので，本法を施行するにあたっては，下記のような理由が必要である．

・胃内容充満患者

　　食事後，腸閉塞，幽門狭窄，妊娠末期，胃内出血などフルストマック状態で通常の麻酔導入を行うと，嘔吐，逆流により気管内へ誤吸引する恐れがある．

・全身状態が著しく悪い患者

　　ショック，心不全，昏睡状態などは，麻酔薬による導入でさらに状態が悪化する危険性がある．

・気道の維持が困難と予測される患者

　　口腔内腫瘍，気道外傷，顔面外傷，開口障害，挿管困難が予測される患者など．

手　　順

　a．ベンゾジアゼピン系薬物，プロポフォール，NLA（ドロペリドール，フェンタニル）などをもちいて意識下鎮静の状態にしておく．

　b．甲状・輪状軟骨間より気管内にリドカイン溶液を注射し，気管壁粘膜を局所麻酔する．

　c．リドカインスプレーを用いて，口腔，咽頭，喉頭粘膜の表面麻酔を行う．

　d．鼻腔内を経鼻挿管と同様の要領で局所麻酔を行う．

　e．患者にゆっくりと深呼吸をさせながら喉頭展開を行い，静かに経鼻挿管する．

　f．チューブが正しく気管内に挿管されれば，バッキングを起こす．これを確認したら，静脈麻酔薬を投与して入眠させる．

⑥気管内挿管の合併症

　・食道挿管

- 片肺挿管
- 血圧上昇・不整脈
- 歯牙脱臼
- 口腔・咽頭・喉頭・気道の損傷
- 喉頭痙攣・気管支痙攣
- 皮下気腫

⑦ラリンゲルマスク®(LMA)を用いた気道確保(図7)

　気管内チューブの先にシリコンラバー製の楕円形のマスクを取りつけた形をしている。チューブの遠位端はマスクの内腔に開口し、マスク辺縁は膨らませることが可能なカフとなっている。麻酔導入後に喉頭展開なしに盲目的に喉頭まで挿入し、気道を確保することができる。術中は、補助ないし調節呼吸が可能である。ただし、嘔吐が起きれば誤嚥の可能性があることや、浅麻酔下で挿入すれば喉頭痙攣の危険性などの欠点がある。

適　応
- 挿管困難症例での気道確保法
  フェイスマスクよりも効果的にガス交換ができる。特に、換気も挿管もできないときは、救命手段としてよい適応となる。
- 気管内挿管の補助器具として
  LMAが適性位置に留置されれば、開口部は声門に相当する位置にある。したがって、LMA内腔に気管内チューブを通して気管内挿管が可能である。挿管用として開発されたLMA (Intubating Laryngeal Mask Airway：ILM) もある。
- 咬合関係をチェックする必要のある歯科・口腔外科処置では特別な工夫が必要である。

適応にならない症例
- LMAマスク部分の挿入が不可能な開口障害、口腔・咽頭・声門周辺の病変

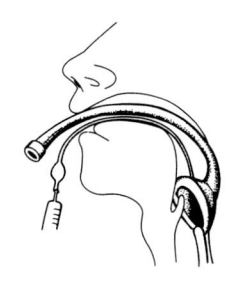

図7　ラリンゲルマスク(LMA)による気道確保

### (3)麻酔維持

吸収・排泄の速やかな吸入麻酔薬を使用する近年の麻酔法では，体内濃度のコントロールが容易になった．実際的には，呼吸，循環，瞳孔などの共通の徴候とMAC値を参考に麻酔深度を判断する．ただし，筋弛緩薬を使用すると多くの反射が消失し，呼吸からの臨床徴候も消失するので，循環動態を参考にするしかない(**表2**)．なお，静脈麻酔薬を用いたTIVAでは，持続投与時間を考慮した持続投与中止後の半減期（context-sensitive half-time：CSHT）を参考にする．

### (4)麻酔覚醒

①筋弛緩薬の拮抗
②気管内チューブ抜管
- 抜管の条件を**表3**に示すが，基本的には，①意識の回復，②反射の回復，③呼吸機能の回復，④筋力の回復の4条件である．
- 抜管前には，口腔内，咽頭内を十分に吸引し，血液，唾液，分泌物を除去する．
- 気管内分泌物などを十分に吸引除去する．
- 無気肺予防のため，気管内に陽圧を加えながら抜管することもある．

③覚醒遅延の原因

麻酔薬，筋弛緩薬の効果残存，体温低下，低血糖，術中使用薬剤の影響，呼吸抑制，脳血管障害，低ナトリウム血症，麻酔中の低酸素症

④遅延性無呼吸の原因

筋弛緩薬の効果残存，麻酔薬による呼吸抑制，アシドーシス，体温低下，薬剤の影響（抗生物質（アミノグリコシド系）カルシウム拮抗薬，β遮断薬など）

### (5)術後管理

術直後は手術・麻酔侵襲による影響が最も大きい時期である．必要に応じて呼吸，循環機能のモニタ（血圧計，心電計，パルスオキシメータ，体温計）を行い緊急事態に対処する．

①気道の安定性と呼吸状態
- 気道：口腔外科手術では口腔内に創があるため術後の腫脹，出血により上気道閉塞を起こす可能性があることを常に念頭におく．特に，手術創が口腔底部に及ぶ場合や舌骨上筋群の

表2 各麻酔薬共通の麻酔深度の概略を知る基準

|  | 呼 吸 | 循 環 | 目の徴候 | その他 |
|---|---|---|---|---|
| 浅麻酔 | 不規則<br>バッキング頻発<br>気管内加圧時抵抗あり | 血圧上昇,頻脈<br>(とくに手術操作時) | 瞬目反射消失<br>(意識の消失)<br>眼瞼反射あり<br>眼球運動,偏視,流涙 | 嚥下反射あり<br>発汗,分泌多し<br>強い刺激で体動 |
| 至適な麻酔深度 | 規則的<br>気管内加圧時抵抗なし | 血圧やや低下気味で安定 | 眼瞼反射消失<br>眼球中央固定 |  |
| 深麻酔 | 横隔膜呼吸著明<br>頻呼吸<br>気管タグ | 血圧低下 | 瞳孔散大<br>対光反射消失 |  |

(兵頭正義:麻酔科学 改定8版, p.156, 金芳堂, 1991. より引用)

表3 抜管の条件

1. 反射が回復している.特に咽喉頭反射,嚥下反射,咳反射の回復が十分である.
2. 筋力が回復している.深呼吸(15 ml/kg以上),咳嗽,上肢挙上,頭部挙上が可能である.
3. 十分な自発呼吸がみられる.1回換気量(5 ml/kg以上),呼吸数ともに十分である.呼吸が規則的で,努力呼吸でない.
4. 好ましい意識レベルまで回復している.麻酔医の指示に応答する(呼名開眼,開口,舌の突き出し,深呼吸など).術後気道確保の困難な症例ほど完全覚醒に近い状態まで覚醒させる.
5. 口腔内異物,血液・分泌物に完全に除去されている.特に口腔内の手術・処置の麻酔では重要な条件である.また,術後出血の有無も確認する必要がある.
6. 気管内分泌物が完全に吸引除去されている.術前より分泌の多い患者では,気管内チューブにより反応性の分泌促進が起こることもある.
7. 抜管後の気道確保,再挿管が準備されている.口腔領域の手術後では比較的頻繁にエアウェイや再挿管が必要となる.

(城 茂治:術後管理,古屋英毅ら編,歯科麻酔学 第5版, p.391, 医歯薬出版, 1997. より引用)

広範切除,舌下神経の障害,顎間固定などには注意する.麻酔覚醒が十分でない場合は,手術創の影響と相まって,咽頭筋や舌筋の弛緩のため容易に舌根沈下を起こす.
・換気:低酸素症,呼吸抑制などの発生を監視する.術後は,疼痛,呼吸抑制のため無気肺が発生しやすい.離床が可能となるまで痰の喀出,深呼吸,体位変換を積極的に行う.

②循環機能の回復

血圧,心電図のモニタにより,循環変動,不整脈の発生を監視する.

・血圧上昇:痛み,低酸素症,高炭酸ガス血症,膀胱の充満などを考える.これらの原因がなくても,術前から高血圧症を合併する場合は,術後血圧上昇が続く.早期に,降圧薬服用を再開する.
・血圧低下:循環血液量の減少,出血,心不全,不整脈,体温低下などが原因として考えられる.

③代謝機能の回復
・体温,血糖値などの異常をチェックする.

④その他の身体症状
・尿量の観察
・ふるえ,譫妄,興奮,術後の嘔気,嘔吐,術後出血などを観察する.

⑤術後酸素療法
・麻酔後は微小気管支の閉塞は避けられず,A-a$DO_2$が拡大する.酸素療法は必須.
・空気呼吸で$Pao_2$=60 mmHg以下の場合は積極的な酸素療法の適応になる.術直後や発熱などの代謝亢進状態では,$Pao_2$が80 mmHg前後でも酸素投与が必要(**表4**).

⑥術後疼痛の管理

呼吸・循環系への影響のみならず,カテコルアミン分泌増加により血糖値上昇や不安,不眠,興奮などが生じ患者の状態を悪化させる.

表4 酸素投与法とその特徴

| 投 与 法 | 投与流量 ($l$/min) | 吸入気濃度 (%) | 特 徴 |
|---|---|---|---|
| 鼻腔カテーテル | 4 | 20〜30 | 咽頭違和感強い |
| 鼻カニューレ | 3〜4 | 25〜30以下 | 口呼吸で効果少ない |
| マスク | 4〜5 | 30〜40 | 低流量で炭酸ガス蓄積 |
| リザーバー付きマスク | 6〜10 | 35〜60 | 高濃度の酸素投与可能 |
| 酸素テント | 10以上 | 50以上困難 | 不経済である |

(城 茂治:術後管理,古屋英毅ら編,歯科麻酔学 第5版,p.394,医歯薬出版,1997.より引用)

・対策

a．疼痛対策は術前,術中より開始する:術前,術中の十分な鎮痛(鎮痛薬,神経ブロックなど)により術後の鎮痛を減少させることができる(先取り鎮痛 pre-emptive analgesia).

b．鎮痛薬

麻薬性鎮痛薬,麻薬拮抗性鎮痛薬,非ステロイド系抗炎症薬(NSAIDS)

c．硬膜外腔への鎮痛薬の投与

d．患者管理無痛法 patient controlled analgesia(PCA)

## 2）薬剤の組合せによる全身麻酔

### (1)バランス麻酔

全身麻酔は意識消失，鎮痛，骨格筋弛緩の3条件を満たすことが必要である．バランス麻酔とは個々の目的に応じて薬剤を用いる麻酔法である．

NLAと低血圧麻酔はバランス麻酔であるが，1990年前後にプロポフォールの臨床への導入に伴ってTIVAが登場し，最近ではTIVA＝バランス麻酔と考える傾向にある．

### (2)全静脈麻酔（TIVA）

①全静脈麻酔（TIVA）とは

TIVA（total intravenous anesthesia）とは吸入麻酔薬を用いずに，静脈から投与する薬剤によって麻酔の導入と維持を行う麻酔法である．意識消失には静脈麻酔薬，鎮痛には麻薬・拮抗性鎮痛薬，骨格筋弛緩には筋弛緩薬を組合せる．チオペンタールやケタミンの単独投与は静脈麻酔であり，TIVAに含まれない．当初は亜酸化窒素や低濃度揮発性麻酔薬の併用法もTIVAに含めていたが，現在では除外している．

> 一般外科手術では硬膜外麻酔と併用することで，手術侵襲による痛み刺激を避けることが出来る．しかし，歯科口腔外科領域の手術では痛み刺激は強いものの硬膜外麻酔によって刺激を遮断するのは難しく，実際上，亜酸化窒素を併用した方が循環系の安定を得やすい．その場合は厳密な意味でのTIVAにはならない．

プロポフォールの登場を契機とし，モニター機器の発展，血中濃度のコンピュータによる予測の簡易化，亜酸化窒素による大気汚染問題などを背景にTIVAが盛んになった．全身麻酔と硬膜外麻酔の併用法も多用されるようになり，硬膜外麻酔の発展もTIVAの普及に貢献している．

②使用薬剤

静脈麻酔薬・鎮静薬と鎮痛薬を持続点滴で用い，筋弛緩薬を間歇投与する．静脈麻酔薬・鎮静薬としてはプロポフォール，ミダゾラム，麻薬としてはフェンタニル（またはアルフェンタニル，スフェタニル），筋弛緩薬としてはベクロニウムなどが用いられる．本邦ではプロポフォールの臨床使用が遅れ，ドロペリドール，フェンタニル，ケタミン(DFK法)を用いる方法も行われているが，鎮痛薬を包含せず，厳密にはTIVAに含まれない．

> **VIMA**
> (Volatile induction and maintenance anesthesia) 最近，笑気の半減期が150年と長く地球環境を汚染するとの懸念から，笑気を用いないで揮発性麻酔薬だけで行う麻酔法も考えられている．

③利点と欠点

a．利点：

a）麻酔の各要素を個別に管理できる；特異的拮抗薬のある薬剤では拮抗薬によってその作用を拮抗できる．

b）麻酔深度の調節が容易；薬剤のボーラス投与によって血中濃度を上昇させられる．

c）速やかな覚醒を期待できる；麻酔深度をタイトレーショ

ンすることで,浅麻酔に維持できるため.
d) 麻薬を併用する;循環動態を安定させ術後鎮痛を期待できる.
e) 亜酸化窒素・揮発性麻酔薬を使用しない;体内閉鎖腔の内圧を上昇させない,骨髄・免疫抑制がない,環境と大気を汚染しないなどの利点がある.
f) 吸入気酸素濃度を高く保てる.
b.欠点:
a) 亜酸化窒素による鎮痛効果を期待できない.
b) 揮発性麻酔薬を使用しないので筋弛緩薬の作用時間が短い.
c) 血中濃度をフィードバックしながら麻酔管理を行えず,麻酔深度の測定がやや難しい.
d) 薬物代謝が血流・肝臓と腎臓機能に依存する.
④ TIVA を行う上で必要な考え
a.Context-sensitive half-time(図8)

TIVA で好ましい薬剤は,代謝排泄が速やかで,context-sensitive half-time が長時間使用しても延長しないものである.

> Context‐sensitive half-time は意識回復まで9時間を予測する手段となる.

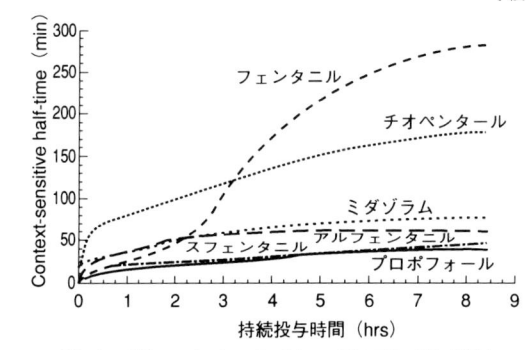

(Hughes MA et al:Anesthesiology, 76:331〜341, 1992.)

図8 TIVA に用いられる薬剤の Context-sensitive half-time

context とは注入持続時間(duration of infusion)のことである.Context-sensitive half-time とは,"薬剤を血中濃度を一定になるように一定速度で点滴静注で投与し,投与を中止した後に,血中濃度が1/2になるまでの時間"である.蓄積作用の少ない薬物ほど投与持続時間の影響を受けにくい.長時間使用に伴ってフェンタニルやチオペンタールでは延長するが,プロポフォールは影響が少ない(→フェンタニル).本図にはのっていないが,レミフェンタニルは長時間注入しても半減期はほとんど不変である.

b．薬物の相互作用（図9）
鎮静薬と鎮痛薬は相乗的に作用することが多い．
⑤具体的方法の1例（図10）

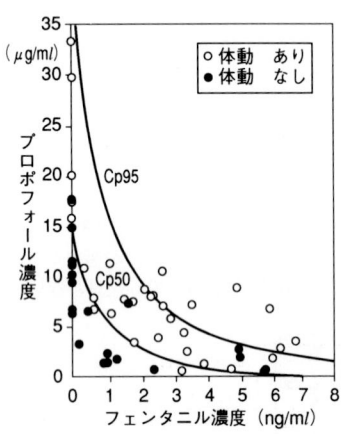

(Smith C et al：Anesthesiology, 81：820〜828, 1994.)
図9　鎮静薬と鎮痛薬の相乗作用
　フェンタニルを大量に使用するとプロポフォールは少量ですみ，フェンタニルを少量にするとプロポフォールが大量に必要である．ミダゾラムとモルヒネでも同様な関係がみられる．

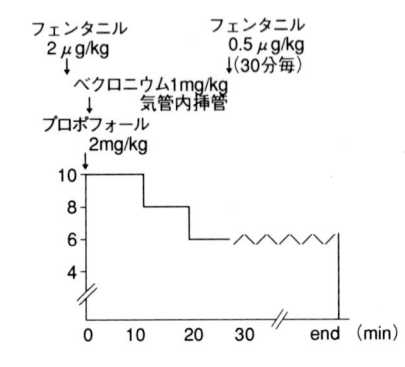

図10　具体的方法の1例
　プロポフォールとフェンタニルをボーラス投与後，ベクロニウムを静脈内投与して気管内挿管を行う．維持はプロポフォール 10 mg/kg/hr で持続投与を開始し，10分毎に 10 → 8 → 6 mg/kg/hr と漸減させる．
　フェンタニルは原則的に 30 分毎に投与する．吸気は酸素・空気（また窒素）混合ガスとする．臨床症状と手術内容に応じてプロポフォール，フェンタニル，ベクロニウムの投与量を調節する．

### (3) NLA（Neuroleptanalgesia, Neuroleptanesthesia）
① NLA とは

ニューロレプト無痛法（Neuroleptanalgesia）とは神経遮断薬（neuroleptics）と鎮痛薬（analgesics）を併用して，意識はあるが周囲に無関心な状態（mineralization）をもたらす方法である．臨床上は意識を残しておく必要のない場合が多く，神経遮断薬と鎮痛薬に亜酸化窒素を併用して意識を消失させる．この全身麻酔法のことをニューロレプト麻酔法（Neuroleptanesthesia）という．両者ともに頭文字の NLA を使う．

②薬剤

a．神経遮断薬：
ドロペリドール（ドロレプタン® [1 V：25 mg/10 m$l$]）
- NLA　　0.1〜0.2 mg/kg＋
　　　　フェンタニル（ドロペリドールの 1/50 量）静脈内投与
制吐剤　　1.25 mg 静脈内投与　　2.5 mg 筋注
前投薬　　2.5〜5 mg　　　　筋注
- 1 m$l$ 中にドロペリドール 2.5 mg とフェンタニル 0.05 mg（ドロペリドールの 1/50 量）を含有する合剤としてタラモナール® がある．
- ブチロフェノン誘導体
- 静脈内投与 2〜3 分で効果発現し，6〜12 時間作用が持続する．
- 強力な鎮静作用で周囲に無関心（mineralization）になる．
- ほかの鎮静薬・鎮痛薬の作用を増強する．
- 制吐作用が強い．
- 心筋抑制作用は少なく，抗不整脈作用がある．
- $\alpha$ 遮断作用があり，末梢血管を拡張させ血圧を低下させる．循環血液量減少時には禁忌．
- 若年者（15 歳以下）では錐体外路症状（振顫など）をきたすことがあり禁忌．
- l-ドーパに拮抗するので，パーキンソン病患者には禁忌．

b．鎮痛薬：フェンタニル

③ NLA 変法

神経遮断薬にベンゾジアゼピン系薬物（ミダゾラム，ジアゼパム）などの緩和精神安定薬，鎮痛薬に非麻薬性鎮痛薬（ペンタゾシンなど）を種々の組合せで用いる．

フェンタニル使用に伴う麻薬使用の煩わしさや筋強直の心配がないという利点がある．他方，緩和精神安定薬は作用時間が短く，浅麻酔となりやすい点に注意が必要である．

---

**NLA の歴史**
NLA は 1960 年代に導入され，1970 年代以降に多用された．NLA の普及の時代的背景として，ハロセンによる肝機能障害，ガス汚染，悪性高熱症などが問題とされるようになった点があげられる．本邦では麻薬の取扱いが煩雑なために NLA 変法も一時普及した．しかし，プロポフォールの登場によって NLA 本法・変法ともに適用例は減少している．NLA は TIVA の前駆をなすものであったといえる．

ブチロフェノン誘導体としてはハロペリドールが代表的であり，精神科領域で精神分裂病の治療に使用されている．

ドロペリドールとフェンタニルを用いた NLA を NLA 本法と呼ぶ場合がある．

④適応

ニューロレプト無痛法：Risk の高い患者で全身麻酔を避けたい場合（高齢者，肝臓・腎臓機能障害），術後呼吸管理を行う場合．

ニューロレプト麻酔法：長時間手術（ドロペリドールの作用時間が長いため）

⑤利点と欠点

利点：
- 循環動態が比較的安定しており，不整脈が少ない．
- 肝臓・腎臓への影響が少なく，反復できる．
- 術後もドロペリドールの効果が持続し，疼痛，悪心，嘔吐が少ない．
- ニューロレプト無痛法では意識下に手術が可能である．
- ニューロレプト麻酔法では覚醒時に挿管チューブに抵抗が少なく，チューブ留置のまま人工呼吸へ移行しやすい．

欠点：
- フェンタニルで筋強直が起こると換気困難を生じる．
- 産科麻酔では新生児の呼吸抑制をきたす．
- ドロペリドールの作用時間が長く，調節性に乏しい．

外来患者には NLA 本法は禁忌．

⑥ニューロレプト麻酔法の具体的方法

タラモナール® 2〜4 ml（または同量のドロペリドール＋フェンタニル）を緩徐に静脈内投与する．必要に応じて笑気（67％）・酸素で補助呼吸を行う．プロポフォール（2 mg/kg）かチアミラール（4〜5 mg/kg）を静脈内投与して急速導入する場合や，これらの麻酔薬を少量投与して導入を促進させる場合もある．意識が消失したら筋弛緩薬を投与して気管内挿管を行う．維持の吸入ガスには笑気(67％)・酸素を用いる．適宜，筋弛緩薬を追加投与する．血圧に注意しながらドロペリドールを総量で 10 ml まで追加するが，手術終了予定の 5 時間以上前に投与を終了しておく．フェンタニルは作用持続時間がドロペリドールよりも短いので，血圧上昇・頻脈などの症状がみられたら 50〜100 μg ずつ追加投与する．

### (4)低血圧麻酔

①低血圧麻酔とは

低血圧麻酔とは，術野からの出血を減少させるために，麻酔中に人為的に低血圧にする方法である．通常は目標を収縮期血

圧80 mmHg程度に設定する．

②目的と利点
- a．術野を無血化，乾燥させ(dry field)，見やすくさせることで，手術操作を容易にし，手術時間を短縮させる．
- b．出血量を減少させ，輸血量を節減し，輸血による合併症を避ける．

③適応症
- a．輸血量節減

  大量出血が予想される手術

  　口腔外科の手術に適用する場合の主な目的
- b．術野の明視

  脳外科手術，鼓室形成術など
- c．輸血が不可能な患者

  まれな血液型，エホバの証人協会患者

④禁忌症

絶対的禁忌症はない．避けた方が良い症例として，脳血栓，虚血性心疾患，動脈硬化が強い患者，肝・腎機能障害のある患者．

⑤低血圧麻酔の方法
- a．深麻酔法

  揮発性麻酔薬の濃度を高くして深麻酔にして低血圧にする．

  心筋収縮力低下と中枢抑制により血圧が低下する．
- b．薬剤による方法

  交感神経遮断薬か血管拡張薬を用いる．

a）交感神経節遮断薬

ⓐトリメタファン（TMP，アルフォナード®）
- 0.1％液を0.5〜5 mg/hr（または5〜100 g/kg/min）の速度で点滴投与．
- 総量1gまでとする．
- 自律神経節を遮断して，動静脈血管を拡張させる．
- 心拍数は増加する．
- ヒスタミン遊離作用を有する．
- 効果発現は0.5〜1分と速やかである．
- 作用持続時間は10〜30分であり，調節性は良い．
- 血漿コリンエステラーゼによって分解される．
- 対光反射が消失するので神経学的判定ができない．
- タキフィラキシー（耐性）がある．

**TMPと散瞳**

TMPは副交感神経遮断による毛様体麻痺を起こし，散瞳をきたすので，狭隅角緑内障患者には禁忌である．散瞳は24時間程度持続する．TMP使用患者では術後の瞳孔散大症状は信頼できないので注意が必要である．

**保険と低血圧麻酔**

保険上は低血圧麻酔で使用可能な薬剤はTMP, TNG, $PGE_1$であり，異常高血圧に対する救急処置ではTMP, TNG, $PGE_1$, ジルチアゼム，ニカルジピンである．

カテコールアミンに対する感受性の増加による．
・非脱分極性筋弛緩薬の効果を高める．

　b）血管拡張薬
　末梢の抵抗血管・容量血管の平滑筋に作用して弛緩させる．
　ⓐニトログリセリン，プロスタグランジン$E_1$
　ⓑアデノシン3リン酸（ATP，アデホスLコーワ注® 2・3・4号）
・ATP-2 Na を 2 号は 10 mg/2 m$l$，3 号は 20 mg/2 m$l$，4 号は 40 mg/2 m$l$ 含む．
・0.5〜1 mg/kg の速度で点滴投与．
　　10 分以内の低血圧には 1〜2 mg/kg を静脈内投与．
・内因性の局所血流調節物質であり，小動脈の拡張作用がある．
・作用は速効性，短時間作用性であり，調節性が良い．
・抵抗血管を拡張させ，心拍出量は増加する．
・脳出血直後の患者や妊婦には禁忌．
・ジピリダモールは血中のATP分解を阻害することで血管拡張作用を示す．
　注意：ジピリダモール使用患者にATPを使用すると強い降圧効果が現れる場合がある．
　ⓒニトロプルシド（SNP）
・1 $\mu$g/kg/min で点滴投与．
・光によって分解されるので遮光が必要．
・過量・長期投与によってシアン中毒（ミトコンドリアの代謝異常による）．
・TNG よりも作用が強い
　ⓓカルシウム拮抗薬（→循環作動薬）
　ニカルジピン　　　10〜30 mg/kg または 2〜10 mg/kg/min
　ジルチアゼム　　　10 mg/kg ボーラス投与後 5〜15 mg/kg/min

　c．脊椎麻酔，硬膜外麻酔
　広範囲に交感神経をブロックすることで降圧効果が得られる．鎮静法や浅い全身麻酔と併用することが多い．
　歯科口腔外科領域では適応は少ない．

　d．脱血法

---

**SNPとシアン中毒**
SNPを過量投与するとミトコンドリアの代謝異常によってシアンが蓄積し，シアン中毒になり，組織中毒性低酸素状態が生じる場合がある．治療にはビタミンB剤の静注，亜硝酸ナトリウム静注，亜硝酸アミル吸入，チオ硫酸ナトリウムの静注などが効果的である．

### 3) 歯科・口腔外科手術の特性と麻酔管理の実際

　歯科領域の麻酔は局所麻酔が一般的であるが，最近では，痛みの除去だけではなく全身管理を含めたペイントコントロールとして認識され，薬剤を用いた鎮静法(sedation)が積極的に応用されている．このような局所麻酔下での監視下鎮静管理(monitored anesthesia care；MAC)は，歯科領域で比較的早くから広まった．また，口腔・顎・顔面領域の手術や歯科治療に対する全身麻酔も，他科領域の麻酔と異なる多くの特殊性を有している．

　一般的に口腔領域の手術のための全身麻酔を行うにあたっては，(1)気道と手術部位が同一であることから気道の維持・管理に細心の注意を払う必要があること，(2)口腔に腫瘍，炎症，外傷がある場合は，開口障害などによる気管内挿管に困難を伴う，いわゆるdifficult airwayの症例が多いこと，(3)手術部位や手術内容から麻酔科医は患者の気道確保部位から離れて麻酔管理を行わなければならないこと，(4)術後は手術自体による口腔構造や口腔機能の障害から呼吸器合併症を起こす危険性が高いこと，などの共通した特徴があることを認識しておく必要がある．

#### (1)唇顎口蓋裂
①手術の概要

　手術時期は，一次手術の場合，口唇形成手術は，生後3カ月(体重6kg前後)，口蓋形成手術は，発語開始前の生後12カ月前後(体重9〜10kg)に行われることが多い．術式では，口唇形成手術はrotation advancement method(回転伸展弁法)あるいは三角弁法のいずれか，またはその変法がよく用いられ，外鼻の変形も同時に再建する．

　一方，口蓋形成手術は硬口蓋部，軟口蓋部の破裂の閉鎖だけでなく，軟口蓋と咽頭部における鼻咽腔閉鎖運動に関与する筋肉の再構築を目的とする．最も基本的な方法は，口蓋骨から粘膜骨膜弁を剥離挙上して，可動性をもたせ口蓋弁を後方に移動する口蓋弁後方移動術(palatal push back operation)である．手術体位は，口唇形成手術は水平仰臥位であるが，口蓋形成手術では，頭部のみを水平位より20度下方の屈曲位に置く，いわゆる懸垂頭位にする．術者は患者の頭側に位置し，口蓋の手術野を直視して行う．開口器は，舌圧子の付属したDingman型開口器がよく用いられ，術野を邪魔しないように気管内チューブと舌を圧排・固定する．

②術前の留意点
- 唇顎口蓋裂患者は，心奇形の合併症が高いので，内科的精査と適切な治療がなされているかどうかを，術前に把握しておく．
- 他の外表奇形の存在や，症候群の有無に注意する．
- 口蓋裂患者では鼻・口腔が交通しているため，慢性的に鼻炎や中耳炎を合併することがある．急性上気道炎との鑑別が難しい．
- 哺乳障害のため身体発育が悪いことがある．
- 先天性奇形であることから肉親の精神的動揺が大きい．

③麻酔管理
- 麻酔方法は，乳幼児であるため揮発性麻酔薬を用いることが多い．
- どのようなタイプの唇顎口蓋裂であっても経口挿管で管理する．口蓋裂患者での挿管操作では，ブレードの垂直部が披裂部に入り込み，視野が得にくいことがある．両側性の完全唇顎口蓋裂では切歯骨が脆弱であり，ブレード操作により骨折させないように注意する．
- 口唇裂，口蓋裂とも気管内チューブの固定は下口唇中央部にしっかりとテープ固定する．この際，口唇形成手術では，口唇に緊張を与えないように固定することが，形成手術の遂行上重要である．
- 開口器をかけると気管内チューブを深く押し込む傾向があるため片肺挿管に注意する．また，開口器の舌圧子部で気管内チューブを圧迫することがあるので，術者の操作に注意しておく．
- 懸垂頭位では，頸部伸展操作で気管内チューブが引き抜かれる危険性がある．
- 口蓋裂手術は術野が小さい割には出血量が多い．術中の出血量を頻繁に確認する．
- 抜管後の口腔・鼻腔内吸引操作は，出血や創部刺激の危険性があるため粗暴に行わない．

④術後の問題

口蓋形成手術では，術後，創部からの出血が続くことがあり，時として止血再手術もありうる．また，術前に比べ口腔形態が大きく変化するので上気道の呼吸様式も変わる．特に，push back operationでは咽頭腔が狭小化して呼吸困難が生じることもあるので，術後の気道トラブルには細心の注意が必要である．

(2)顎変形症手術
①手術の概要
　顎変形症に対する外科的矯正手術の目的は，機能的に安定した咬合を獲得することと顔貌の審美的改善である．その適応は，骨格性下顎前突症，下顎後退症あるいは骨格性上顎前突症，上顎後退症，下顎側方偏移，開咬，上顎骨の狭窄，唇顎口蓋裂による顎変形などがあげられる．さらに，最近では，閉塞性睡眠時無呼吸症候群の治療目的で下顎骨体部を前方移動し，気道クリアランスを確保する目的でも行われることがある．

　手術術式としては，下顎枝矢状分割術，下顎枝垂直骨切り術，下顎骨体部骨切除短縮術，前方歯槽骨切り術，Le Fort I 型骨切り術，オトガイ形成術などを単独あるいは組合せて行う．手術時期は，顎の発育成長が終了していることが条件になるため，女子では15歳以降，男子では17～20歳以降に設定することが多い．

　本手術の特徴は，術式の中に顎間固定を含むことである．下顎骨体，上顎骨体の骨切り術では通常3～6週間の顎間固定が，歯槽部骨切り術では6週間の顎内固定が必要とされる．ただし，骨片間に強固な固定（金属プレート，ネジ）がなされた場合は，顎間固定は不要か固定期間の短縮が可能である．

②術前の留意点
・手術自体のもつ緊急性はきわめて低いため，十分な術前検査を行い，内科的疾患がある場合は，コントロールを行ってから手術に臨む．
・対象が若年者のため，初めての全身麻酔体験であることが多い．術前に十分説明をして不安を取り除く努力が必要である．
・多量の出血が予測される症例については，自己血輸血の準備をして手術に臨む．貯血式自己血輸血または希釈式自己血輸血を用いれば，同種血輸血を避けることができる．術前2週間前と1週間前に，それぞれ400 m$l$ ずつ貯血すれば800 m$l$ の血液を確保できる．
・手術による骨格性の形態変化だけでなく，軟組織の変化もあらかじめ予測しておく．上気道の狭窄などをきたす場合がある（図11）．

③麻酔管理
・麻酔方法は，揮発性麻酔薬を用いた方法でも，麻酔や神経遮断薬を使用したバランス麻酔でもいずれでもよい．術後嘔吐の少ない方法や薬剤を選択する．

- 経鼻挿管で麻酔管理する．
- 小顎症，閉塞性睡眠時無呼吸症候群などの患者では，気道確保，気管内挿管が難しいことがある．
- 気管内チューブの固定は確実に行い，術中，手術操作や頭位の変換により，脱管などのチューブトラブルが起こらないように注意する．
- 上顎のLe Fort I 型骨切り術などでは，骨髄性の出血が比較的多いので，低血圧麻酔の併用が有用である．
- 術中に顎間固定を行う場合は，固定前に軟口蓋，咽頭部の浮腫の発現状況をよく観察し，気道閉塞の危険性がないことを確かめておく．抜管は十分覚醒させてから行い，必要ならば速やかに再挿管ができるよう，固定を解除するためのハサミや器具を用意しておく．翌日以降に顎間固定を行っても手術上問題なければ，できるだけ術中固定は避けるようにする．

④術後の問題

- 下顎前突症に対する下顎枝矢状分割術のように気道径の減少が予測される場合は，術後の上気道閉塞に注意する．特に，麻酔覚醒が完全になるまでは，パルスオキシメーターのモニター下に酸素療法を行うのが望ましい．
- 顎間固定がなされた状況下での，術後急性期の嘔吐に注意する．嘔吐を予防するには，麻酔覚醒前に胃管を介して胃液や胃内のガスを抜いておくこと，術後，患者に血液を嚥下しないように指導すること，制吐剤やH₂ブロッカーを用いること，などが有用である．

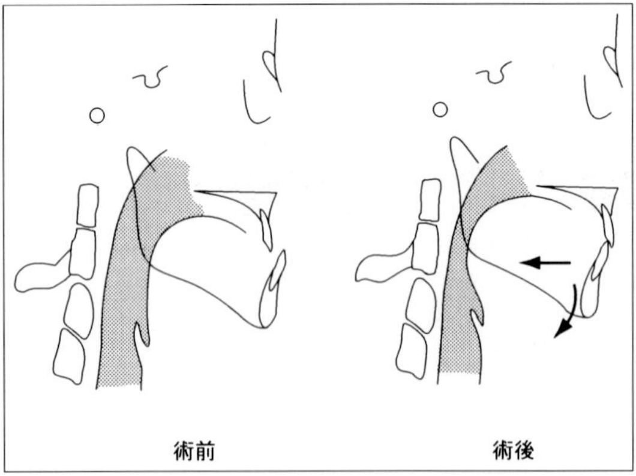

図11 下顎枝矢状分割術による上気道径の変化

術前，術後の画像診断的な分析によると，下顎骨体の回転を伴った後方移動により，舌背部の上昇による口蓋−舌背間距離の短縮と咽頭腔の狭小化がみられる

### (3)口腔悪性腫瘍根治手術

①手術の概要

原発巣の部位により手術術式は異なるが，広範囲の拡大切除術で

は，原発巣を中心として舌，頬粘膜，口腔底，下顎骨，上顎骨という重要な口腔構成器官が大きく切除される．同時にリンパ郭清のため頸部郭清手術が行われることが多く，切除範囲によっては即時再建手術が行われる．頸部郭清手術は，総・内頸動脈，迷走・舌下神経を除く筋肉脂肪組織，リンパ組織を一塊として除去する全頸部郭清術，肩甲舌骨筋あるいは舌骨上で全頸部郭清術と同様の切除を行う上頸部郭清術，および内頸静脈を保存する保存的郭清術に分類されている．頸部郭清手術を組合せる場合は，本手術より開始する．なお，上顎切除のように大量出血が予想される場合は，あらかじめ外頸動脈結紮術を行うこともある．

手術体位は，両腕を体幹に沿わせた仰臥位で，患側に肩枕を入れ，頸部を伸展させることが多い．術者は，頭部周囲に位置する．

②術前の留意点
- 口腔構成器官の広範切除や再建手術により，口腔形態が変化し上気道機能に影響することを念頭におく．特に，舌，口腔底，頬粘膜などを支持する下顎骨は，口腔形態を形成する上で重要で，その切除範囲については，術後の気道管理という面から麻酔計画に大きく影響する．下顎骨の切除はその程度により，(1)下顎辺縁切除，(2)区域切除，(3)半側切除，(4)全摘出あるいは亜全摘出，に分類される．
- 気道確保法の選択について慎重に決定する．すなわち，経口挿管，経鼻挿管，気管切開のどれを選択するかを，手術術式と関連させて考えておく．一般に，切除範囲が上顎のみに限られる場合は経口挿管，舌・口腔底・下顎の切除範囲の小さい手術では経鼻挿管，舌骨上筋群を大きく郭清したり下顎骨を半側以上切除する場合は，再建の有無にかかわらず気管切開するのが望ましい．
- 経口あるいは経鼻挿管で気道を確保する場合，開口度，頸部の伸展性，舌の可動性，放射線照射の後遺症としての口腔粘膜の脆弱性など，気管内挿管の困難性を術前に正しく評価しておく．
- 多くの患者は術前に化学療法，放射線治療を受けており，これらの影響により一時的に全身状態が悪化する場合がある．薬物による肝・腎機能障害，貧血や低タンパク血症の有無に注意する．放射線性口内炎による摂食障害の程度を把握することも重要である．

- 口腔外科手術としては長時間手術である．
- 輸血準備が必要な場合が多い．

③麻酔管理
- 麻酔方法は，長時間麻酔に適した方法を選択する．
- 中心静脈カテーテルの挿入は，術野との関係で患側内頸静脈は使用できないので，鎖骨下静脈か大腿静脈に穿刺する．
- 広範な口腔切除が行われた場合，浮腫や感染によって気道確保が障害されないことを確認するまで抜管すべきではない．
- 術後顔面の変形を伴うことが多いので，抜管後マスクによる換気が難しい．十分覚醒してから抜管する．
- 頸部郭清手術では，誤って舌下神経や横隔神経が障害された場合，前者では舌運動障害と舌根沈下，後者では呼吸筋麻痺の原因になる．術者とよくコミュニケーションをとり，術中に生じた手術上の異常も掌握しておく．また，内頸静脈切除による脳静脈還流障害により頭蓋内圧が上昇するが，両側同時郭清手術の場合は脳合併症の発現もありうることから，片側は内頸静脈を温存する保存的郭清にするなど，術式決定の段階から術者とよく議論しておく．

④術後の問題
- 侵襲度の大きい長時間大手術に準じた術後管理が必要なことが多い．特に，呼吸管理に注意を払う．
- 経口・経鼻挿管の場合でも術後の状況によって，気管切開を行うことがある．
- 気管切開孔を介した気管カニューレは定期的に交換し，同部の感染に注意する．
- 細菌，食渣による汚染に対する防止のため，手術創が一次治癒するまでは食事は経鼻胃管法となる．

### (4)口腔顎顔面再建手術
①手術の概要

　先天性や外傷性の変形・欠損あるいは，悪性腫瘍根治手術後の欠損を修正するために行われる．なお，悪性腫瘍に対する再建は，摘出術に引き続き即時的に行われることが多い．手術内容は，骨および軟組織の移植術，生体用材料による顎骨再建などの組合せで行われる．

　特に，軟組織の移植には，遊離植皮，有茎皮弁などが用いられるが，舌，口腔底などの大きな欠損に対しては，筋肉とそれを覆う皮膚を一体として皮弁を形成した筋皮弁（musculo-cutaneous flap：MC flap）が用いられる．このうち最もよく用いられる筋皮弁は，大胸筋を利用した大胸筋皮弁（pectoralis major musculo-cutaneous flap：PM-MC flap）で，舌・口腔底癌の摘出後の口腔再建に一期的に行われる．また，大胸筋と三角筋を利用したDP皮弁（deltopectral flap：DP flap）も利用価値が高い．最近では，微小血管吻合を利用して，皮弁の動静脈を移植床の動静脈に吻合させる遊離皮弁による口腔再建も盛んである．下顎再建のための自家骨移植では，腸骨稜より採取することが多い．一方，生体用材料（バイオマテリアル）としては，ステンレス鋼，Co-Cr合金，チタン合金などの金属材料や，アルミナ，ハイドロキシアパタイトなどの無機材料が顎骨再建用とし多用される．

②術前の留意点
・顎顔面の組織欠損のなかでも，骨組織の欠損は形態，機能に影響を与える．一般的に，上顎骨欠損では形態的障害は大きいが，機能的障害は視力障害を伴わない限り軽度である．一方，下顎骨欠損は機能的障害が著しい．例えば，下顎欠損でオトガイ舌筋による舌の前方固定が困難な症例がある．このような場合，意識消失によって容易に舌根沈下を起こすばかりか，仰臥位のみで気道閉塞を起こすことがある．日常生活での睡眠時の体位，仰臥位での呼吸状態をよく調査しておく必要がある．
・局所的な所見として，顔面・口腔・顎・舌・歯牙の状態や開口度・頸部の伸展性などをよく観察しておく．
・口腔悪性腫瘍根治手術に同期して再建手術を行う場合は，前項の留意点に準ずる．
・術者の立ち位置と麻酔器，モニター類，麻酔科医の位置を麻酔計画の段階で明確にしておく．特に，大腿部皮膚などをドナーとした遊離植皮術や腸骨採取術の場合などは，患者の頭部周囲だけでなく，腰部周辺も清潔領域となるので麻酔科医の位置は制限されることが多い．

③麻酔管理
・挿管困難症例が多い．顎の顕著な変形，小顎症，巨舌症，上顎前突，開口障害，先天性口腔内病変などを有していることが挿管を困難にする．
・皮弁作製の障害にならないようにチューブ，蛇管などを固定する（図12）．特に，DP皮弁やPM-MC弁の場合は，手術側前胸部～肩部にかけて大きな術野となるため，この部位には，

心電図電極，聴診器，蛇管固定用テープなどを貼ることができない．また，中心静脈用のカテーテル穿刺も手術側の鎖骨下静脈を使えない．
- 一般的に，口腔領域の再建手術は長時間を要するが，とりわけ，微小血管吻合術を利用した遊離皮弁での再建手術は，長時間手術となるので，それに対応した麻酔管理を行う．
- DP皮弁の切離手術を気管内挿管での全身麻酔で行う場合，頸部の伸展が制限され，挿管困難となることが多い．ファイバースコープなどを応用して挿管を行う．

④術後の問題
- 皮弁が生着し，その再建手術が成功するか否かは，局所循環の良し悪しはもちろん，口腔領域においては感染の有無が大きな要因となる．気管切開を使用した場合，同部と創部が近接するため，喀痰による汚染が生じないように局所管理に注意する．
- 術後長期にわたって挿管が必要な場合は，口腔，咽頭，喉頭部の腫脹が軽減し，気道防御反射が回復するまで気管内チューブは留置しておいた方が安全である．
- 皮弁生着までは，舌運動，下顎運動など口腔機能の不全状態が続く．このため嚥下障害による誤嚥性肺炎などが起こりやすい．

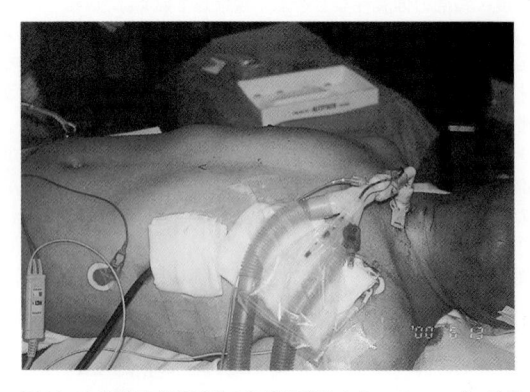

図12 大胸筋皮弁手術時の気管切開孔からのチューブ，蛇管の位置と固定

### (5)顎顔面外傷と顎骨骨折整復手術

①手術の概要

交通事故などにより広範な損傷を受けた場合は,重要臓器の治療や精査を終えて全身状態が安定してから歯科・口腔外科に紹介されることが多いが,顎顔面外傷の新鮮重症例が搬入された場合,気道確保,止血処置,ショックに対する救急処置などを行いつつ,各種画像検査や口腔内診査などから顎骨骨折の有無を診断する.

下顎骨骨折は,骨体部骨折,関節突起部骨折,筋突起骨折などが単独あるいは複合して生じる.中顔面の骨折は,上顎骨骨折,頬骨・頬骨弓骨折,鼻骨骨折,などがあり,上顎骨骨折は骨折線の部位により Le Fort Ⅰ型,Ⅱ型,Ⅲ型に分類されている(図 13).

骨折が認められれば,非観血的あるいは観血的整復が行われる.骨縫合やプレートスクリューシステム,Kirschner ワイヤーなどによる観血的方法と,顎間固定,顎外固定などの非観血的方法がある.

②術前の留意点

- 緊急搬送された顎・顔面外傷患者では,たとえ外傷の部分が小さく顔面の変形が軽度であるようにみえても,軟組織や骨,上気道を形成する軟骨組織は高度の障害を受けていることがある.また,気道の評価も重要である.気道の軟部組織の出血や浮腫によって,時間経過とともに,急速に気道の部分閉塞から完全閉塞に至ることがある.迅速に気道の確保が行えるようにしておく.顎骨骨折による舌根沈下,骨折片の転位,

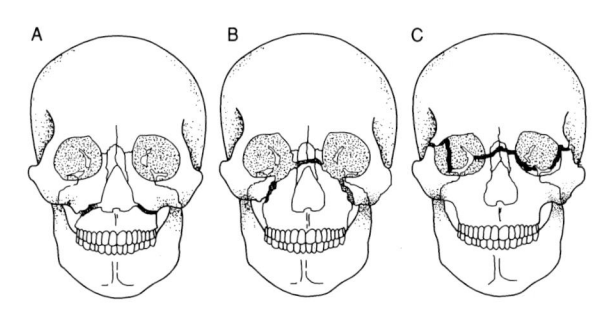

図 13 Le Fort 型上顎骨骨折
A:Le Fort Ⅰ型　B:Le Fort Ⅱ型　C:Le Fort Ⅲ型

咬合異常，口腔底部や口峡部に形成された血腫，巨大な血餅，誤飲された義歯なども気道閉塞の要因となる．
- 顔面外傷には頭蓋骨骨折，頭蓋内血腫などの頭部外傷を合併することが多い．鼻出血，耳出血，髄液漏をみる場合は頭蓋底骨折が存在すると考えてよい．
- 眼窩底骨折，特に，blow out fracture（図14）を合併する場合は，複視や眼球陥没症状が発現することがある．術前，術後に眼科的な精査が必要となる．
- 救命的医療が先行し，顎骨骨折の処置が遅れた場合は，開口障害，咬合異常，咀嚼機能障害，顔面変形がみられることが多い．

③麻酔管理

- 緊急の顎顔面外傷で頭蓋底骨折のあるLe Fort Ⅲ型骨折では，経鼻挿管は禁忌である．出血を助長させることや，気管内チューブが骨折線を介して頭蓋内に進入する可能性があり，同様に，マスク，バッグによる陽圧換気でさえ，異物や空気を鼻咽腔からも膜下腔に送り込む危険性がある．重度の外傷の場合は，気管切開が安全である．
- 挿管困難であることが疑われたら，気道確保の保証ができるまで意識をとらない．意識下挿管を行う．
- 下顎骨骨折のみの場合でも多くは開口障害を伴う．炎症反応や骨片の移動による痛みが原因となる開口障害の場合は，麻酔導入・筋弛緩薬投与で開口可能となることが多いが，機械的に開口運動が制限されたような状態では迅速導入は危険である．術前に骨折部位と骨片の偏移をよく観察しておく．
- 術中に顎間固定を行う場合は，麻酔覚醒状態をよく確認してから抜管する．再挿管は困難となる．

④術後の問題

- 麻酔覚醒が完全でない術直後では，顎間固定がいつでも解除できるようハサミ，プライヤーなどを常にベッ

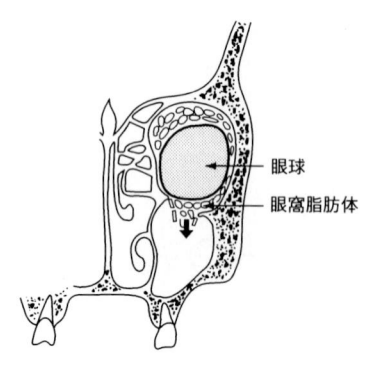

図14 Blow out fracture
眼窩脂肪体の逸脱，眼窩底の下降，時として下直筋の損傷の結果，複視や眼球陥没をきたす．

ドサイドに常備しておく．
・術直後の嘔吐に注意する．血液を嚥下しないよう指導する．

### (6)顎関節鏡視下手術
①手術の概要

顎関節の病変診断や治療目的で用いられる．関節鏡視および関節鏡視下手術における穿刺法は，可能な限り広い視野域が得られるように穿刺部位を設定するが，現在多用されている上関節腔鏡視では，通常，下顎窩最深部中央が穿刺部として多用される．トロカールを装着した外套管を上関節腔内に刺入し，さらに関節結節後斜面相当部に排水路としての第2穿刺を行って，両穿刺間で生理食塩水を灌流させながら関節鏡視を行う(図15)．

穿刺操作を誤ると種々の術中合併症をきたす．すなわち，外耳道損傷，頭蓋底損傷，関節包内前方壁穿通による出血などが生じる危険性がある．また，皮膚上の穿刺点設定によっては顔面神経損傷も生じ得る．このような合併症は開放手術のそれに比べ，重篤かつ危険であって，最小の侵襲による手術 minimum invasive surgery であるという本来の意義を損なうことになる．

②術前の留意点
・本手術は全身麻酔下で行われることが多いが，顎関節症の場合，患者はきわめて侵襲度の小さい簡単な麻酔と解釈している場合が多い．全身麻酔の必要性およびそのための注意事項をしっかりと説明しておく．
・顎関節症での適応は，関節円板の転位を伴ういわゆるクローズドロック症例で，ハンピングマニピュレーションや関

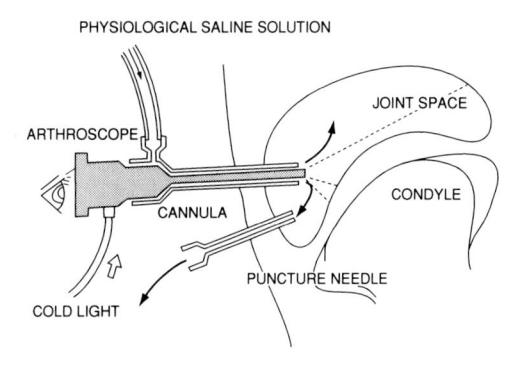

(大西正俊：顎関節腔内穿刺法―臨床応用とその経緯について―，顎関節穿刺法の実際とその応用，p.7，顎関節セミナー実行委員会，1999．より引用)

図15　顎関節鏡視時の模式図

節洗浄療法の効果がみられないものに行われる．したがって，長期にわたり，関節症状で苦しんできた病歴をもつ患者が多い．
・慢性の顎関節機能障害患者の多くは，精神病理学的問題をもっている場合が多く，抗不安薬の日常的な服用も稀ではない．

③麻酔管理
・全身麻酔の場合は，経鼻挿管で管理する．開口障害を有することが多く挿管困難が予測される．一般に，疼痛による開口障害は，麻酔や筋弛緩薬投与によって改善するが，筋緊張による開口障害でも2週間以上続けば線維化が生じて，筋弛緩薬投与下でも開口できない場合が多い．また，クローズドロック症例では物理的に関節頭の動きが制限されるので，入眠後の開口を期待して迅速導入を行うのは危険である．
・喉頭鏡が使用できないような症例では，あらかじめファイバースコープなどによる挿管を計画しておく．この場合，意識下挿管が選択されるが，緊急的な挿管ではないので，患者に負担をかけないよう，鼻・口腔を十分表面麻酔し，鎮静薬の投与下で愛護的に行うのが望ましい．
・全身麻酔では，顎関節鏡視下手術に先立ってマニピュレーションによるクローズドロック解除を試みることがあるが，全身麻酔下であっても強制的な大開口操作は，かなりの侵害的な刺激となり，自律神経反射（迷走神経反射）などを引き起こす危険性がある．循環反応をよく観察しておく．
・他の口腔外科手術と異なり，術者から筋弛緩状態を強く望まれる．したがって，筋弛緩薬投与のタイミングを手術の進行状況を観察しながら考えておく必要がある．
・鏡視のモニター画面がない場合は，術者以外，進行状況をつかみにくいという欠点がある．
・関節洗浄液の関節包外への漏れは，関節鏡術後の抜管時，気道閉塞をもたらす原因となる．抜管前に軟口蓋，咽頭部の浮腫発現の有無を確認し，軟口蓋〜側咽頭部の腫脹が顕著な場合は，消退するまで気管内チューブを留置する．炎症性の腫脹でないため浮腫液の吸収は比較的速いといわれている．

④術後の問題
・手術自体が合併症なく順調に終了した場合，創部の管理という意味での入院は不必要となる．日帰り手術（麻酔）の適応手術とも考えられる．
・皮膚上の穿刺点を誤れば，顔面神経損傷により外傷性顔面神

経麻痺が後遺することがある．

### (7)歯科インプラント手術
①手術の概要

歯牙欠損に対して，骨結合型人工歯根を埋入し，周囲骨との結合（オッセオインテグレーション）が得られた後に上部構造である補綴的処置に行う二期的な方法が現在最も一般的である．提供する各メーカーにより若干のシステムの違いや手術方法の差があるが，手術に関しては，基本的にはインプラント体を埋入する一次手術と，インテグレーション後に上部構造を連結するための二次手術の2回に分けて行う．一次手術と二次手術の間隔は数カ月あける．最近では，治療期間の短縮を図るために1回法も推奨されている．

骨梁の少ない部位へのインプラント体の埋入にあたっては，同種骨移植や，membrane technique を用いた骨誘導法，上顎臼歯部では上顎洞底挙上術（サイナスリフト）などがインプラント手術に先立って行われることがある．

一般的には，本手術は通常の歯科治療と同様，局所麻酔下で行われるが，この場合，鎮静法，特に静脈内鎮静法が応用されることが多い．対象も外来の通院患者で，入院は特殊な場合を除いて行うことはない．

②術前の留意点

全身管理の面からみると，以下のような他の歯科治療と異なった側面を有している．このことを知って管理に臨む．
・対象患者は高齢者が多く，内科的有病率が高い．
・手術自体も，局所麻酔下外来手術としては長時間の上気道手術である．局所麻酔薬の使用量も一般歯科治療に比較して多い傾向にある．
・きわめて規格化された繊細な手術であるため，大きな開口状態を保持し，長時間，舌運動や開閉口運動などの口腔の動きを止めて安静を保たなければならない．
・手術中，術野に多量の注水を行う．したがって，口腔を介した呼吸が難しい．鼻閉感を自覚する患者では注水下で開口状態を維持することができず，むせが生じる場合がある．
・清潔環境下での手術が望まれるため，ドレープで顔面を覆ってしまい表情を捉えにくい．

③麻酔（鎮静）管理

全身麻酔よりも静脈内鎮静法下で行われることが多いが，そ

の場合の留意点をあげると，

- 術前に全身麻酔との相違点や安全性について十分説明しておく．術前に経口摂取の制限は必要ないが，満腹時は避ける．
- 前投薬は原則として行わないが，不安・緊張感が強い場合は緩和精神安定薬を内服投与する．
- 術直前に排便，排尿をさせておく．
- 心電図，血圧，パルスオキシメーターによる動脈血酸素飽和度の測定などの連続モニター下で鎮静を行う．至適鎮静度を逸脱しないような鎮静状態を作る．
- 一般に静脈路を確保して点滴に接続するが，術中，尿意が生じないように，輸液量は最低限にする．
- 歯科インプラント手術での術中の上気道管理は難しい．介助者による口腔内吸引は，上気道管理上きわめて重要な操作となる（図16）．

④術後の問題

- 他の口腔外科手術の術後管理に準じるが，多数のインプラント体の埋入を一度に行った場合は，術後の腫脹や疼痛が大きいことがある．術後鎮痛対策を立てる．
- 下顎前歯部のインプラント手術で，術後に舌側粘膜下出血が激しい場合は，口腔底の浮腫により舌が挙上されることがある．このような場合，口腔底炎症と同様，舌の可動性がなくなり気道閉塞の危険性も生じる．
- 静脈内鎮静を応用した場合は，帰宅許可条件などを遵守する．

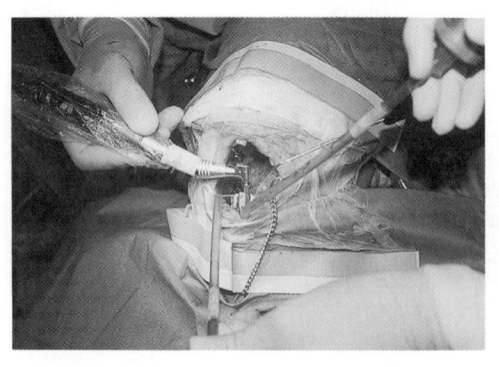

図16 インプラント手術時の口腔内吸引
手術介助者は，創部の血液やドリリング時の注水を吸引する管と口腔・咽頭内に貯留した水の吸引管の，2本の吸引管を使い分ける

(8)発達障害者の歯科治療
①手術の概要

　手術(歯科治療)そのものには特殊性はなく,健常者での歯科治療と同様である.しかし,一般に,全身麻酔下歯科治療が適応となる障害者の口腔管理は不良であることが多く,多数歯う蝕,重度歯周炎などがみられる.また,全身麻酔下での集中治療の場合は,頻回に麻酔を行うことが制限されたり,術後の口腔管理が徹底されない可能性があるため,感染性疾患の治療方針(抜歯の適応基準)や歯内療法などのガイドラインが健常者と異なる場合がある.

②術前の留意点

　発達障害者の麻酔管理に当たっては,障害の種類とその病態を知ることが重要である.

　a．精神発達遅滞(mental retardation：MR)
- 一般的知能が平均より低く(IQ：70以下),同時に適応行動に障害を伴う状態で,それが発達期に現れるものと定義されている.程度は,日常の自己身辺の処理も自分でできるレベルから,IQが20以下の重度では全面的な介助が必要となる.暦年齢よりも発達年齢を知ることが重要である.
- 他の神経系障害(てんかんなど)ならびに全身的疾患の有無を把握することが必要.
- 常用薬剤を知ること.特に,メジャートランキライザー服用の有無.
- ダウン症候群では,先天性心疾患,消化器奇形,反復性呼吸器感染,造血器異常,環椎・軸椎の脱臼(図17)に注意する.

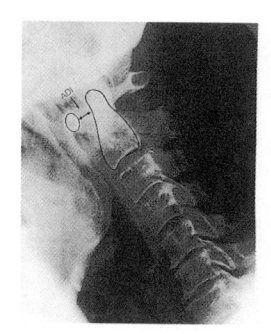

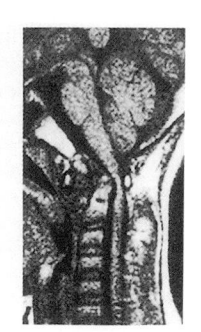

図17　ダウン症患者の環椎・軸椎の脱臼

**脳性麻痺と呼吸機能**

重度の脳性麻痺患者では，中枢性の呼吸調節の悪さ，筋緊張低下や亢進のため生じる舌根沈下による上気道閉塞，横隔膜・肋間筋の筋力低下や非協調性，筋緊張亢進では胸郭コンプライアンスの低下，胸郭変形・反復性気管支炎・肺炎・肺気腫などによる拘束性・閉塞性換気障害，などが認められる．肺機能検査上での特徴は，機能的残気量が大きく，安静時でも呼吸のパターン・深さの不規則性が認められ，深呼吸ができない者も少なくない．

b．脳性麻痺 (cerebral palsy：CP)

- 受胎から新生児（生後 4 週以内）までの間に生じた脳の非進行性病変に基づく永続的な中枢性の姿勢や運動の障害をいう．機能的には**表5**のように分類される．
- 麻酔や手術にあたっては，①姿勢の保持機能の発達障害，②呼吸運動の発達障害，③消化管機能の発達障害（胃・食道逆流現象など），に対する術前評価が重要である．
- 麻痺に起因する関節拘縮や変形，てんかん，視聴覚障害，知的障害，呼吸機能障害を合併することがある．
- 抗痙攣薬，中枢性筋弛緩薬の運用が多い．
- 口腔・咽頭筋の運動機能障害により，摂食障害，嚥下障害を合併する場合があり，喘鳴，舌根沈下，誤嚥，肺炎が起こりやすい．
- 体温調節中枢の障害があると発熱しやすい（**図18**）．

表5 脳性麻痺の機能的分類

|  | 痙直型<br>spastic type | アテトーゼ型<br>athetotic type | 強剛型<br>rigid type | 失調型<br>ataxic type |
| --- | --- | --- | --- | --- |
| 頻度 | 60～70 % | 10 % | 5 % | まれ |
| 他動運動 | 抵抗 | 抵抗減弱 | 抵抗 | 抵抗減弱 |
| 不随意運動 | − | + | − | − |
| 筋緊張 | ↑ | ↑ | ↑ | ↓ |

（小谷順一郎：知的障害者の全身麻酔と鎮静法, LiSA, 7(7)：676, 2000. から引用）

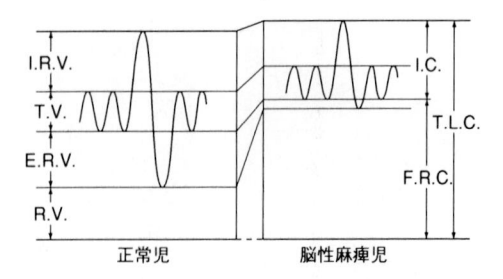

（松丸禎夫：呼吸からみた脳性麻痺（脳性麻痺, 佐藤孝三, 他編), p.231, 医学書院, 1971. より引用）

図 18　正常児と脳性麻痺児の肺分画の比較

C．自閉症（autism）
- 生後まもなく，あるいは遅くとも3歳までに出現する発達異常で，コミュニケーションの困難性に大きな特徴がある．言語は当然のこと，サインの出し方が不十分で，その行動の意味が極めてわかりにくい．特に，周囲との情緒的なかかわりがみられない．すなわち，社会的相互反応の質的障害ともいえる．
- 麻酔に関連する身体医学的には問題がないものが多い．
- 自傷行為がみられることが多い．

③麻酔管理
- 発達障害としての知的障害を有する患者の麻酔管理の難しさは，身体的特性に基づく医学的管理よりも，その取り扱い，すなわち行動調整（behavior management）にある．
- MRにCPやてんかんなどを合併する重複障害では，呼吸機能障害，不随意運動，長期薬物連用など，特有の身体的問題をかかえており，それに対する配慮が必要．
- 前投薬は，基本的には痛みを伴う注射での投与は行わない．注射は，その後の治療室（手術室）への入室や麻酔導入への適応行動に大きく影響し，本来の前投薬の意味を失う．
- 術前の絶飲食指示は厳重にする．保護者に強く指示しておいても，飲食してしまうことが少なくない．
- 筋緊張や不随意運動のあるMRのないCP患者，特にspastic typeのCPに対しては静脈内鎮静法が有用である．
- 全身麻酔で用いる麻酔薬は，①導入・覚醒が速い，②痙攣誘発作用がない，③頻回麻酔を行っても臓器障害が少ない，という条件を考慮して選択する．
- 筋弛緩薬は遷延性無呼吸を回避するため，使用量を最小にする．

④術後の問題
- 自閉症患者では突然の行動異常（自傷行為）やパニック状態への対応策が必要．
- CP患者では術後呼吸器合併症の対策（確実な覚醒後の抜管，水分管理，抗菌薬の投与，気道内分泌物の吸引など）を立てておく．

# 4. 酸塩基平衡, 輸液と輸血

## 1) 酸塩基平衡 (acid base balance)

生体内代謝で産生された $CO_2$ は, 次式のように, 水と反応し炭酸となる. 炭酸はさらに水素イオン ($H^+$) と重炭酸イオン ($HCO_3^-$) に解離する.

$$CO_2 + H_2O \rightleftharpoons H_2CO_3 \rightleftharpoons H^+ + HCO_3^-$$

このように大量に産生された $H^+$ 濃度を, 生理的な範囲内にとどめなければ, 生体内の酸塩基の内部環境は大きく変化してしまう. そのために, いくつかの調節機構が働き, 酸塩基平衡が一定に保たれている.

### (1)酸と塩基

酸 (acid) とは, $H^+$ を溶液中で放出する供給体 (donor) であり, 塩基 (base) は, $H^+$ を受け取る受容体 (acceptor) である.

### (2)pH とは

$pH = -\log [H^+] = \log 1/[H^+]$ と, $H^+$ のモル濃度の負の対数で表され, 溶液の酸性度を示す. すなわち $H^+$ が多いほど pH は低下する.

動脈血の pH の正常値は 7.4 で, これよりも低下して酸性に傾く状態をアシドーシス (acidosis), 上昇してアルカリが強くなる状態をアルカローシス (alkalosis) という. それぞれの一次的な原因により, 代謝性と呼吸性に分けられる.

pH の調節機構として, ①体液による緩衝作用 (重炭酸緩衝系, リン酸緩衝系, 血色素緩衝系, タンパク緩衝系), ②肺における換気による調節($P_{CO_2}$ の変化), ③腎臓による $HCO_3^-$ 再吸収と $H^+$ の排泄による調節, の3つが働いている.

### (3)酸塩基平衡の異常 (表1)

①呼吸性アシドーシス (respiratory acidosis)

急性と慢性があるが, いずれも, 肺胞換気量の低下, $CO_2$ 吸入, $CO_2$ 産生の増加などにより血中の $CO_2$ が増加した状態. 最も一般的な原因は呼吸不全である. 不十分な換気, 閉塞性換気障害, 気道閉塞などで起こる. 呼吸性アシドーシスが持続すると, 腎臓での $HCO_3^-$ 再吸収が促進し, 代償機能により pH は正常化する.

②呼吸性アルカローシス (respiratory alkalosis)

過換気による $Pco_2$ 低下の状態．麻酔，人工呼吸中の過換気，過換気症候群，甲状腺機能亢進症，ヒステリー発作などで生じる．病態として，テタニーを引き起こすことがあるが，これは，アルカローシスのとき，血漿タンパクはカルシウムイオンと親和性が強くなり，血漿カルシウムイオン濃度が低下するためである．また，脳血管や冠動脈の収縮が起こり，脳血流量や冠血流量の減少が生じる危険性がある．

③代謝性アシドーシス (metabolic acidosis)

$[HCO_3^-]$ の低下した状態．糖尿病，酸素欠乏，飢餓，高熱，痙攣などの有機酸の産生が異常に増加した場合に起こる．腎不全のように腎臓における $H^+$ の排泄障害，重症下痢のように重炭酸の排泄が増加したとき，体外からの強酸の取り込み，なども原因となる．代謝性アシドーシスは生体に種々の生理学的影響を及ぼす（**表2**）．

④代謝性アルカローシス (metabolic alkalosis)

$[HCO_3^-]$ の増加した状態．重症の嘔吐，胃液の大量吸引，カリウムの欠乏などで生じる．

表1　酸塩基平衡の異常と $[HCO_3^-]$，$Paco_2$ および pH の変化

|  | $[HCO_3^-]$ | $Paco_2$ | pH |
| --- | --- | --- | --- |
| 代謝性アシドーシス | ⬇︎ | ↓ |  |
| 代謝性アルカローシス | ⬆︎ | ↑ |  |
| 呼吸性アシドーシス | ↑ | ⬆︎ |  |
| 呼吸性アルカローシス | ↓ | ⬇︎ |  |

太い矢印は一次性変化を示す．細い矢印は代償機転で起こりうる．
（金子　讓：酸塩基平衡，歯科麻酔学　第5版，古屋英毅ら編，p.39，医歯薬出版，1997．より引用）

表2　代謝性アシドーシスの生体への影響

- 心収縮能の低下
- 肺血管抵抗の増加
- 体血管抵抗の減少
- 内因性および外因性カテコラミンに対する心血管系の反応障害
- 代償性過呼吸

## 2）輸　液

### (1)体水分組成

健康成人では，体液は体重の60％を占め，そのうちの2/3が細胞内液（intracellular fluid：ICF）で，残りの1/3が細胞外液（extracellular fluid：ECF）である．体液管理上，重要なのは，細胞周囲の組織間液とたえずこれと交換して細胞の代謝に関与している血漿である．これらを，機能的ECFと呼ぶ（**表3**）．外傷や手術は，ECFの量や組成を急激に変化させる．したがって，手術の大小にかかわらず輸液を行うことは原則で，周術期の酸塩基平衡保持，体液・電解質管理を正しく行うことにより，外科的予後を改善することができる．

- ICFとECFの電解質組成は，細胞膜の働きにより大きく異なる．ナトリウムが主に細胞外に存在する（140 mEq/L）のに対し，カリウムは主に細胞内に存在する（150 mEq/L）．
- アルブミンは，ECFの浸透圧形成に最も重要な成分である．
- ECFから不感蒸泄，尿，便として水分，電解質が体外へ排出され，食事や飲水により水分・電解質が補給されバランスがとれている（**表4**）．
- ECFは，アルドステロン(ナトリウムの再吸収を促進)，抗利尿ホルモン(水の再吸収を促進)，心房性ナトリウム排泄ペプチド(ナトリウムと水の排泄を促進)により調節されている．

### (2)術中輸液の基本方針

#### ①術前・術中の水分・電解質喪失の補給

術前の絶食，術中の不感蒸泄など，維持水分必要量を補充する．維持輸液製剤を用いる．維持水分必要量は体重から計算される（**表5**）．70 kg成人の1日水分必要量は約2,500 m*l*である．

電解質については，ナトリウムは腎臓の保持能力が強力であるため，成人の1日必要量は約75 mEqである．カリウムの平均1日必要量は約40 mEqで，利尿により尿1,000 m*l*につき10 mEqが失われる．

表3　体液区分（成人男子の体重に対する割合）

```
                  ┌─ 細胞内液 40 %
全体液量 60 % ─┤                      ┌─ 血漿 5 %
                  └─ 細胞外液 20 % ─┤
                                        └─ 組織間液 15 %
```

表4　成人の1日の水分出納

| 摂取　(2,500 m*l*) | | 排泄　(2,500 m*l*) | |
| --- | --- | --- | --- |
| 水分として | 1,200 m*l* | 尿として | 1,500 m*l* |
| 食物として | 1,000 m*l* | 不感蒸泄 | 900 m*l* |
| 代謝水として | 300 m*l* | 便として | 100 m*l* |

②出血による循環血液量減少の補充

循環血液量の10〜15％以下の出血量に対しては,乳酸加リンゲル液などのECF補充液で補う.ただし,晶質液は血管内投与後,直ちに血漿量と組織間液の比率に従って血管内1,血管外3の割合に分配され,血管内にとどまるのは投与量の約25％である.これ以上の出血に対しては,膠質液や輸血が必要となる.

③手術により移行する細胞外液の補充

手術により,出血量以外にECFの減少が生じる.これはECFが,腸管,創部などの非機能的なECFとも呼ぶべき体液区分に移動するからで,これをサードスペース(third space)と呼ぶ.乳酸加リンゲル液で補充する.

(3)術中輸液の方法

輸液速度5〜10 m$l$/kg/hを基準とする.出血量,尿量(0.5〜1.0 m$l$/kg/h),血圧,脈拍,中心静脈圧,ヘマトクリット値などを参考に決定する.

(4)輸液剤の種類

術中に使用する輸液剤の種類と使用目的を**表6**に示す.

表5 体重あたりの維持水分必要量

| 体重 | m$l$/kg/h | m$l$/kg/day |
|---|---|---|
| 1〜10 kg | 4 | 100 |
| 11〜20 kg | 2 | 50 |
| >20 kg | 1 | 20 |

表6 輸液剤の種類と使用目的

| | | |
|---|---|---|
| 電解質液 | 細胞外液補充液 | 1.術中,細胞外液を補充する目的に使用される.<br>2.総電解質濃度が血漿とほぼ同一の300 mEq前後の等張液でナトリウム,クロールが主成分となっている.<br>3.生理食塩水,リンゲル液,ハルトマン液などがある.<br>4.術中には,リンゲル液にアルカリ化剤として乳酸を加え,細胞外液の組成に近くした乳酸加リンゲル液(ハルトマン液)や糖質を加えた糖加乳酸加リンゲル液(ハルトマン® D液)の使用頻度が高い. |
| | 維持輸液 | 1.水分,電解質の生理的喪失を補充するために用いる.<br>2.低張の電解質液に糖質を加えたもので,各種製剤がある.<br>3.電解質組成は輸液剤によって多少異なっている. |
| 糖質液 | | 1.水分とエネルギー補給のために用いられる.<br>2.5％ブドウ糖,5％フルクトース,5％ソルビトール,5％キシリトール,10％マルトースがある.これらのうち,ブドウ糖がもっともよく用いられる. |
| 代用血漿剤 | | 1.血漿膠質浸透圧を利用して細胞外液を血管内に引き込み,循環血液量を一時的に増加される目的で使用される.<br>2.デキストラン,修正ゼラチン,HESなどがある. |

(吉村　節:輸液・輸血,歯科麻酔学　第5版,古屋英毅ら編,p.385,医歯薬出版,1997.より引用)

## 3）輸　血

### (1)術中輸血の目的

術中輸血の目的は，①循環血液量の増量，②酸素運搬能の改善，③血液凝固因子，④血漿タンパクの補充，などである．輸血療法は，適性に行われれば極めて有効であるが，副作用，合併症を根絶することは今もなお困難である．特に，移植片対宿主病（GVHD），急性肺水腫，肝炎ウイルスやヒト免疫不全ウイルス（HIV）に感染後の抗原・抗体検査の陰性期（ウインドウ期）にある供血者からの感染，などの問題が残されている．他の薬剤の投与により治療が可能な場合は輸血は極力避けた方がよい．

### (2)血液製剤

血液の全成分を含む全血と各成分を分離した成分血がある（**表7**）．古くは，全血輸血が主流であったが，最近，設定された「血液製剤の使用指針」および「輸血療法の実施に関する指針」（平成11年）では，血液の各成分の特性を生かした成分輸血が望ましいと具体的な指針を定めている．

①赤血球濃厚液（red cell concentrate：RCC）
・急性，慢性の出血に対する補正を必要とする病態に使用され

表7　術中輸血に使用する主な血液製剤

| | | | |
|---|---|---|---|
| 全血製剤 | 保存血液CPD | 血液200または400 mlにCPD液を加え，4℃で72時間以上保存，採血後21日有効. | 目的：循環血液量の増量．出血量が多い場合に使用される． |
| | ヘパリン加新鮮血 | 血液200 mlに抗凝固剤ヘパリンを混合する．採血後24時間有効. | 体外循環使用時または交換輸血用． |
| 成分製剤 | 赤血球MAP | 血液200または400 mlから血漿および白血球層の大部分を除去し，MAP液を添加. | 目的：酸素運搬能の改善．「赤血球MAP」のほうが，赤血球の保存状態が良好で，リンパ球，血小板，顆粒球の除去率が高く，副作用が少ない．いずれも21日間有効． |
| | 濃厚赤血球 | 血液200または400 mlから血漿の大部分を除去し，CPD保存液を添加したもの. | |
| | 新鮮凍結血漿 | 血液200または400 mlから分離した新鮮な血漿を凍結したもの．1年間有効. | 目的：凝固因子・血漿タンパクの補給，赤血球製剤との併用は不適切． |

（吉村　節：輸液・輸血，歯科麻酔学　第5版，古屋英毅ら編，p.385，医歯薬出版，1997.より引用）

た場合,最も確実な臨床効果を得ることができる.血液保存液として,従来よりACD液(acid-citrate-dextrose),CPD液(citrate-phosphate-dextrose)が用いられたが,最近では,赤血球賦活作用のあるMAP液(manitol-adenine-phosphate)が供給されるようになった.

- MAP加RCCの最終容量には,200 ml全血由来(1単位)の約140 mlと400 ml全血由来(2単位)の約280 mlの2種類がある.ヘモグロビン含有量は200 ml全血由来で30 g/dl前後である.
- 赤血球濃厚液1単位(200 ml由来)の投与により改善されるHb値は,以下の式で計算できる.
  予測上昇Hb値(g/dL)=投与Hb量(g)/循環血液量(dL)
  循環血液量:70 ml/kg(成人)
- 新鮮凍結血漿との併用による全血の代替としての使用は不適切な方法である.
- MAP加RCCは,CPD加RCCに比較して,血小板とリンパ球は約1/10しか含まれていない.

②新鮮凍結血漿(FFP)

- 全血より分離された血漿を採取後6時間以内に-20℃以下に置き,速やかに凍結させたもの.有効期限は1年間.
- すべての血漿成分および血小板以外の凝固因子を含む.肝障害,播種性血管内凝固(DIC),大量輸血時,などの複合型凝固障害時の凝固因子補充を主目的として投与する.
- 投与前に,プロトロンビン時間(PT),活性化部分トロンボプラスチン時間(APTT)およびフィブリノゲン値を測定することを原則とする.
- 循環血漿量減少の改善と補充,蛋白質源としての栄養補給,創傷治癒の促進などを目的として使用することは,科学的根拠に乏しく不適切である.

(3)術中の出血に対する輸血

術中の出血に対しては,循環血液量に対する出血量の割合と臨床所見に応じて,成分輸血で対処する(図1).

具体的には,全身状態が良好な患者で,

①循環血液量の15～20%の出血:ECFの補充のため乳酸リンゲル液,酢酸リンゲル液を出血量の2～3倍輸液する.

③循環血液量の20～50%の出血:晶質液とともに赤血球濃厚液を投与する.この程度までの出血では,等張アルブミン製

剤の併用が必要となることは少ない．膠質浸透圧を維持する必要があれば人工膠質液（HES，デキストラン）を使用する．

④循環血液量の50〜100％の出血：ECF系輸液と赤血球濃厚液だけでは血清アルブミン濃度の低下による肺水腫や乏尿が生じる危険性があるので，人工膠質液や等張アルブミン製剤を投与する．

⑤24時間以内に循環血液量以上の出血：凝固因子や血小板の低下による出血傾向が生じる可能性があるので，新鮮凍結血漿や血小板濃厚液の投与を考慮する．通常は，Hb値が7〜8g/d$l$ 程度あれば，酸素供給は十分であるが，冠動脈疾患や脳循環障害のある患者ではHb値を10g/d$l$ に維持することが推奨される．

(4)輸血の副作用
①溶血性反応
・ABO型不適合輸血
・Rh型不適合輸血

これらの反応を防ぐために，両者の適合検査だけでなく，間接抗グロブリン試験を含む不規則抗体のスクリーニング検査も行う．

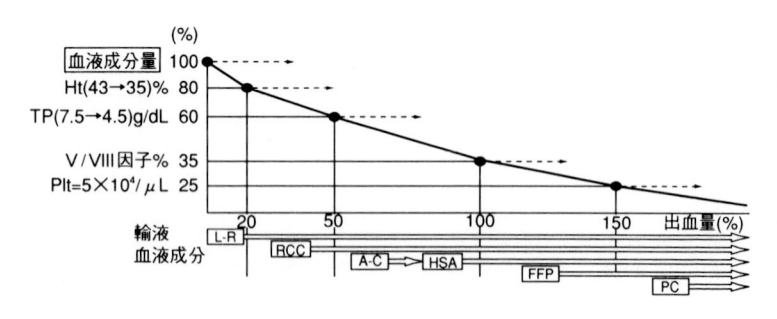

L-R：細胞外液系輸液薬（乳酸リンゲル液・酢酸リンゲル液など），RCC：赤血球濃厚液またはMAP加赤血球濃厚液
A-C：人工膠質液，HSA：等張アルブミン（5％人血清アルブミン，加熱人血漿蛋白），FFP：新鮮凍結血漿，PC：血小板濃厚液

（日本赤十字社中央血液センター医薬情報部編：「血液製剤の使用指針」及び「輸血療法の実施に関する指針」，p.61，厚生省医薬安全局長通知，2000．より引用）
図1　出血患者における輸液・成分輸血療法の適応

②発熱反応
③アレルギー反応
④感染
⑤移植片対宿主病(GVHD)
⑥大量輸血による合併症
・低体温
・高カリウム血症
・出血傾向
・クエン酸中毒
・肺の微小血栓

(5)自己血輸血
 あらかじめ採血しておいた患者自身の血液を,術中または術後に返血する方法.他家血輸血による副作用(感染,アレルギー反応,GVHDなど)を防止できる利点がある.
 ①貯血式自己血輸血:術前3～4週間前に1～3回に分けて400～1,200 m$l$ 程度採血し,CPD保存血として貯蔵しておき,手術の際に返血する方法.
 ②希釈式自己血輸血:麻酔導入後に急速輸液を行いながら採血してCPD新鮮血を作製して,術中,術後に返血する方法.
 ③血液回収式自己血輸血:セルセイバーを用いて術野から出血した血液を回収し,洗浄,濃縮して還血する方法.

(6)輸血後移植片対宿主病(graft versus host disease:GVHD)
 輸血血液中の供血者リンパ球は,通常では異物として認識され,速やかに排除されるが,輸血後GVHDでは,供血者リンパ球が生着,増殖することによって,骨髄を含む受血者の臓器を攻撃,傷害して致死的な病態となる.典型的な例では,輸血1～2週間後に38℃以上の発熱,紅斑が全身にひろがり紅皮症となる.その後,下痢などの消化器症状,肝機能障害,白血球減少,血小板減少が起こり,敗血症などの重症感染症や大量出血により輸血後3～4週間でほぼ全例が死亡する.

# 5．歯科外来全身麻酔（日帰り麻酔）

## 1）基本的な考え方

　全身麻酔に必要な術前検査を行った患者を対象に，手術予定日に来院してもらい，全身麻酔下で歯科治療や口腔外科手術を行い，完全覚醒を確認した上で当日のうちに帰宅させる方法を，歯科外来全身麻酔（日帰り麻酔）という．すなわち，歯科における day stay (care) general anesthesia をいう．

　近年，医科領域の「日帰り麻酔」は，特に欧米において，患者の QOL の向上や医療コストの削減という医療経済的なニーズを背景に急速に発達してきた．わが国においても，医療界全体として，その関心が高まっている．

　一方，歯科領域においては，障害者歯科治療を中心として比較的早くから外来全身麻酔に取り組んできたという歴史がある．歯科外来全身麻酔の適応の多くを占める障害者歯科治療については，医科領域の「日帰り手術」とは異なる多くの特徴があり，この点を理解することが，歯科外来全身麻酔の特殊性を理解することにつながる．たとえば，自閉症や一部の知的障害児（者）などでは，環境の変化への適応性が乏しく，入院により興奮，発熱，パニック症状などをみることがあり，これが「日帰り麻酔」の最も大きな理由となる．また，歯科治療は数回に分けての処置が必要なことが多いので，本来外来で行われるべき処置のために，その都度，入院しなければならないという家族の時間的・経済的負担を減らすことも理由の1つである．すなわち，医科領域の「日帰り麻酔」が，患者の QOL 向上を基本に置いているのに対し，歯科領域のそれは，「日帰り」という管理方法を選択せざるを得ないといった消極的理由であることが多い．

　また，医療者側の立場で考えると，病院歯科などで外来全身麻酔システムを確立しようとする時，歯科治療用の機材は手術室に持ち込みにくいという理由から，外来診療室に全身麻酔環境を作らねばならない．これには，麻酔器，モニター機器のみならず，麻酔科医，看護婦，衛生士の確保など，病院全体の問題となり，単に歯科だけで成り立つものではない．

　さらに，知的障害者などでは，意思疎通の困難性，理解力不足のため術前検査・診察が大きく制限される．また，抗痙攣薬や向精神薬などの長期服用が問題になることも少なくない．すなわち，術後，医療者の目から離れる「日帰り麻酔」では，術

前の検査・診察はより慎重に行わねばならないが，この要件を満たせないというハンディキャップもある．

このような数多くの負の条件下で，歯科外来全身麻酔（日帰り麻酔）のシステムを安全で満足度の高いものにするためには，以下のような要件を考慮しながら，その適応を選択する必要がある．

### 2）適応と禁忌

外来全身麻酔は，術前管理と病院を離れてからの管理を，家族や第三者に委ねざるを得ない．したがって，保護者（付添人）の理解と協力が得られ，指示に対して責任をもって対応できることが，施行する上での最大の条件となる．患者を取り巻く家族や付添人の状況は，外来全身麻酔（日帰り麻酔）を行うか否かの重要な要因となる．

(1) 適　応

基本的には，一般歯科外来で行われている歯科治療の範囲内で，全身麻酔での管理を必要とする以下のような症例に適応される．

①知的障害児（者）などのように意思の疎通が困難で通法による歯科治療が困難な患者

②脳性麻痺のように不随意運動があるため歯科治療ができない患者

③異常絞扼反射の存在や歯科治療に恐怖心が強く，鎮静法の応用でも対処できない患者

④局所麻酔薬や関連薬剤にアレルギーなどの特異な反応を呈し，局所麻酔下での治療が困難な患者

⑤一度に多数歯の治療を行う場合や，集中的に一括治療を行う場合

⑥患者が希望する場合

一方，処置内容で，適応を考えると**表1**のようになる．

(2) 禁　忌

① ASA 分類Ⅲ以上の患者：術前検査で中等度以上の全身疾患を有する患者．

②感染症患者：上気道感染症（感冒）など．

③緊急手術患者：外傷などは術後管理が重要なため．

④手術侵襲が大きい症例：大量出血が予測される症例や術後

の腫脹により気道閉塞が危惧される症例，嚥下，摂食などの口腔機能障害が予測される症例．
　⑤手術時間・麻酔時間が長時間に及ぶ症例．
　⑥気道確保が困難な症例：開口障害，小顎症．
　⑦骨格筋に異常のある症例．
　⑧乳幼児，高齢者など術後管理に問題点の多い症例．
　⑨帰宅中や帰宅後に責任をもって介護できる成人の付添人（保護者）がいない場合．
　⑩患者や付添人（保護者）の同意が得られない場合．
　⑪通院時間が長時間必要な場合．
　これらの場合は，入院管理下で行うことが望ましい（**表2**）．

表1　歯科外来全身麻酔（日帰り麻酔）が適応となる処置内容

- 保存・補綴治療
- 普通抜歯，過剰歯および埋伏歯抜歯
- 簡単な囊胞摘出術
- 未萌出歯の開窓術
- 小帯切除術
- 骨プレート，ワイヤー除去術
- 硬組織，軟組織の生検術
- 顎関節鏡検査
- 頰骨骨折の整復術

表2　入院下で行うことが望ましい症例

| 患者の状態 | 身体的状況 | 開口障害 |
| --- | --- | --- |
| | | 極端な小顎症気道確保困難 |
| | | 骨格筋に異常のある脳性麻痺患者 |
| | | 乳児 |
| | | 重篤な合併症を有する高齢者 |
| | 社会環境 | 家族の協力 |
| | | 理解が得られない |
| | | 通院時間が長い |
| | | 緊急時に対応する交通手段がない |
| 手術内容 | | 緊急手術 |
| | | 術後出血の予想される症例 |
| | | 術後経口摂取の困難が予測される症例 |
| | | 気道の開通性に影響が及ぶ処置 |

### 3）麻酔の実際
(1)麻酔準備
①術前検査
a．問診による既往歴の聴取
b．検査
- 体重，身長，肥満度（Body Mass Index：BMI，Broca 係数）
- 体温，呼吸数，脈拍（数，リズム，緊張度，整・不整），血圧
- 血液一般検査：赤血球数，白血球数と分画，血小板数，ヘモグロビン量，ヘマトクリット値，血漿タンパク量，出血時間，全凝固時間，プロトロンビン時間（PT），活性化部分トロンボプラスチン時間（APTT）
- 血液生化学検査：血糖値，血清脂質（コレステロール，トリグリセライド），総タンパク，総ビリルビン，直接ビリルビン，血清尿素窒素（BUN），血清クレアチニン，尿酸，電解質（Na，K，Cl，Ca，P）
- 血清酵素検査：GOT，GPT，ALP，$\gamma$-GTP，LDH，CPK，コリンエステラーゼ
- 尿検査：性状，比重，pH，タンパク質，糖，ケトン体，ビリルビン，鮮血反応，細菌，ウロビリノーゲン
- 呼吸機能検査：努力性肺活量（1秒率，比肺活量）
- 心電図検査
- 胸部X線写真検査

②手術（治療）日の決定とそれまでの注意

検査の結果，外来麻酔の適応と診断したならば，2週間以内に手術日を決定する．手術日までに体調に変化がある場合は，速やかに連絡をとれるようにしておく．

③患者（付添人）への説明
- 歯科治療内容
- 麻酔についての基本的な説明
- 術前経口摂取制限（表3）：胃内容物は，麻酔導入，覚醒時に嘔吐や逆流をまねき，気道閉塞や誤嚥性肺炎の危険性があるので，十分説明をしておく．特に，知的障害者の場合，制限時間内でも飲食することがあるので厳重に管理してもらうように付添人に説明しておく．
- 検温の必要性：当日起床後
- 術後の注意事項：帰宅途中，帰宅後の注意事項を説明する．当日は，責任ある付添人を同伴すること．本人の自動車，自転車運転による通院は禁止する．帰宅までの交通手段や所要

**胃内容物消失を遅らせる要因**
・麻薬 ・痛み
・妊娠 ・外傷
・肥満 ・不安
・糖尿病

表3　全身麻酔と術前の経口摂取制限

| 成人 | 術前6時間以後　　絶飲・絶食 |
|---|---|
| 小児 | 術前6時間以後　　固形物の摂取不可（絶食）<br>必要に応じて水分のみ術前4時間までは可とする． |

表4　前投薬の目的

| | |
|---|---|
| ・不安の除去 | ・胃液量の減少と胃液pHの上昇 |
| ・鎮静 | ・制吐作用 |
| ・健忘 | ・必要麻酔薬量の低下 |
| ・鎮痛 | ・麻酔導入を容易にする |
| ・気道分泌物の減少 | |
| ・自律神経反応の抑制 | |

時間，連絡先などを確認しておく．

(2) 歯科外来全身麻酔患者への前投薬の意義

歯科外来全身麻酔のための前投薬については，これまで慎重な議論が重ねられてきた．一般的には，前投薬の目的として**表4**の項目があげられるが，外来麻酔の場合，次のような問題点がある．

①短時間で終了する処置に，その麻酔時間よりも長時間作用する精神安定薬の投与は，覚醒を遅延させ，帰宅時間をも遅らせるので，前投薬は必要ないという意見．

②重度心身障害者などでは，術前の精神的不安定による発熱がみられることから，むしろ精神安定薬は必要であるという主張．

③習慣的に用いられているアトロピンが必要かどうかの議論．特に，心身障害者などでは筋肉内注射により，かえって麻酔に対する不安を高める．また，口渇感，頻脈，瞳孔散大による羞明（photophobia：流涙，眼の痛み）は不快感を与える．

④知的障害者，自閉症患者などの前投薬は，麻酔導入までの行動調整（behaivior management）の手段として用いられることが多い．この場合，本来，注射用製剤であるミダゾラムなどのベンゾジアゼピン系薬物を，経口薬や直腸内注入薬として用いなければならないことがある．また，従来の麻酔前投薬よりもより強い鎮静度を得なければ，行動調整としての目的を達し

得ないという側面がある．

歯科外来全身麻酔の前投薬は，一律に行うのではなく，麻酔方法，麻酔薬，麻酔時間，患者の状態などを考慮して，慎重に決定する必要がある．

(3)麻 酔 法
①麻酔導入
a．吸入麻酔薬による緩徐導入

外来麻酔であることから，特に導入・覚醒が早い麻酔薬がよい．その意味では，セボフルラン・笑気・酸素との混合気で導入することが好まれる．

b．静脈麻酔薬による迅速導入

チオペンタール（ラボナール®），プロポフォール（ディプリバン®），ミダゾラム（ドルミカム®），塩酸ケタミン（ケタラール®）などが使用される．

②気道確保法（図1）

歯科麻酔の特徴として，全身状態は比較的良好なことが多いにもかかわらず治療部位と上気道が近接しているため気道管理

鼻マスクによる吸入法　　　気管内挿管による麻酔法

鼻咽頭管による吹送法　　　ラリンゲルマスク®

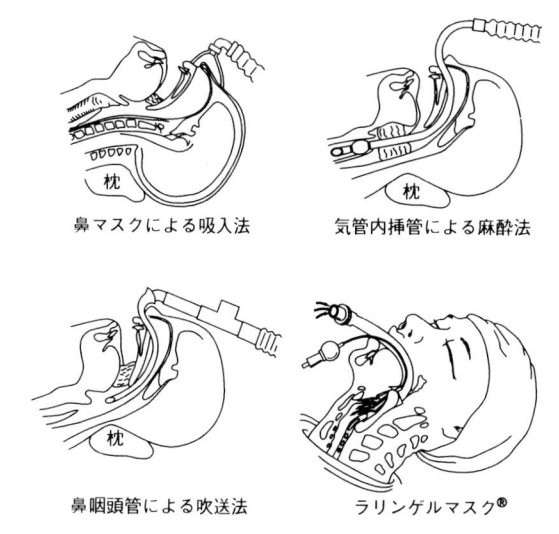

図1　歯科外来全身麻酔における術中の気道確保法

が難しいことがある．特に，抜歯などの観血処置を行った場合は，いったん止血していても，麻酔覚醒時に再出血することがあり，上気道トラブルの原因となりうる．外来麻酔を計画するにあたり，どのように気道確保を行うかは，最も重要な事項である．

　a．鼻マスク

　鼻マスクから揮発性吸入麻酔薬，笑気，酸素の混合ガスを吸入させる．麻酔導入だけでなく手術中も本法で維持する．鼻呼吸が十分に行えることが前提となる．口呼吸すると麻酔深度が浅くなり不安定になるので，麻酔ガス流量をあげて対処する．術中，軟口蓋付近にスポンジやガーゼを置くことで隔壁（oropharyngeal partition）をつくり，口呼吸による麻酔ガス濃度の希釈を防止したり，血液や異物の咽頭部への流入を防ぐ．

　本法は，気道確保が不確実で長時間の麻酔維持には不向きであるので，短時間の処置に限って行われる．気道確保のための下顎の保持，口腔内の唾液，血液の効果的な吸引など，麻酔科医，術者とも熟練を要する．

　b．気管内挿管

　挿管操作による声門下浮腫（喉頭浮腫）などの合併症があるため，外来麻酔には禁忌であるといわれた時期もあったが，最近では，気管内チューブの適正サイズを選択し，愛護的に挿管操作を行えば，ほとんど問題はないといわれている．緩徐導入，迅速導入とも，調節性のよい非脱分極性筋弛緩薬（ベクロニウム）を用いて挿管する．

　c．鼻咽頭チューブによる吹送法

　気管内挿管による咽・喉頭刺激作用が副作用として強調された時期に，特に外来全身麻酔の手段として歯科領域で多く行われた．

　麻酔導入後，安定した麻酔深度が得られた後に，鼻孔から鼻咽頭チューブ（経鼻エアウェイ）を，先端が口蓋垂と喉頭蓋の中間の位置になるように挿入し，チューブに麻酔回路を接続する．麻酔中は自発呼吸で維持する．鼻マスク麻酔と同様，下顎の保持，oropharyngeal partition，開口保持器などが必要．技術的には難しい．

　d．ラリンゲルマスク®

　マスクへの送気管（チューブ部）が上・下顎の咬合の妨げになるため，咬合の確認が必要な歯科治療にはやや難があるが，治療中に咬合関係のチェックを必要としない場合には，気管内

挿管に取って代わりうる方法である．

③麻酔維持

a．吸入麻酔薬

基本的には，一般の手術における維持方法と変わりがないが，歯科治療の場合，局所麻酔を併用することで手術的侵襲を最小限にすることができる．したがって，吸入麻酔薬濃度を下げてもバイタルサインの変動や体動は起こりにくい．筋弛緩薬も気管内挿管時以外は用いなくても問題がないことが多い．

b．静脈麻酔薬

最近では，調節性の優れたプロポフォールが用いられることが多い．

静脈麻酔薬，全静脈麻酔法（TIVA）の項を参照．

## 4）帰宅許可条件

帰宅許可の判断は，外来麻酔（日帰り麻酔）の安全性を確保する上で最も重要な要件で，意識が完全に回復して運動機能も正常化し，手術や麻酔による合併症が認められないことが基準となる．具体的には，

(1)意識，呼吸，循環，体温などのバイタルサインに異常がなく安定していること．

(2)悪心・嘔吐，発熱，出血，疼痛などの術後合併症がないか，あっても軽度で増悪傾向を認めないこと．

(3)日常生活の基本行為（歩行，経口摂取，排尿など）が問題なく行い得ること．

などの条件が必要である．

しかし，実際には，歯科領域では心身障害者を対象とすることが多いため，麻酔覚醒を判断しにくい場合や，悪心や疼痛といった自覚症状を正確に捉えることができない場合が多い．患者の微妙な行動や精神状態の変化は家族（介護者）の方がよく理解しているので，帰宅に当たっては，家族（介護者）の意見も重要である．また，たとえ外見上は麻酔前の状態に戻っても最低2時間は麻酔科医の管理のもとにおくようにする．

# 索　引

# 和文索引

## <ア行>

$\alpha$ サブユニット　140
$\alpha$ 作用　86
$\alpha$ 受容体遮断薬　88
アイゼンメンガー症候群　17
アシドーシス　234
アジソン病　4
アスピリン　3, 4
アスピリン・ジレンマ　4
アスピリン喘息　19
アセチールコリン　139
アセノクロマール　3
アセブトロール　147
アタラックスP　181
アダラート®　149, 153, 154
アテトーゼ型　50
アディソン病　36
アデノシン3リン酸　216
アトピー型　20
アトピー型気管支喘息　19
アトピー性疾患　37
アトロピン　79, 181
アナフィラキシー　37, 38, 68
アナフィラキシー反応　67
アネキセート®　116
アフタ性潰瘍　40
アミサリン®　152
アミド型局所麻酔薬　38
アミノフィリン　20, 145
アミノ安息香酸エチル製剤　91
アルカローシス　234

アルクロニウム　142
アルコール肝障害　25
アルタット　181
アルチュス型　37
アルツハイマー病　48
アルドステロン　236
アルフォナード®　215
アレルゲン　38
アンビュー® バッグ　74
亜酸化窒素　114, 128
亜硝酸薬　149, 150
悪性高熱症　141
悪性症候群　141
安静狭心症　13
安静時振顫　47
安定狭心症　13

Ⅰ度房室ブロック　161
イソフルラン　132, 143
イソプレナリン　79, 147, 148
イソプロテレノール　148
イノバン®　148
イミプラミン　46
インスリン　176
インスリン依存性　31
インスリン非依存型　31
インターフェロン　25
インデラル®　152
イントラリピッド®　137
胃・食道逆流現象　232
移植片対宿主病　238, 241
意識下挿管　204, 228
意識下鎮静　102

意識障害　58, 60
維持輸液　237
1型糖尿病　31
一次救命処置　69
一次性糖尿病　31
一過性脳虚血　23
一過性脳虚血発作　22
一秒率　19, 178
咽頭　186
咽頭蓋　185

ウイルス性肝炎　25
うつ病　46
うっ血性心筋症　17
右冠動脈　13
右脚ブロック　15
右心不全　14
運動神経終末　139

エアウェイ　73, 171, 172
エステル型局所麻酔薬　38
エチレフリン　147, 155
エドロホニウム　140
エピネフリン　21, 34, 77, 86, 88, 89, 147, 148
エピネフリン逆転現象　46
エフェドリン®　46, 147, 155
エプスタイン病　17
エホチール®　147
エンフルラン　131, 143
鉛管現象　144
塩化スキサメトニウム　140
塩酸テトラカイン製剤　91
塩酸モルヒネ　144, 181
塩酸リドカイン　78
嚥下　189

オシロメトリック法　57
オトガイ形成術　219
オトガイ孔　94
オトガイ孔伝達麻酔　95
オピスタン　145, 181
嘔吐反射　112
横紋筋融解症　141

＜カ行＞

カテコールアミン　86
カナマイシン　143
カプノメータ　162
カルシウム拮抗薬　216
カルシウム剤　80
カルディオポンプ™　74
ガスター　181
ガス供給装置　168
下顎挙上法　70, 71
下顎孔　94
下顎孔伝達麻酔法　95
下顎骨体部骨切除短縮術　219
下顎枝垂直骨切り術　219
下顎枝矢状分割術　219
下顎神経　93, 94
火傷　143
仮性球麻痺　23
過換気　235
過換気症候群　45
過換気症候群　67, 99, 235
過換気発作　191
過敏症　98
過敏反応　67
顆粒球減少　42
開胸式マッサージ　74
開口障害　97, 113, 228

253

開鼻声　23
解離性大動脈瘤　18
解離定数　82
外陰部潰瘍　40
外奇異呼吸　55
拡散性低酸素症　129
拡張型　17
拡張型心筋症　16
拡張期血圧　56, 57, 157
覚醒遅延　206
顎間固定　219, 220
顎関節鏡視下手術　227
顎顔面外傷　188, 225
顎骨骨折整復手術　225
顎変形症　219
川崎病　6
完全大血管転移症　17
完全房室ブロック　15
肝炎　25
肝炎検査　27
肝機能　177
肝機能障害　177
肝機能不全　25
肝硬変　25
肝細胞癌　25
肝疾患　8
冠動脈　13
冠動脈ステント留置患者　5
冠動脈バイパス術　6, 14
患者管理無痛法　209
間歇的流出型笑気吸入鎮静器　107
間代性痙攣　61
寛解期　43
感染型　20
感染型気管支喘息　19
感染性心内膜炎　5, 6, 12, 17

監視下鎮静管理　122, 217
緩徐導入法　196
緩和精神安定薬　180
還元ヘモグロビン　156
環椎・軸椎の脱臼　231
眼窩下孔伝達麻酔　94
眼症状　40
眼神経　93
顔面の紅斑　40
顔面神経麻痺　97

キシロカイン®　151
キニジン　88, 143
キューンの貧血帯　97
気化器　169
気管支拡張作用　21
気管切開　74, 203
気管切開法　195
気管穿刺法　195
気管内チューブ　172
気管内挿管　73
気管内挿管困難症例　186
気管内挿管用鉗子　172
気胸　107
気腫性囊胞　107
気道と手術部位　186
気道確保　69, 70
気道閉塞　187
気分障害　44
希釈式自己血輸血　219, 241
起坐呼吸　14
起立性低血圧　47
揮発性吸入麻酔薬　130
機能的ECF　236
機能的残気量　126
拮抗性鎮痛薬　180, 181, 183

脚ブロック　161
吸入鎮静法　190
急性リンパ節性白血病　43
急性狭隅角緑内障　113, 116
急性骨髄性白血病　43
急性糸球体腎炎　28
急性心不全　12
急性白血病　43
急性副腎不全　36
急速導入法　197
球麻痺　23
虚血心疾患　13
虚血性心疾患　14, 15, 176
狭隅角緑内障　182
狭心症　13
狭心症発作　12
胸骨圧迫心マッサージ　69, 72
胸部大動脈瘤　18
強直性間代性痙攣　61
強直性痙攣　61
経気管逆行誘導性挿管　194
経鼻挿管　201
競合的拮抗　140
凝固因子濃縮製剤　43
凝固能　8
局所麻酔薬　82
局所麻酔薬急性中毒　67
筋ジストロフィー症　190
筋固縮　47
筋弛緩薬　139
筋弛緩薬モニター　163
筋線維束性収縮　141

クッシング症候群　35, 36
クラーレ　142
クレアチニン　179

クローズドロック症例　227
クロニジン　147
クロルプラミン　46
クロルプロマジン　45
グラスゴー方式　59
くも膜下出血　22, 24
空腹時血糖　31

ケタミン　114, 135, 138
ゲンタマイシン　143
外科的矯正手術　219
経口摂取制限　246
経口挿管　198
経皮経管的冠動脈形成術　14
痙直型　50
痙攣　61
痙攣重積　61
頸部郭清手術　221, 222
激症肝炎　25
血圧　56
血液・造血器系疾患　42
血液/ガス分配係数　129
血液回収式自己血輸血　241
血液凝固因子　43
血管拡張薬　215
血管緊張低下性失神　60, 67
血管収縮薬　86
血管迷走神経性失神　60
血腫　97, 187
血小板機能異常　43
血小板減少　42
血小板数減少　43
血小板濃厚液　240
血漿カルシウムイオン濃度　235
血漿半減期　117
血色素緩衝系　234

血糖降下剤　31
血糖降下薬　32
血糖値　32
血友病　43
血友病A　43
血友病B　43
見当識障害　23
健忘　180
健忘効果　113, 118
懸垂頭位　217
減圧弁　168

コーパロン　91
コーマックの分類　192
コリンエステラーゼ　139, 140
コルヒチン　41
コロトコフ音　57, 157
呼気吹き込み人工呼吸　69
呼吸　54
呼吸バッグ　171
呼吸器合併症　187
呼吸器機能検査　178
呼吸器系疾患　19, 177
呼吸困難　63
呼吸性アシドーシス　234
呼吸性アルカローシス　235
誤飲　23
誤嚥(誤引)　23, 187
誤嚥(誤引)・誤飲　64
誤嚥性肺炎　187
誤薬の注入　96
口蓋弁後方移動術　217
口腔　185
口腔悪性腫瘍根治手術　220
口腔顎顔面再建手術　222
口腔乾燥症　41, 45

口腔内貼付剤　153
口腔粘膜貼付剤　154
口対口呼気吹き込み法　72
口底部の腫脹　187
甲状腺クリーゼ　35
甲状腺ホルモン　33
甲状腺機能亢進症　14, 15, 33, 235
甲状腺機能障害　33
甲状腺機能低下症　33
抗甲状腺剤　33
交感神経遮断薬　215
行動調整　104, 233, 246
抗ChE剤　140
抗コリンエステラーゼ剤　140
抗コリン作用　46
抗コリン作用薬　180
抗ヒスタミン剤　182
抗凝固薬　3, 8, 12, 15, 176
抗菌薬　5
抗血小板薬　3
抗血栓薬　3
抗甲状腺剤　33
抗精神病薬　44
抗糖尿病薬　88
抗不安　180
抗不整脈薬　151
抗利尿ホルモン　236
拘束型心筋症　16
拘束性障害　178
拘束性肺疾患　19
後天性血小板減少症　42
紅皮症　241
咬傷　97
降圧薬　3, 149, 176
降圧利尿薬　3, 176
高アルドステロン症　36
高圧ガス容器　168

高血圧クリーゼ　46, 48, 63
高血圧症　7, 9, 12, 14, 15, 176
高血圧性脳症　9, 22, 23, 63
高血糖　32
高血糖昏睡　30
高脂血症　28
喉頭　186
喉頭蓋　184, 200
喉頭蓋谷　200
喉頭鏡　171
喉頭痙攣　187
喉頭展開　200
膠原病　40
膠質液　237
骨髄移植　42
骨髄移植法　43
骨内注射法　92
骨膜下注射法　92
混合型　20
混合型気管支喘息　19

＜サ行＞

サードスペース　237
サイナスリフト　229
サイレース　115, 181
サイロキシン　33
サクシニルコリン　140
サルブタモール　21, 147
ザンタック　181
左回旋枝　13
左冠動脈　13
左脚ブロック　15, 161
左室肥大　9
左心不全　9, 14
左前下行枝　13

嗄声　23
再生不良性貧血　42
細胞外液　236, 237
細胞障害型　37
細胞内液　236
細胞免疫型　37
最高血圧　157
最小血圧　157
最小肺胞濃度　127
最大血圧　157
最低血圧　157
催倚形成　129
催吐反射　189
先取り鎮痛　84, 209
3-3-9度方式　58, 59
三環系抗うつ薬　46, 88
三叉神経　93
三叉神経知覚麻痺　97
三叉―迷走神経反射　60
三尖弁　16
三尖弁閉鎖症　17
三大合併症　32
散瞳　215
酸塩基平衡　234
酸化ヘモグロビン　156
酸性非ステロイド性抗炎症剤　19
酸素　77
酸素フラッシュ弁　170

シェーグレン症候群　40
シクロスポリン　41
シクロホスアミド　41
シグマート®　150
シメチジン　181, 183
ジアセチルコリン　140
ジアゼパム　114, 115, 116, 119, 181

ジエチルアミノエタノール　83
ジギタリス　17
ジギタリス製剤　88
ジギラノーゲンC®　152
ジソピラミド　151
ジピリダモール　3, 216
ジルチアゼム　149, 150
四環系抗うつ薬　46
死の4重奏　32
糸球体腎炎　28
糸球体濾過量GFR　28
至適鎮静　109, 118
至適鎮静度　103
姿勢保持障害　47
紫斑　42
視覚障害　97
歯科インプラント手術　229
歯科外来全身麻酔　242
歯根膜腔内注射法　92
歯髄内注射法　92
歯肉出血　42
自己血輸血　219, 241
自己調節能　56
自己免疫疾患　4, 40
自傷行為　233
自動血圧計　157
自閉症　50, 233
持続注入器　120
持続的流出型笑気吸入鎮静器　107
室内汚染対策　108
蛇管　171
収縮期血圧　56, 57, 157
収縮蛋白アクチン　139
重症筋無力症　113, 116
重炭酸ナトリウム　79
重炭酸緩衝系　234

出血傾向　43
出血性素因　42
術前管理　174
循環器疾患　9
循環式麻酔器　170
徐脈　58
除細動　76
小顎症　113
昇圧薬　147
笑気　114, 128, 143
笑気吸入鎮静法　102, 106, 113
晶質液　237
硝酸イソソルビド　149, 154
照会状　7
障害者歯科治療　188
上顎結節伝達麻酔　94
上顎神経　93, 94
上顎洞底挙上術　229
上眼瞼下垂　120
上気道の解剖と生理　184
上気道管理　188, 190
上気道狭窄　187
上気道閉塞　187
上室性期外収縮　15
上室性頻拍　15, 160
上室性不整脈　14
常用薬剤　175
静脈内鎮静法　102, 112, 113, 191
心筋壊死　13
心筋虚血　162
心筋梗塞　8, 12, 13
心筋酸素需要　89
心筋症　14, 15
心室細動　15, 75, 76, 160
心室性期外収縮　15, 159
心室性頻拍　15, 75, 76

心室性不整脈　14
心室中隔欠損　6
心室中隔欠損症　17
心室頻拍　160
心身症　44
心静止　15, 75, 76
心臓弁膜症　14, 16
心電計　158
心電図　75
心電図の成分　159
心電図模式図　158
心内膜欠損症　17
心肺蘇生法　69
心不全　14
心房細動　15
心房性ナトリウム排泄ペプチド　236
心房性期外収縮　159, 160
心房中隔欠損　6
心房中隔欠損症　17
神経症　44
神経症状　43
神経性ショック　32
唇顎口蓋裂　217
浸潤麻酔　90
浸潤麻酔法　92
深鎮静　102
新鮮凍結血漿　239, 240
人工呼吸器　74
人工膠質液　240
人工弁移植　6
人工弁置換術　16
腎機能　179
腎機能障害　4
腎血管性高血圧　29
腎硬化症　28
腎性高血圧　9

腎不全　8, 28, 29

スクラッチテスト　38
スコポラミン　181, 182
スタイレット　173
スタドール®　146, 181
ステロイド　4, 20
ステロイド薬　176
ストレス潰瘍　45
ストレプトマイシン　143
スパイログラム　126
頭痛　45
吹送法　247, 248
錐体外路症状　213
髄液漏　226

セジギラニド®　152
セニラン®　119, 181
セボフルラン　133, 143
セルシン　115, 181
正円孔　94
成分輸血　238
声門浮腫　187
制吐作用　117
性器出血　42
精神神経疾患　8, 175
精神鎮静法　102
精神発達遅滞　50, 112, 231
精神分裂病　44, 45
脊髄損傷　190
切歯孔孔伝達麻酔　95
赤血球濃厚液　238
接合部性期外収縮　159
摂食機能の障害　188
舌下噴霧剤　153, 154
舌根沈下　70, 187

先天性心疾患　6, 17
先天性代謝疾患　50
染色体異常　50
全静脈麻酔　210
全身痙攣　61
全身性エリテマトージス　40
前胸部痛　13
前投薬　246
前方歯槽骨切り術　219
喘息　4

ソセゴン®　145, 181
咀嚼　189
挿管困難症例　192
挿管方法　193
僧帽弁　16
僧帽弁狭窄症　16
総動脈管症　17
総肺静脈還流異常　17
槽間中隔内注射法　92
躁うつ病　44
即時型過敏反応　37

＜タ行＞

タガメット　181
タラモナール　213
タンパク緩衝系　234
タンパク結合力　82
ダイアップ®　119, 181
ダウン症候群　50, 231
他家血輸血　241
代謝性アシドーシス　79, 235
代謝性アルカローシス　235
体温　59, 166
体内閉鎖腔　129

胎児病　50
大胸筋皮弁　223
大口蓋孔伝達麻酔　94
大動脈狭窄症　17
大動脈疾患　18
大動脈弁　16
大動脈弁狭窄症　16
代用血漿剤　237
第IX因子　43
第VIII因子　43
脱窒素　196
脱分極性筋弛緩薬　140
炭酸ガス吸収装置　169
蛋白結合率　115
蛋白尿　28

チアミラール　114, 134, 138
チェーン・ストークス呼吸　55
チオペンタール　134, 138
チクロピジン　3
チャイルドの肝機能予備能力の分類　178
チャイルドの分類　26
チラージンS®　33
遅延型過敏症　37
痴呆　48
中央配管システム　169
中毒　98
注射刺入部の感染　96
注射針の誤飲・誤嚥(誤引)　96
注射針の破折・迷入　96
注射用局所麻酔薬　85
貯血式自己血輸血　219, 241
直達法　95
陳旧性心筋梗塞　13
陳旧性肺結核　19

鎮静　180
鎮静深度　118
鎮静法　51, 102, 190, 217
鎮痛　180

ツボクラリン　142

テタニー　235
テタヌス刺激　164
テトラカイン　82, 83
ディスキネジア　49
ディアルフェリン®　142
デスフルラン　143
デスラノシド　152
てんかん　50, 231
てんかん発作　189
低アルドステロン症　36
低血圧麻酔　214
低血糖ショック　30, 32
低酸素性肺血管攣縮反応　149
低蛋白血症　28
適定投与法　104
貼付反応テスト　39
伝達麻酔　93
伝達麻酔法　94
伝導障害　161
電気的除細動　75, 76
電導収縮解離　76

トリメタファン　143, 215
トリヨードサイロニン　33
トロポミオシン　139
トロンボテスト　3
ドーパミン　78
ドキサプラム　145
ドパミン　147, 148

ドブタミン　78, 147, 148
ドブレックス®　148
ドライソケット　87, 90
ドルミカム　115, 181
ドロペリドール　181
ドロレプタン　181
透析　8, 29
等張アルブミン製剤　239
糖質液　237
糖尿病　8, 31
糖尿病合併　30
糖尿病性昏睡　32
頭蓋内圧　222
頭部後屈オトガイ部挙上法　70, 71
洞不全症候群　15
動脈管開存症　6, 17
動脈血酸素飽和度　156
動脈硬化　9
特殊型二次性糖尿病　31
特発性血小板減少性紫斑病　42

＜ナ行＞

ナロキソン　145
泣きじゃくり呼吸　197
内出血　97

ニカルジピン®　149, 153, 155
ニコチン様作用　140
ニコランジル　150
ニトラゼパム　181
ニトログリセリン　13, 14, 143, 149, 150, 154, 216
ニトロダーム　154
ニトロプルシド　216
ニフェジピン　149, 154

ニューロレプト麻酔法　214
ニューロレプト無痛法　214
2型糖尿病　31
二次ガス効果　126
二次救命処置　73
乳酸加リンゲル液　237
尿素窒素　179
尿毒症　28
妊娠腎　28
妊娠性糖尿病　31

ネオザロカインパスタ　91
ネオシネジン®　147
ネオスチグミン　140
ネオマイシン　143
ネフローゼ症候群　28
ネルボン　181
熱射病　52
熱傷　143
熱中症　52,141
粘液水腫　33
粘液水腫性昏睡　35
粘膜下注射法　92

ノルエピネフリン　77,147
脳血管障害　22
脳血管性痴呆　48
脳血栓　23
脳血流量　10
脳梗塞　22,24
脳出血　22,24
脳性麻痺　50,112,189,232
脳性麻痺患者　112
脳塞栓　23
脳卒中　22,190
脳動脈奇形　22

脳動脈瘤破裂　22
濃厚血小板輸血　43
濃度効果　126
嚢胞腎　28

## <ハ行>

ハイスコ　181
ハイムリッヒ法　71
ハリケインゲル　91
ハリケインリキッド　91
ハロタン　130,143
ハロペリドール　45
ハンピングマニピュレーション　227
バイタルサイン　54
バイトブロック　171
バセドウ病　33
バソレータ®　154
バゾフレッシン　88
バッグ-マスク式人工呼吸　74
バランス意識下鎮静　123
バランス麻酔　210
バルビタール薬　51
バルビツレート　116
バルビツレイト　119,134,138,180,181
パーキンソン病　47
パッチテスト　39
パナルジン®　3
パニックディスオーダー　45
パニック状態　233
パラアミノ安息香酸　83
パルスオキシメーター　156,191
パンクロニウム　142
％肺活量　178
播種性血管内凝固　239
肺うっ血　14

肺気腫　14, 21
肺気量分画　126
肺水腫　14
肺動脈狭窄症　17
肺動脈弁　16
排泄半減期　114, 117
白衣高血圧症　11
橋本病　33
白血球機能抑制薬　41
白血病　43
発達障害者　231
発熱　43
半閉鎖循環式麻酔器　169

ヒスタミン遊離テスト　39
ヒステリー発作　235
ヒダントイン　50
ヒドロキシジン　181, 182
ヒュージョーンズ　21
ヒュー・ジョーンズの呼吸困難の分類　177, 178
ビーゾカイン・ゼリー　91
ビオー呼吸　55
ビタミンK依存性凝固因子　4
ピペクロニウム　143
ピンインディクスシステム　168
ピンインデックスシステム　108
ピンドロール　3
日帰り手術（麻酔）　228
日帰り麻酔　242
皮下気腫　97
皮下出血　42
皮内テスト　38
皮膚症状　40
皮膚貼付剤　153, 154
肥大型　17

肥大型心筋症　6, 16
肥満度　174
非脱分極性筋弛緩薬　140, 142
鼻腔　184
鼻腔カニューレ　191
鼻出血　42
表面麻酔　90
貧血　28
貧血症状　43
頻脈　58
頻脈性不整脈　160

$\beta$作用　86
$\beta_2$作用　87
$\beta$遮断薬　3, 17, 143, 176
$\beta$受容体作用薬　88
$\beta$受容体遮断　151
$\beta$受容体遮断薬　88
ファイバースコープ　193
ファモチジン　181
ファロー四徴症　17
フィブリン　87
フェニルケトン尿症　50
フェニレフリン　147
フェノキシベンザミン　147
フェノチアジン系薬物　45
フェリプレシン　88
フェリプレッシン　35
フェンタニル　114, 144, 181
フェンタネスト®　144, 181
フェントラミン　147
フランドル®　154
フルセミド　3
フルニトラゼパム　114, 115, 116, 181
フルマゼニル　113, 114, 116, 121
ブチロフェノン　181, 182

263

ブチロフェノン系薬物　45,88
ブトルファノール　114,146,181,183
ブピバカイン　82,83,84
ブプレノルフィン　114,145,146,183
ブラ　107
ブラード喉頭鏡®　172,193
ブロチゾラム　181
ブロマゼパム　119,181
プラゾシン　147
プランマー病　33
プリックテスト　38
プリロカイン　82,83,84,98
プロカイン　82,83
プロカインアミド　143,152
プロスタグランジン$E_1$　150,216
プロスタンジン　150
プロタノール®　148
プロトロンビンテスト値　26
プロトロンビン時間　3
プロネス・パスタアロマ　91
プロパジール®　33
プロピトカイン　82
プロプラノロール　3,147,152
プロポフォール　112,113,114,117,119,
　120,137,138
不安定狭心症　13
不感蒸泄　236
不随意運動　112
不随意性運動　50
不整脈　14,159,177
浮腫　28,187
部分トロンボプラスチン時間　43
副腎クリーゼ　30,36
副腎機能低下　30
副腎皮質ホルモン　80
副腎皮質機能亢進症　35

副腎皮質機能低下症　36
腹部大動脈瘤　18
腹膜透析　29
分時有効肺胞換気量　126
分布相半減期　114

ヘッドバンド　171
ヘパリン　14
ヘルベッサー®　150
ベーチェット病　40
ベクロニウム　142
ベラドンナ　181
ベラドンナ剤　180,182
ベラパミル　149,151
ベンザリン　181
ベンゾジアゼピン　138
ベンゾジアゼピン系薬物　51,112,113,
　114,117,120,180,181
ペースメーカー　6,15
ペースメーカー患者　5
ペチジン®　145,181
ペニシリン　5
ペルサンチン®　3
ペルジピン®　149,155
ペンタジン　181
ペンタゾシン®　114,145,181,183
ペントバルビタール　134,180,181
平均血圧　57,157
平均動脈圧　10,56
閉塞性換気障害　234
閉塞性障害　178
閉塞性睡眠時無呼吸症候群　219
弁疾患　6
弁膜症　16

ホリゾン　115,181

ボスミン® 148
ボンベ 108
ポップオフ弁 170
ポリミキシン 143
補充液 237
放射性アレルゲン吸着法 39
放射線性口内炎 221
蜂窩識炎 188
房室ブロック 161
傍骨膜注射法 92
発作性心房性頻拍 160
本態性 9

<マ行>

マスキュラックス® 142
マスク 171
マッコイ® 172
マッコイ喉頭鏡 193
マプロチリン 46
マランパティのサイン 192
マンシェット 56
麻酔の深度 127
麻酔回路の種類 170
麻酔前診察 174
麻酔前投薬 180
麻薬 180, 181, 182
慢性肝炎 25
慢性関節リウマチ 40, 190
慢性骨髄性白血病 43
慢性糸球体腎炎 28
慢性腎疾患 28
慢性腎不全 28
慢性閉塞性肺疾患 19, 21

ミオブロック® 142

ミダゾラム 114, 115, 116, 138, 181
ミリスロール® 150
脈圧 56, 157
脈拍 57
脈拍欠損 15

ムスカリン様作用 140

メキサゾラム 181
メキシチール 151
メキシレチン 151
メチルノルエピネフリン 147
メチルパラベン 38
メトヘモグロビン血症 98, 150
メピバカイン 82, 83, 84
メペリジン 46, 145
メルカゾール® 33
メレックス 181
迷走神経刺激抑制 180
迷走神経反射 180
免疫抑制剤 41
免疫抑制療法 42

モニター指針 167
モノアミン酸化酵素 86
モノアミン酸化酵素阻害薬 46
モビッツⅡ型 15
モルヒネ 181
盲目的経鼻挿管 194
網膜動脈 9
門脈圧亢進症 25
紋扼反射 112, 119

<ヤ行>

薬物性肝障害 25

ユーサイロデイズム 34
油／水分配係数 82
輸血 238

ヨヒンビン 147
4連刺激比 164
溶血性反応 240

## ＜ラ行＞

ラニチジン 181
ラボナ® 119, 181
ラリンゲルマスク® 73, 171, 195, 205, 247, 248
卵円孔 94

リウマチ性心疾患 15
リスモダン 151
リドカイン 82, 83, 151
リドカイン・テープ 119
リドカイン製剤 91
リバース 140
リンコマイシン 143
リンパ球刺激テスト 39
リンパ球幼若化試験 39
リンパ節腫張 43

リン酸緩衝系 234
利尿薬 17
流量計 169
硫酸アトロピン 67, 155, 181, 182
両大血管右室起始症 17
輪状甲状靱帯穿刺・切開 73
ループス腎炎 40

レセルピン 3
レニンアンギオテンシン系変換酵素阻害薬 3
レペタン® 146
レボドパ 47
レンドルミン 181
攣縮 141

ロキサチジンアセテート 181
ロクロニウム 143
ロヒプノール 115, 181
老年痴呆 48
労作狭心症 13

## ＜ワ行＞

ワソラン® 151
ワルファリン 3, 4

# 英 文 索 引

## \<A\>

ACD-CPR 74
ACD液 239
ACE阻害薬 3
acid base balance 234
acidosis 234
active compression-decompression 74
advanced life support 73
$AD_{95}$ 127
alkalosis 234
ALS 73
ASAリスク分類 176
ASAの全身状態評価 177
ATP 216
autism 233
autoregulation 56
awake intubation 204

## \<B\>

balanced conscious sedation 123
basic life support 69
behaivior management 246
behavior management 104, 233
Biot respiration 55
blow out fracture 226
BLS 69
BMI 174, 245
Body Mass Index 174, 245
bradycardia 58
Broca係数 174, 245
bulla 107
Bリンパ球 37
B型肝炎 25

## \<C\>

CABG 14
CAPD 29
cardiopulmonary resuscitation 69
Caチャネル遮断 151
Ca拮抗薬 3, 143, 149, 150, 151, 153, 155
cerebral palsy 232
Cheyne-Stokes respiration 55
conscious sedation 102, 118
context-sensitive half-time 206
Context-sensitive half-time 211
convulsion 61
$CO_2$ナルコーシス 64
CP 232
CPD液 239
CPR 69, 74
CSHT 206
C型肝炎 25
C型抗体陽性 27

## \<D\>

day stay (care) general anesthesia 242
DBS 164
Deep sedation 51
deep sedation 102, 118, 119

deltopectral flap 223
denitrogenation 196
DFK法 210
DIC 239
difficult airway 217
DNAプローブ法 27
double-burst stimulation法 165
DP flap 223
DP皮弁 223

< E >

ECF 236
epiglottis 200
external paradoxical breathing 55
extracellular fluid 236

< F >

fasciculation 141
FFP 239
$FT_3$ 33
$FT_4$ 33
f波 15

< G >

GABA 114
$GABA_A$ 114
GCS 59
Glasgow coma scale 59
Guedelの麻酔深度表 127
GVHD 238, 241

< H >

$HbA_{1C}$ 31
HD 29
HLA抗体 43
HPV 149
$H_2$遮断薬 180, 181, 183

< I >

ICF 236
IgE 37
IgE抗体 37
inhalation sedation 102
intracellular fluid 236
intravenous sedation 102
ITP 42

< J >

Japan coma scale 58, 59
JCS 58, 59

< K >

Kチャネル遮断 151

< L >

Le Fort I型骨切り術 219
lead pipe phenomenon 144
LST 39

## ＜M＞

MAC 122, 127, 217
MAC-awake 128
MAC-BAR 128
MAC-intubation 128
MAO 86
MAOI 46, 116
MAP液 239
mental retardation 231
metabolic acidosis 235
metabolic alkalosis 235
mineralization 213
minimum alveolar concentration 127
minimum invasive surgery 227
monitored anesthesia care 122, 217
Morbitz I型 161
Morbitz II型 161
MR 231

## ＜N＞

nasotracheal intubation 201
Neuroleptanalgesia 213
Neuroleptanesthesia 213
NLA 213
NLA変法 145, 146
NLA本法 213
NYHAの心機能分類 176, 177
NYHA心機能分類 12, 18

## ＜O＞

oropharyngeal partition 248
orotracheal intubation 198

## ＜P＞

PABA 83
palatal push back operation 217
paper bag rebreathing 68
patient controlled analgesia 209
PCA 209
$PGE_1$ 150
pH 234
Phase II block 141
pKa 82
post-tetanic count法 164
pre-curalization 141
preemptive analgesia 84
pre-emptive analgesia 209
PSP排泄試験 179
psychosedation 102
PTCA 14
PT値 4

## ＜R＞

R on T 15
Ramsay 118
rapid induction 197
RAST 39
Rate Pressure Product 11
RCC 238
red cell concentrate 238
respiratory acidosis 234
respiratory alkalosis 235
RPP 11

## &lt; S &gt;

SCC  140
SCh  140
scissors maneuver  199
sedation  102, 217
short run  15
SLE  40
slow induction  196
sniffing position  199
SNP  216
sobbing  197

## &lt; T &gt;

tachycardia  58
target controlled infusion  117
third space  237
TIVA  210, 211
TMP  215
TNG  150
TOFR  164
tracheal tag  55
trigemino-vagal reflex  60
TT値  4
Tリンパ球  37, 40

## &lt; V &gt;

vallecula  200
vasodepressor syncope  60
vaso-vagal syncope  60
Verrilleの徴候  120
von Willebrand病  43

## &lt; W &gt;

Wenckebach型  161
WPW症候群  15

# 著者略歴

## 大井久美子
昭和47年　東京医科歯科大学歯学部卒業
昭和55年　東京医科歯科大学歯学部助手
昭和57年　長崎大学歯学部附属病院講師
平成元年　長崎大学歯学部助教授
平成 4 年　長崎大学歯学部附属病院歯科麻酔科教授
　　　　　現在に至る
日本歯科麻酔学会常任理事，同学会指導医，認定医
日本小児麻酔学会評議員，日本有病者歯科医療学会評議員

## 小谷順一郎
昭和48年　大阪歯科大学卒業
昭和49年　名古屋大学医学部助手
昭和57年　大阪歯科大学助手
昭和58年　大阪歯科大学講師
平成 9 年　大阪歯科大学助教授
　　　　　現在に至る
日本歯科麻酔学会評議員，同学会指導医，認定医
日本障害者歯科学会評議員，日本循環制御医学会評議員

## 野口いづみ
昭和49年　東京医科歯科大学歯学部卒業
昭和49年　東京医科歯科大学歯学部歯科麻酔科医員
昭和52年　鶴見大学歯学部助手
昭和55年　鶴見大学歯学部講師
平成元年　鶴見大学歯学部助教授
　　　　　現在に至る
日本歯科麻酔学会評議員，同学会指導医，認定医
日本登山医学会幹事，杏林大学医学部非常勤講師

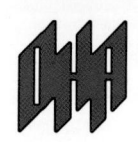

歯科研修医のための　全身管理・麻酔マニュアル

2001年9月15日　第1版・第1刷発行

著　　大井久美子　／　小谷順一郎

　　　野口いづみ

発　行　財団法人　口腔保健協会

〒170-0003　東京都豊島区駒込1-43-9
振替 00130-6-9297　Tel 03-3947-8301
　　　　　　　　　　Fax 03-3947-8073
http://www.kokuhoken.or.jp/

乱丁・落丁の際はお取り替えいたします．　　　印刷・教文堂／製本・榎本製本

©Kumiko Oi, et al., 2001. Printed in Japan　[検印廃止]

ISBN 4-89605-172-6 C 3047

本書の内容を無断で複写・複製・転載すると，著作権・出版権
の侵害となることがありますので御注意下さい．